DISRUPTORES ENDOCRINOS EN GINECOLOGIA

SERVICIO DE

GINECOLOGIA Y OBSTETRICIA

DEL HOSPITAL DE URDULIZ

ISBN: 978-84-09-77744-0

Este libro está dedicado a

Juan, Daniela y *Javier*

Martín y *Carlota*

Ian, Iraia y Aimar

Aurora y *Juan*

Hodei y *Markel*

Martina y *Luken*

Iria

Ibai

Tiago

hijos e hijas del Servicio de Ginecología y Obstetricia del Hospital de Urduliz,

nuestros presentes

nuestro futuro

INDICE

AGRADECIMIENTOS

Con nuestro agradecimiento al **Dr. Nicolas Olea**,

por su infatigable labor investigadora y divulgadora

sobre los disruptores endocrinos

INTRODUCCIÓN

¿CÓMO HEMOS LLEGADO HASTA AQUÍ?

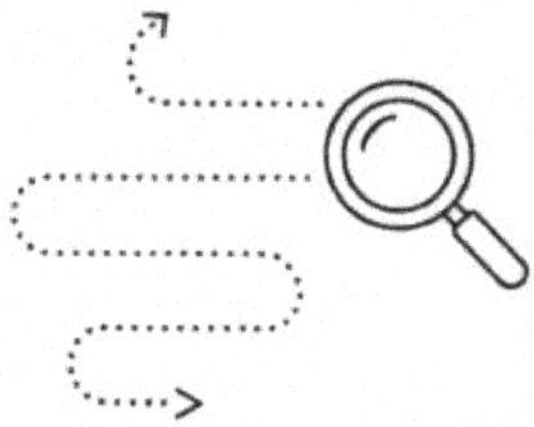

¿QUÉ SON LOS DISRUPTORES ENDOCRINOS?

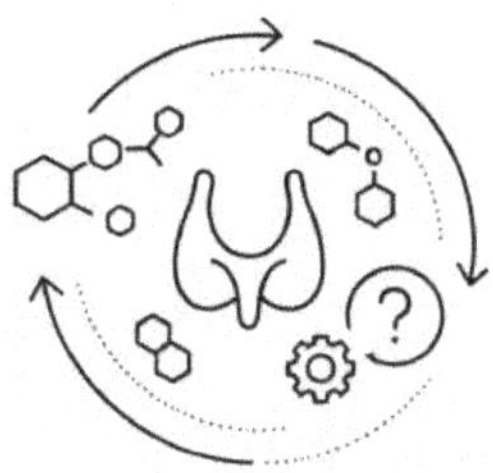

¿CÓMO HEMOS LLEGADO HASTA AQUÍ?

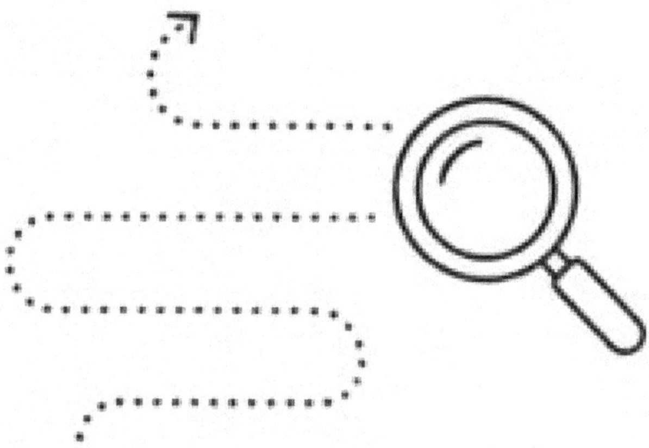

¿CÓMO HEMOS LLEGADO HASTA AQUÍ?

Dr. J.A. Iparraguirre Rioja

La elaboración y el uso de los productos químicos ha acompañado a la Humanidad desde sus comienzos, pero la producción de productos químicos en grandes cantidades para una variedad de usos (industria química pesada) coincidió con los inicios de la Revolución Industrial en Gran Bretaña a finales del siglo XVIII.

Cuando se empezaron a utilizar máquinas de vapor para mover los telares, en lugar de personas, se aumentó enormemente la producción de telas, lo que hizo imperioso revisar los procesos de blanqueo, estampado y teñido de éstas.

En aquella época, para blanquear las telas tras su confección, se impregnaban con orina rancia o leche agria y se dejaban expuestas a la luz solar durante 18 meses en los llamados campos de blanqueo (bleachfield), para que el sol actuara como blanqueador natural. Con el aumento de la producción en los telares se produjo un gran cuello de botella en la producción por la demora producida en el blanqueamiento de las telas expuestas al sol durante largos periodos.

A finales del siglo XVII la confección de tejido era la primera industria de Escocia. Como era una ocupación bien remunerada en esa época, el padre de **Charles Tennant** le enseñó el manejo del telar. El joven Tennant se dio cuenta de que la industrialización de los telares tenía un gran potencial de crecimiento, siempre y cuando se redujeran los tiempos de los métodos de blanqueo de las telas. Ya se había conseguido reducir los tiempos de 18 a 4 meses, sustituyendo la leche agria por ácido sulfúrico. Cuando en 1788 se enteró de que algunos blanqueadores utilizaban cal en secreto, por los posibles efectos nocivos, dejó su trabajo de tejedor compró unos campos de blanqueo en Darnley, donde se dedicó durante varios años a investigar cómo acortar el tiempo requerido en el blanqueo combinando cloro y cal. En 1799 patentó un polvo blanqueador inofensivo, económico y efectivo.

El polvo blanqueador de Charles Tennant impulsó la creación de la primera gran empresa industrial química. Junto con sus socios compró unas tierras al norte de Glasgow en un área era conocida como St. Rollox, junto al Canal de Monkland, para construir una fábrica para la producción de blanqueador líquido y en polvo. La ubicación era perfecta para sus planes puesto que los de cal y la cercanía del canal facilitaba el transporte.

La producción aumentó en 5 años de 52 toneladas el primer año a más de 9200 toneladas en 1804. La ingente producción de polvo blanqueador en St. Rollox exigía el consumo anual de treinta mil toneladas de carbón al año en 1832. La compañía de Tennant, durante las décadas de 1830 y 1840, fue la planta química más grande del mundo. Más tarde, se construyó una segunda planta en Hebburn, en North East England aumentando la producción de polvo de blanqueo a 20 000 toneladas en 1865.

Sin embargo, el sistema basado en el trasporte de las mercancías a través del canal no había sido diseñado para manejar este volumen, por lo que no lo hacía de forma eficiente. Para mejorar el transporte se interesó en el ferrocarril, una nueva forma de transportar personas y mercancías basada en el uso de vagones, arrastrados por una máquina de vapor, sobre rieles de hierro colocados en una plataforma nivelada de la que había oído hablar a amigo George Stephenson, ingeniero ferroviario. Desde 1825 hasta su muerte, impulsó la expansión del sistema ferroviario en Escocia, considerándosele el responsable de llevar el ferrocarril a Glasgow.

Charles Tennant, noveno de dieciséis hermanos, convirtió su imperio en uno de los más importantes de su época.

"Empieza por hacer lo necesario; luego haz lo que es posible; y de repente estarás haciendo lo imposible"

San Francisco de Asís

∞

En 1824 Jön Jacob Berzelius, padre de la teoría vitalista, defendía en Estocolmo que los compuestos orgánicos eran aquellos que contenían carbono en su fórmula química y que sólo podían producirse mediante una fuerza especial que debía existir en un organismo vivo y que, por lo tanto, no podía prepararse en un laboratorio. Pero su alumno en Estocolmo **Friedrich Wohler**, joven entusiasta y algo rebelde, no estaba convencido de la existencia de la "fuerza vital" propuesta por su maestro en su teoría y en 1828, en su laboratorio de Berlin, logró sintetizar la urea (carbodiamida NH2 – CO – NH2), un producto elaborado por los organismos vivos y presente en la orina de muchos animales y en algunos vegetales.

Aunque en un principio Berzelius se negó a admitir el hecho científico, esta síntesis artificial por el ser humano de un compuesto orgánico, no sólo derrumbó los principales argumentos de la teoría vitalista, sino que marcó el inicio de la industria de productos sintéticos.

"Es a través de la desobediencia y la rebelión que se ha hecho el progreso."

Oscar Wilde

∞

En 1825, **Michael Faraday** obtuvo, de la destilación de la hulla, alquitrán y gases inflamables que se utilizaban como gas de alumbrado en los hogares y en las calles, transformando la vida en el siglo XIX al prolongar los días y hacer más seguras las calles, que dejaron de ser peligrosas durante la noche. Sin embargo, las primeras lámparas de gas olían mal y sólo emitían un débil resplandor amarillento por lo que, en habitaciones pequeñas, calentaban y enrarecían la atmósfera haciéndola irrespirable.

No fue hasta 1885 que el físico austríaco Carl Auer von Welsbach, hizo más eficiente la luz de gas al colocar alrededor de la llama un manguito de gasa impregnada de torio y óxido de cerio. Cuando se hacía incandescente, aumentaba la intensidad luminosa. Esto condujo a la popularidad de la luz de gas a finales del siglo XIX y principios del XX, antes de que fuese desplazada por el alumbrado eléctrico de Edison y Swan, aunque siguió empleándose como combustible para las cocinas domésticas y la calefacción industrial.

Por otra parte, del alquitrán obtenido de la

destilación, se extraía el benceno y el tolueno, utilizados en la industria de los colorantes artificiales.

" La suerte es lo que sucede cuando la preparación se encuentra con la oportunidad"

Seneca

∞

Alexander Parkes, era hijo de un fabricante de cerraduras que hizo su aprendizaje en una fundición de latón. Cuando más tarde fue a trabajar en una empresa de galvanoplastia, desarrolló un proceso para bañar en plata elementos tan frágiles como las flores. Su trabajo en estas industrias lo dirigió a experimentar con soluciones de caucho y nitrato de celulosa. En 1850 experimentaba con un producto químico en su laboratorio, la nitrocelulosa y, al mezclarla con alcanfor, descubrió que el compuesto formaba una sustancia transparente y dura pero flexible, que llamó parkesina. En ese momento no había ninguna oportunidad comercial para ese nuevo material por lo que quedó olvidado durante un tiempo.

"Lo que la oruga llama el fin, el resto del mundo le llama mariposa"

Lao Tze

∞

En 1863, **John Wesley Hyatt** había comenzado a trabajar en una imprenta y llegó a sus manos un anuncio en el que la empresa Phelan & Collander (una empresa de billares de Nueva York) realizaba un concurso para buscar una alternativa al marfil. Este material estaba escaseando a causa de la caza descontrolada de elefantes, así que ofrecían un premio de 10.000 dólares a quién diera con la solución.

Él y su hermano Isaiah tenían un pequeño laboratorio y conocían el invento de Alexander Parkes, la Parkesina, una especie de resina formada por nitrocelulosa y alcanfor. Así que comenzaron investigar por ese camino.

Durante uno de sus experimentos John sufrió quemadura y se aplicó en la herida una crema casera hecha con nitrato de celulosa, alcanfor y etanol. Esta crema, al solidificarse produjo una capa plástica. Así surgió el celuloide, considerado el primer plástico.

Los hermanos, siguieron esta línea de investigación y fueron probando nuevas variaciones del producto hasta que descubrieron que, si sometían el celuloide a alta presión y temperatura media, se convertía en un material rígido idóneo para realizar las bolas de billar.

El problema era que el celuloide era altamente inflamable por lo que a veces las bolas podían explosionar al ser golpeadas con fuerza. El premio nunca se les dio, pero su inventó se utilizó para mangos de cuchillos, bisutería, moldes dentales y sobre todo en el cine, para la realización de películas.

"Innovar es ver lo que todos han visto y pensar lo que nadie ha pensado"

Albert Szent-Györgyi

Clara Immerwahr fue la primera mujer en obtener el graduado y doctorado en química en la Universidad de Breslavia y en 1901 se casó con el químico alemán **Fritz Haber**. Los estereotipos femeninos de la época entorpecieron enormemente la investigación científica de Clara, pero al tiempo que se encargada del cuidado de su hijo y de las labores domésticas contribuyó al trabajo de su marido sin ningún reconocimiento y tradujo sus trabajos al inglés.

El amoniaco es un compuesto rico en nitrógeno (su fórmula química es NH3: un átomo de nitrógeno y 3 de hidrógeno) que lo hace ideal para fabricar abonos y fertilizantes, ya que el nitrógeno es un elemento químico esencial para la vida, pero muy difícil de obtener en la naturaleza. En 1905, Haber desarrolló el proceso para la síntesis de amoniaco, que tiene miles de aplicaciones, pero la más importante es, sin duda, su uso para fabricar fertilizantes ya que de él derivan los compuestos nitrogenados, que son base para la industria fertilizante.

La gran contribución de Haber fue encontrar unas condiciones experimentales en las que el nitrógeno y el hidrógeno, los dos componentes del amoniaco, reaccionasen entre sí. El nitrógeno, el gas que compone el 80% del aire que respiramos, es una sustancia extremadamente inerte: los átomos de nitrógeno que respiramos están fuertemente unidos entre sí por un triple enlace covalente, y esto hace que sea muy difícil hacer que el nitrógeno reaccione con otras sustancias. Para lograr activar el nitrógeno, Haber recurrió a la fuerza bruta: en un reactor, mezcló nitrógeno e hidrógeno (los dos elementos que componen el amoniaco) y los calentó hasta alcanzar cientos de grados de temperatura y de atmósferas de presión. Además, forzó más la reacción añadiendo una malla de hierro como catalizado que aceleraba la reacción de formación del amoniaco, pero sin consumirse en el proceso. Tras años de investigación, Haber había encontrado las condiciones perfectas para sintetizar amoníaco en cantidades lo suficientemente grandes como para alimentar la industria hambrienta de esta molécula, que la usaría para fabricar de los fertilizantes.

A su gran invento se le conoce como proceso Haber-Bosch, y su impacto en el mundo es innegable: Se calcula que esta invención mantiene con vida al 50% de la población mundial, ya que nuestra sociedad requiere de una gran cantidad de fertilizantes para alimentarse. Para fabricarlos, hoy en día seguimos usando el proceso Haber-Bosch, que consume aproximadamente el 2% de toda la energía generada en el mundo.

Gracias a este invento a Fritz Haber se le fue concedió el Nobel de Química en 1918 por su "capacidad de convertir el aire en pan" gracias a la generación de fertilizantes, que permitió la gran explosión demográfica que el mundo experimentó en el siglo XX.

Pero durante la Primera Guerra Mundial, Fritz Haber se convirtió en un ferviente seguidor del esfuerzo militar alemán (afirmaba que "durante la paz un científico se debe al mundo, pero durante la guerra se debe a su país") y jugó un importante papel en el desarrollo de las armas químicas (especialmente, gases venenosos). Sus esfuerzos culminaron en el primer ataque con gas en la historia militar en Flandes (Bélgica), el 22 de abril de 1915 a pesar de estar prohibido por la Convención de La Haya de 1907. Bajo la dirección de Haber y después de semanas esperando los vientos ideales, el ejército alemán lanzó más de 168 toneladas de gas de cloro letal sobre las tropas aliadas en Ypres. Una nube enfermiza, descrita como "una nube amarilla", fue responsable de más de 5.000 muertes por asfixia en cuestión de minutos de las 7.000 registradas ese día. Todo lo que los soldados aliados podían usar como protección sobre la boca eran sus pañuelos. Fritz Haber contempló este ataque desde la retaguardia, estudiando la efectividad de su idea. Posteriormente, los innumerables ataques con gas resultaron en la muerte de al menos 100.000 soldados en ambos lados, por lo que se tuvieron que diseñar sofisticadas máscaras de gas y ropa protectora, convirtiéndose en un símbolo de la Primera Guerra Mundial.

El exitoso ataque le valdría a Haber un ascenso al rango de capitán y una fiesta de celebración en su casa de Berlín la noche del 1 de mayo de 1915. Esa noche, sus desacuerdos dieron lugar a una discusión, y después de escribir una serie de cartas de despedida, Clara Immerwahr cogió el revólver militar de Haber y se quitó la vida en el jardín de su casa. Su hijo de trece años, Hermann (quien también se suicidó en 1945), fue quien encontró a Clara convaleciente. Haber, por su parte, se despertó a la mañana siguiente y tomó un tren para supervisar el próximo uso del gas cloro en los ataques al frente oriental.

La historia de Clara Immerwahr está íntimamente ligada a la responsabilidad social y moral de la ciencia. Esta pareja de científicos plasma, no sólo lo mejor y lo peor que puede aportar el conocimiento científico a la humanidad, sino la trascendencia de la ética y la moral en el desarrollo científico. Fritz Haber es conocido como el padre de la agricultura moderna, pero también como el padre de la guerra química moderna. Clara, se opuso abiertamente al trabajo de su marido, considerándolo una «perversión de los ideales de la ciencia» es un referente de la importancia de la ética en la investigación y el desarrollo científico.

"Para que los hombres den un solo paso para dominar la naturaleza por medio del arte de la organización y la técnica, antes tendrán que avanzar tres pasos en su ética"

Novalis

∞

Unos años antes, el padre de **Leo Baekeland**, un zapatero belga que no había ido a la escuela, no entendía por qué su hijo quería una educación. Le enseñó a su hijo su oficio y lo hizo su aprendiz cuando tenía 13 años. Pero la madre de Leo, una empleada doméstica, apoyó a su hijo para que pudiera ir a la escuela de noche. El joven fue tan brillante que ganó una beca para asistir a la Universidad de Gante y, a los 20 años, obtuvo un doctorado en Química y se casó con la hija de su tutor, con la que se mudó a Nueva York en busca de nuevas oportunidades.

A su llegada a Norteamérica, Baekeland se incorporó en una empresa de fotografía, pero pronto montó su propia fábrica, ya que había logrado inventar un papel fotográfico capaz de revelarse con luz artificial. Aquel papel fotográfico tuvo tanto éxito que se convirtió en el más vendido en todo el país. Sus ansias de ir por más lo condujeron a vender la empresa y los derechos del papel fotográfico en 1899 a George Eastman, de la Eastman Kodak Company, por un valor estimado de un millón de dólares de la época.

Ya no tendría que ir a trabajar nunca más si no quería, pero se compró una casa en Yonkers, con vista al río Hudson, y construyó allí un laboratorio casero, para disfrutar de su hobby: experimentar con productos químicos.

En julio de 1907 estaba experimentando con formaldehído y fenol buscando una alternativa para la goma laca, una resina secretada por los escarabajos que era usada como aislante eléctrico. Observó que la condensación de dichas sustancias producía un residuo que quedaba adherido a los tubos de ensayo. Lo que Baekeland inventó ese verano fue el primer plástico completamente sintético, un polioxibencilmetilenglicolanhidrido al que llamó Bakelita.

Este material sintético era capaz de ser sometido a temperaturas altas sin deformarse, así que se utilizó en la fabricación de objetos domésticos, industriales y médicos con un costo mucho menor.

La Corporación Bakelite publicitó el nuevo material anunciando que los humanos habíamos logrado trascender la vieja taxonomía de animal, mineral, vegetal y que ahora había "un cuarto reino, cuyas fronteras no tienen límites". Los bautizó "El material de los mil usos" y se utilizó en teléfonos y radios, en armas y ollas de café, en pelotas de billar y en joyas. Incluso se usó en la primera bomba atómica.

"La inteligencia, la imaginación y el conocimiento son recursos esenciales, pero únicamente la efectividad los convierte en resultados"

Peter F. Drucker

∞

En los años '20 y '30 del siglo XX los laboratorios empezaron a producir distintos tipos de plástico. El poliestireno (usado para empaquetar), el nylon (popular en las medias) y el polietileno (para las bolsas de plástico). Cuando en la la Segunda Guerra Mundial consumieron muchos de los recursos naturales, aumentó la producción de plásticos para llenar sustituirlos. Terminada la guerra, siguieron apareciendo nuevos productos en el mercado de consumo como el Tupperware. Hoy en día los plásticos están por todas partes.

Y es que generamos tanto plástico que se consume cerca del 8% de la producción mundial de petróleo en su fabricación: la mitad para el material crudo y la mitad para la energía. Eso a pesar de la creciente evidencia de problemas medioambientales que acusan los plásticos y la propia producción de éstos. Sabemos que algunos de las sustancias químicas presentes en el plástico afectan el desarrollo y la reproducción de los animales. Cuando los plásticos terminan en vertederos, esos químicos pueden filtrarse a las aguas subterráneas y de allí llegar a los océanos, donde son consumidos por distintas especies marinas. Algunas estimaciones aseguran que para el año 2050 todo el plástico en los mares pesará más que todos los peces.

Por otra parte, los microplásticos (partículas de plástico de menos de 5 milímetros de tamaño), se han ido infiltrando en el medio ambiente a un ritmo alarmante a medida que aumenta el uso mundial de plásticos. Los niveles de microplásticos en el medio ambiente se han disparado en las últimas décadas, con una producción actual de más de 300 millones de toneladas de plástico al año y unos 2,5 millones de toneladas flotando en los océanos del mundo en 2023, más de diez veces los niveles de 2005.

Un estudio publicado en la revista en Nature Medicine concluyó que los microplásticos y los nanoplásticos (cuyo tamaño es aún más pequeño, de 1 a 1000 nanómetros) se acumulan a niveles más altos en el cerebro humano que en el hígado y los riñones. El estudio también encontró concentraciones significativamente más altas de microplásticos y nanoplásticos en muestras de 2024 en comparación con muestras de 2016, y niveles más altos en cerebros de personas diagnosticadas con demencia. Aunque el estudio no estableció una relación causa-efecto entre estas partículas de plástico y la demencia, planteaba interrogantes sobre las posibles consecuencias para la salud de la exposición a los plásticos. Aunque la comunidad científica sabe que estos plásticos están en nuestro cuerpo, no está claro cómo afectan a nuestra salud.

Los microplásticos y nanoplásticos (MNPs) suelen ser invisibles a simple vista y proceden de productos plásticos de mayor tamaño (como botellas de refrescos, bolsas de la compra y envases de poliestireno) que se descomponen en el medio ambiente. La comunidad científica lleva estudiando los MNPs en los océanos desde la década de 1970. Se ha descubierto que los animales marinos tienen microplásticos en sus cuerpos, absorbidos del agua y por comer pescado contaminado, pero también se acumulan en los tejidos de otros animales que comemos, como cerdos, vacas y pollos. Pero los MNP también pueden acabar en el aire: el aire en interiores tiende a contener más MNP que el aire exterior, debido al desprendimiento de partículas de los plásticos de la ropa, muebles y productos domésticos. Después de inhalar estas partículas, pueden viajar por el cuerpo y acabar en varios órganos.

Numerosos estudios han encontrado MNPs en pulmones, placentas, vasos sanguíneos y médula ósea. Como hemos visto antes, en estudio de 2024 encontró pruebas de que los MNPs son capaces incluso de atravesar la barrera hematoencefálica, un filtro selectivo que controla lo que puede entrar en el cerebro desde el torrente sanguíneo. El estudio examinó 52 muestras la corteza frontal de cerebro humano (parte del cerebro responsable del juicio, la toma de decisiones y el movimiento muscular), hígado y riñones de 2016 y 2024 y las analizaron mediante microscopia y análisis moleculares. Las muestras de cerebro e hígado de 2024 tenían concentraciones un 50 por ciento más altas de MNPs que las de 2016, y los investigadores sugieren que el aumento drástico de las concentraciones de MNPs en nuestros hogares, el aire y el agua podría ser el culpable. Las muestras de cerebro tenían entre 7 y 30 veces más PNM que las de hígado y riñón, en su mayoría pequeños fragmentos o escamas de polietileno, a menudo utilizado en envases. Esto podría ser debido a que la inhalación a través de la nariz hasta el bulbo olfatorio, proporciona a los MNPs presentes en el aire una ruta más directa al cerebro que a otros órganos.

"En la Naturaleza no hay recompensas ni castigos, sólo consecuencias"

Robert Green Ingersoll

∞

La Revolución Industrial duplicó la población mundial en apenas un siglo: se pasó de 1.000 a 2.000 millones de habitantes entre 1800 y comienzos del siglo XX (un ritmo medio de crecimiento de 10 millones de personas más cada año). Pero a lo largo del resto del siglo XX hemos visto cómo la población global aumentó de 2.000 a más de 8.000 millones de personas en la actualidad.

Esta explosión demográfica fue debida principalmente a 2 factores: por una parte, la natalidad se mantuvo en índices elevados y, por otra parte, se disminuyó drásticamente la mortalidad (sobre todo la infantil) gracias a la mejora en la higiene, la alimentación y los avances médicos (vacunas), permitiendo que la esperanza de vida aumentara significativamente.

La introducción de nuevas máquinas y técnicas en la agricultura permitieron aumentar la producción de alimentos necesaria para cubrir las necesidades de esta creciente población. Sin embargo, esta mejora en la producción de alimentos podía verse afectada por las plagas que afectan a los cultivos.

En todos los lugares del mundo, y en distintas épocas históricas, se han empleado con mejor o peor fortuna sustancias "plaguicidas". Hace 4.500 años, en la Baja Mesopotamia, los sumerios utilizaban azufre para controlar los insectos y ácaros que destruían sus cosechas. En China, en esa misma época, empleaban mercurio en sus cultivos. También experimentaron con ceniza y con el humo producido por la quema de paja, cangrejos muertos, cuernos de animales o excrementos, porque pensaban que la pestilencia alejaría a las plagas de sus cultivos. En la Antigua Roma, en el siglo I, Plinio el Viejo describió en sus tratados la utilidad del uso de arsénico para exterminar las plagas. Ya por entonces se fabricó el primer insecticida hecho a base de flores trituradas de piretro (una flor parecida a la margarita). A lo largo de la historia se han usado otros venenos y diferentes métodos alternativos como la sal, el agua de mar, o directamente arrancar a mano la maleza que aparecía en los campos.

Más allá de estos métodos físicos y químicos para el control de las plagas, también se ha utilizado el control biológico. En 1762, en las islas Mauricio se importaron aves depredadoras para el control de la langosta migratoria. En Colombia, con la invasión de esta misma plaga a principios del siglo XX, se aplicó el control biológico a partir de bacterias para mantener a raya esta terrible plaga. El **Dr. Lleras Acosta** importó del Instituto Pasteur de París de Francia, la bacteria *Coccobacillus acridiorum,* que se reprodujo en cultivos de laboratorio y con ella se realizaron aplicaciones con una efectividad del 100%. Desde 1913 en Colombia la población de langostas locales *Schistocerca gregaria* posee en forma endémica la bacteria adquirida genéticamente ya que se reproduce en las nuevas generaciones, y cuando llegan migraciones, las langostas invasoras son contaminadas con la bacteria de las langostas locales sanas eliminando la población invasora.

Pero a escala mundial uno de los éxitos mayores fue el caso de *Icerya Purchasi,* una plaga que en 1887 llegó a California desde Australia y que casi termina con las plantaciones de cítricos. El gobierno de California contrató a un entomólogo para que estudiara los posibles enemigos naturales en el lugar de origen; se trajeron por barco los primeros ejemplares de "mariquitas" *Rodolia cardinalis* con las cuales se controló la plaga en 15 meses. El control biológico se convirtió entonces en una causa popular de la primera mitad del siglo 20.

Pero desgraciadamente pasó a un plano secundario, con la producción de los insecticidas sintéticos, aparentemente más económicos y efectivos, sobrantes en exceso de la Segunda Guerra Mundial donde fueron armas de guerra. Y comenzó la Revolución Verde y nos olvidamos del control biológico.

"Todas las cosas buenas son difíciles de lograr y las malas son fáciles de conseguir"

Confucio

∞

La Revolución Verde fue un movimiento que comenzó en la década de 1960 para aumentar la producción agrícola en países en desarrollo. Se basaba en el uso de nuevas variedades de semillas (como el trigo, maíz y arroz) que rendían más, junto con el uso intensivo de fertilizantes, pesticidas y riego. Este movimiento tuvo un impacto significativo en la seguridad alimentaria, pero también ha sido criticado por sus efectos ambientales y sociales.

La principal meta de la Revolución Verde era aumentar la producción de alimentos para combatir el hambre y la desnutrición en el mundo en desarrollo. Se logró a través del desarrollo de nuevas variedades de semillas de alta productividad (especialmente de trigo, maíz y arroz, que resistían mejor las plagas y producían más), de la implementación del uso de máquinas agrícolas y técnicas de cultivo más eficientes para la siembra, riego y cosecha, y de un uso intensivo de grandes cantidades de fertilizantes químicos y pesticidas.

La Revolución Verde contribuyó al aumento de la producción de alimentos, ayudando a superar la crisis alimentaria y a mejorar la seguridad alimentaria en muchos países, por lo que se estima que ayudó a prevenir la muerte de millones de personas debido al hambre.

Pero también ha tenido su impacto negativo. En primer lugar por el daño ambiental debido a que el uso intensivo de fertilizantes y pesticidas ha provocado contaminación del agua, suelo y aire; en segundo lugar por la pérdida de biodiversidad, ya que la concentración en pocas variedades de semillas ha reducido la diversidad genética y la resistencia a las plagas; sin olvidar el impacto social por la dependencia de insumos químicos y la necesidad de grandes inversiones que han afectado a pequeños agricultores, quienes en algunos casos han tenido que vender sus tierras.

Es por ello que la Revolución Verde ha alcanzado su

límite, y se busca encontrar alternativas más sostenibles que preserven los recursos naturales y la diversidad agrícola.

"Todos queremos progreso; pero si estás en el camino equivocado, progreso significa hacer un giro y caminar hacia el camino correcto"

C.S. Lewis

∞

En 1935, Suiza empezó a experimentar una gran escasez de alimentos debido a la infestación de sus cultivos y la Unión Soviética experimentó la epidemia más extendida y letal de tifus en su historia. Estos dos eventos tuvieron un impacto profundo en **Paul Hermann Müller**, un químico suizo asentado en Basilea que había enfocado su tesis doctoral en las sustancias necesarias para la industria de los tintes y que, en 1925, había sido contratado por J.R.Geigy para ayudar en el desarrollo de productos de origen vegetal, incluyendo compuestos utilizados como pigmentos y para el curtido del cuero.

Para entonces, su campo de investigación había cambiado al descubrimiento de químicos que produjeran telas resistentes a las polillas, lo cual condujo a su estudio sobre cómo algunas sustancias químicas afectan a los insectos. Müller comprobó que los insectos absorben los productos químicos de forma diferente que los mamíferos, característica que podía utilizarse para encontrar un producto específico para éstos. Patentó una técnica para sintetizar rodanuro y cianato, compuestos que tenían una actividad bactericida e insecticida, desarrollando un producto desinfectante de semillas, el Graminone, que era mucho más seguro que el que se utilizaba a base de mercurio.

Antes de la década de 1940, los insecticidas eran o bien productos naturales basados en las costosas piretrinas de origen vegetal o bien productos baratos pero elaborados con compuestos de arsénico que los hacían venenosos para los seres humanos y los mamíferos. Se trataba, pues, de encontrar una sustancia eficaz contra las plagas del campo, tóxico para la mayor parte de insectos pero que no afectara a los animales de sangre caliente ni a las plantas, actuara con rapidez, no fuera irritante y de olor casi imperceptible y, además, que no resultara caro y fuera químicamente estable.

Tras cuatro años de trabajo intenso y de 349 experimentos fracasados, Müller encontró el compuesto que había estado buscando en septiembre de 1939, el DicloroDifenilTricloroetano. El DDT había sido sintetizado por primera vez por el farmacólogo vienés Othmar Zeidler durante su tesis doctoral en Viena en 1874. Desafortunadamente, Zeidler no reconoció el valor de DDT como un insecticida y J.R. Geigy sacó una patente suiza para el DDT en 1940 y a ésta le siguieron la patente británica en 1942 y las estadounidense y australiana en 1943.

El gobierno suizo y también el Departamento de Agricultura de los Estados Unidos, realizaron pruebas y confirmaron su eficacia contra el escarabajo de la patata. El mismo éxito se tuvo con las pulgas, piojos, mosquitos, etc. Hay que tener en cuenta que algunos de estos insectos son transmisores de enfermedades tan importantes como la malaria, el tifus exantemático, la peste y otras enfermedades tropicales.

Las pruebas demostraron que, ingerido, el DDT concentrado es tóxico para las personas y los animales, pero que las débiles diluciones utilizadas en aerosoles y polvos (de 1% a 5% de DDT, ya sea disuelto en queroseno o mezclado con talco o polvo de gis) no eran perjudiciales para los seres humanos. Se comenzó entonces su producción y comercialización en forma de polvo al 3% llamado Neocid y en forma de spray al 5% llamado Gerasol. Las muchas posibilidades para el uso del DDT incluían aplicaciones agrícolas, la eliminación de plagas caseras e incluso como una posible ayuda para las fuerzas militares.

El tifus es un conjunto de enfermedades infecciosas producidas por varias especies de bacterias del género Rickettsia transmitidas por las heces del piojo (*Pediculus humanus*) durante la picadura y se inoculan en la piel por rascado. Se caracteriza por fiebre alta recurrente, escalofríos, cefalea y exantema. Es una enfermedad especialmente prevalente durante los tiempos de desastre y guerra. Fue responsable de devastar los restos del ejército de Napoleón en su retirada de Rusia después de la Guerra de los Treinta Años. Se calcula que hubo un aproximado de 10 millones de casos de tifus en Rusia durante la Primera Guerra Mundial y se estima que dos millones y medio de personas habían muerto de tifus exantemático.

En octubre de 1943 se presentó un fuerte brote de tifus en Nápoles. Los científicos sabían que debido a que los piojos transmiten la enfermedad, se podía controlar utilizando el insecticida correcto. El Pelitre, derivado de fuentes naturales, se utilizó ampliamente contra los piojos, pero las reservas disminuyeron conforme se intensificó la Segunda Guerra Mundial. Entonces, el médico en jefe de las fuerzas estadounidenses, el General Fox introdujo el tratamiento con DDT, con el cual eliminó por completo los antiguos y lentos métodos de tratamiento. Como resultado, en enero de 1944 se trató a 1.300.000 individuos y en un periodo de tres semanas se había controlado por completo la epidemia de tifus.

Uno de los principales problemas de salud de la Segunda Guerra Mundial fue la malaria, aparte del tifus. Poco antes del estallido de la guerra, los campos agrícolas se rociaban con compuestos que contenían arsénico. Después se utilizó DDT y se comprobó que para el caso del paludismo era suficiente rociar dos veces al año las paredes de las casas con el producto. En todos los escenarios de la guerra se utilizó con éxito ya que se perdían más hombres por enfermedades transmisibles por insectos que por la guerra. En 1945 incluso se rociaron las playas y los campos de Long Island en EEUU.

Terminada la contienda, el DDT sirvió para erradicar definitivamente la malaria de algunos países como Estados Unidos. En 1956, con el apoyo financiero de la OMS, se lanzó una campaña mundial para erradicar el paludismo mediante el uso de DDT. En muchos países, como algunos de América Latina, las tasas se redujeron un 99%. Por otro lado, la producción agrícola se hizo más eficaz ya que se evitaban muchas plagas y se aumentó la producción de alimentos.

Una de esas cualidades favorables del DDT es que no es necesario aplicarlo con tanta frecuencia como otros insecticidas debido a sus efectos duraderos; sin embargo, ése fue también su mayor defecto. Aunque el DDT es prácticamente insoluble en agua y por lo tanto no se filtra de manera significativa en el agua del subsuelo, su vida promedio en los suelos es de entre 2 y 15 años. Como es incoloro y muy soluble en disolventes orgánicos y en las grasas, cuando es ingerido por humanos y animales (a través del agua o alimentos contaminados) se almacena en las capas de grasa, donde puede permanecer por años. Con el tiempo y su uso masivo, se comprobó que muchas especies se hacían resistentes pero que la acción persistía en animales y plantas que pasaban a la cadena alimentaria y, por tanto, a los humanos.

El descubrimiento del DDT le valió a Müller el Premio Nobel de Medicina de 1948. En su discurso de aceptación de dicho premio dijo: «Damas y caballeros, nos encontramos en el umbral de un nuevo desarrollo en el campo del control de plagas. Aunque antes tuvimos que depender de venenos inorgánicos como los arseniatos, o en las perecederas sustancias activas vegetales como el pelitre o la rotenona, ahora tenemos, además del dicloro-difenil-tricloroetano, una serie completa de sustancias que pueden ser sintetizadas...». «No obstante, en esta etapa por supuesto que se considera presuntuoso desear ver el futuro; nuevos campos yacen escondidos y todavía faltan décadas de pacientes y meticulosos estudios por parte de biólogos y químicos antes de que llegue el día en que quizá finalmente podamos reconocer las relaciones entre la constitución química y el modo de acción. Incluso falta mucho por explicar en cuanto al modo de acción del DDT para envenenar a un insecto. Bien podríamos suponer con cierto grado de certeza que el veneno ingresa al cuerpo del insecto a través de los órganos de los sentidos y que de alguna manera viaja por el sistema nervioso (en otras palabras, podríamos decir que el DDT es un veneno del sistema nervioso, como el pelitre). El campo del control de plagas es inmenso y muchos problemas esperan con impaciencia por una solución. Se ha abierto un nuevo territorio para el químico de los productos sintéticos, un territorio difícil que todavía no se ha explorado, pero que guarda la esperanza de que se puedan lograr progresos en el futuro».

"Nada en la vida es para ser temido, es sólo para ser comprendido. Ahora es el momento de entender más, de modo que podamos temer menos"

Marie Curie

∞

La hormiga roja de fuego importada (*Solenopsis invicta)* mide aproximadamente 3 mm de largo y tiene un cuerpo de color marrón rojizo cubierto de diminutos pelos. Se alimenta principalmente de otros insectos, pero come prácticamente cualquier cosa, incluso aparatos eléctricos, y se dice que le atrae la ropa sucia. Una colonia madura puede contener hasta doscientos cuarenta mil individuos y cada año produce varios cientos de reinas potenciales. Estas reinas se aparean solo una vez, durante su "vuelo nupcial", se desprenden de sus alas y buscan un sitio adecuado para formar una nueva colonia.

Son originarias de Sudamérica y fueron importadas

a Estados Unidos en buques de carga que atracaron en Mobile, Alabama, en algún momento de la década de 1930. A finales de la década de 1940, se habían extendido a Florida y Mississippi y a principios de la década de 1950, se podían encontrar en lugares tan lejanos como Arkansas y Carolina del Norte. Dondequiera que aparecían nuevas colonias, surgían problemas ya que las hormigas atacaban plantas jóvenes y animales, y en los humanos sus picaduras producían una dolorosa picadura acompañada de pústulas blancas. Sus montículos, que alcanzaban hasta 60 centímetros de altura, reducían la producción agrícola y dañaban la maquinaria agrícola.

Entre quienes observaban con horror el avance de las hormigas se encontraban funcionarios del Departamento de Agricultura de los Estados Unidos (USDA) que en 1957, decidieron erradicarlas. Sus armas preferidas fueron los pesticidas heptacloro y dieldrín, los cuales se concentran a medida que ascienden en la cadena alimentaria. En 1958, se rociaron un millón de acres y poco después codornices, becadas, pavos salvajes, mirlos, alondras, zarigüeyas y armadillos comenzaron a morir. Rachel Carson, bióloga marina, conservacionista y escritora estadounidense, concluyó que el departamento nunca había investigado la toxicidad de los pesticidas o, si lo había hecho, había ignorado los resultados, pero el USDA respondió negando cualquier problema y continuando con las fumigaciones.

El heptacloro causa daño hepático y la dieldrina es una neurotoxina. El departamento parecía igualmente desorientado sobre la biología básica de las hormigas, que seguían propagándose incluso mientras llovían los productos químicos. La guerra contra las hormigas de fuego fue, en palabras de Carson, «un ejemplo sobresaliente de un experimento mal concebido, mal ejecutado y completamente perjudicial para el control masivo de insectos»; se convirtió en una de las inspiraciones de su libro «Primavera Silenciosa».

"El mal no está en tener faltas, sino en no tratar de enmendarlas"

Confucio

∞

La polilla *Lymantria dispar*, también conocida como polilla gitana o lagarta peluda, es considerada una de las plagas defoliadoras más importante a nivel mundial, debido a que es altamente polífaga, alimentándose de más de 500 especies de árboles y arbustos forestales, frutales y ornamentales, sobre los cuales puede consumir su follaje completamente.

En el verano de 1957, el Gobierno Estatal y Federal de EEUU iniciaron una fumigación aérea masiva sobre tres millones de hectáreas del noreste de Long Island, con DDT mezclado con otros pesticidas y fueloil al menos catorce veces al día en un intento de erradicar la epidemia de esta polilla. Esta fumigación se realizaba sobre terrenos públicos y privados, uno de los cuales pertenecía a la ambientalista, escritora y poeta estadounidense **Marjorie Spock** con un profundo conocimiento de la naturaleza y ávida cultivadora en agricultura biológico-dinámica. Al ver sus cultivos, suelo y ganado destruidos, Spock y su amiga Polly Richards, que ayudó a financiar su acción legal, se unieron a otras 10 personas terratenientes de Long Island para solicitar una orden judicial para detener la fumigación aérea del gobierno estadounidense.

Ya el propio intento de contratar a un abogado fue difícil, porque los letrados se negaban a representarles con el argumento de que era imposible ganar un caso contra el gobierno. Sin embargo, abogado local interesado en su devoción por la agricultura biodinámica aceptó el caso y presentaron la solicitud, que fue denegada por el juez, alegando que las pruebas presentadas no demostraban los peligros del DDT. Los demandantes presentaron una nueva demanda ante el Tribunal Federal de los Estados Unidos en Brooklyn, Nueva York, tras recopilar más datos y testimonios de expertos. El 10 de febrero de 1958, la demanda se presentó contra el Gobierno de los Estados Unidos, intentando detener permanentemente la fumigación de sus propiedades por parte de los gobiernos federal y estatal, y reclamando daños y perjuicios. Para Spock, la preocupación era la salud de las personas y el derecho constitucional de un propietario a administrar su tierra libre de intromisiones del gobierno. El juez federal desestimó las 72 admisiones no impugnadas de los demandantes y denegó su petición. Tras tres años de agotar todas las apelaciones legales, el caso llegó a la Corte Suprema de Estados Unidos en 1960, pero fue denegado por un tecnicismo. A lo largo de los tres años del proceso, muchas personas de las regiones afectadas siguieron el caso de cerca ya que Spock redactó informes diarios sobre los juicios y los envió a amigos interesados e influyentes sobre el progreso del caso.

Los demandantes perdieron el caso, pero

obtuvieron el derecho a exigir al gobierno, antes de una actividad ambiental potencialmente destructiva, que proporcionara una revisión científica completa de la acción propuesta. Este derecho a la revisión ambiental, es decir, a obtener medidas cautelares contra posibles daños en el futuro, fue el germen de toda acción legal a favor del medio ambiente en EEUU ya que sentó las bases para posteriores acciones medioambientales que tuvieron éxito a partir de ese momento.

Rachel Carson, la bióloga y escritora que había criticado la campaña con DDT contra la hormiga roja de fuego, se enteró del caso de Spock y pronto recibió los informes diarios. Carson utilizó el testimonio de los expertos que Spock había encontrado en su propia investigación para su libro "Primavera Silenciosa".

"Nunca dudes de que un pequeño grupo de personas pensantes y comprometidas puedan cambiar el mundo"

Margaret Mead

∞

En 1906, Upton Sinclair en su novela La Jungla retrataba las duras condiciones de vida y la explotación de los inmigrantes a Estados Unidos en la ciudad de Chicago y ciudades industrializadas similares a través de un trabajador en un matadero. Sin embargo, lo que más llamó la atención del público norteamericano fue cuando expuso las prácticas insalubres en la industria cárnica a principios del siglo XX. Debido a eso se le atribuye, en gran medida, ser el responsable del cambio en la conciencia y regulación de la seguridad alimentaria en los Estados Unidos.

El 9 de noviembre de 1959, justo antes del Día de Acción de Gracias, Estados Unidos que estaba inmerso en plena Guerra Fría contra el Comunismo, sufrió un nuevo tipo de pánico rojo. El senador Joseph McCarthy, en su cruzada anticomunista, había preparado a la población estadounidense para el pánico y la paranoia. Y así fue como reaccionó cuando se le informó que los arándanos que esperaban servir con sus pavos de Acción de Gracias podrían estar contaminados con un herbicida químico conocido por causar cáncer en animales. Este fue el comienzo de lo que ahora se conoce como el Gran Pánico del Arándano de 1959.

Lo que aumentó la ansiedad fue que el peligro era muy cercano ya que lo veían en los estantes de los supermercados y en las cocinas familiares. A la ciudadanía se le dijo que cualquier tipo de producto de arándano, ya sea salsa o condimento, especiado o azucarado, en trozos o gelatinizado, a temperatura ambiente o refrigerado, casero o comprado en la tienda, podría verse afectado.

El anuncio lo hizo Arthur S. Flemming, Secretario de Salud, Educación y Bienestar Social, en una de sus conferencias de prensa semanales cuando comunicó que la Administración de Alimentos y Medicamentos [FDA] instaba a que no se realizaran más ventas de arándanos rojos y productos derivados producidos en Washington y Oregón en 1958 y 1959 debido a su posible contaminación con el herbicida químico Aminotria zol (ya que causaba cáncer de tiroides en las ratas de laboratorio cuando estaba presente en su dieta), hasta que la industria del arándano rojo presentara un plan viable para separar las bayas contaminadas de las no contaminadas.

La industria del arándano se vio afectada en su época de mayor actividad del año. Sin embargo, no debería haberse sorprendido ya que tres años antes, el Departamento de Agricultura había aprobado el producto químico en cuestión para eliminar plantas invasoras que amenazaban con asfixiar a las plantas de arándanos; pero esta aprobación se basaba en la condición de que el producto químico se utilizara únicamente después de la cosecha de las bayas, antes de que comenzara a desarrollarse el fruto ya que, de lo contrario, podría llegar a las bayas comestibles.

Estas estrictas instrucciones fueron redactadas por el Gobierno y difundidas amplia y específicamente en los boletines informativos y reportes educativos y de advertencia por la Ocean Spray Cranberries Inc. la cooperativa agrícola estadounidense de productores de arándanos con sede en Massachusetts (la tierra del arándano) y otros líderes de la industria a los propietarios de las turberas (hábitat natural con turba que es el sustrato ideal para el cultivo de arándanos, ya que son ácidas y tienen una buena capacidad de retención de humedad).

Sin embargo, cuando la FDA comenzó a analizar los arándanos rojos en busca de trazas del herbicida, lo encontró en bayas enviadas desde Washington y Oregón. Como no se sabía hasta qué punto los cultivos nacionales estaban potencialmente contaminados ni se podía instruir al público sobre cómo comprar arándanos seguros, la recomendación era, “si no está segura de dónde provienen los arándanos, para estar segura, no los compre".

Las cadenas de comida cancelaron todos los pedidos de arándanos. Las latas de mermelada de arándanos y los frascos de salsa de arándanos fueron devueltos al almacén, y cientos de millones de arándanos fueron incautados, puestos en cuarentena y destruidos. Algunos estados, como Nevada declararon ilegal que cualquier supermercado o pequeña tienda de comestibles dentro de sus fronteras vendiera cualquier producto de arándano. Una red de funcionarios de las juntas de salud alimentaria de Ohio, Nueva York, California y Michigan llevaron a cabo redadas aleatorias. El gobernador de Oregón ordenó que no quedara ni una sola lata de mermelada de arándanos en prisiones estatales, por temor a que los hombres encarcelados pudieran amotinarse en el Día de Acción de Gracias si se les servía esa salsa venenosa.

Los particulares y el sector hotelero también entraron en pánico como un padre de Chicago que llamó furioso por teléfono al presidente del consejo escolar de su hija cuando descubrió que la escuela había servido una cucharada de la sustancia contaminada en cada almuerzo escolar o una mujer en Mobile, Alabama, que llamó a una ambulancia después de lavar arándanos para hacer la receta de chutney de su familia. Los restaurantes eliminaron la "salsa de arándanos" de sus menús y los hoteles aseguraron al público que no servirían esas bayas.

Sin embargo, los políticos que estaban en campaña electoral hicieron gestos electoralistas, como cuando el vicepresidente republicano Nixon comió cuatro porciones abundantes de salsa de arándanos frente a los periodistas en Wisconsin (principal productor de arándanos de EEUU) o cuando el senador demócrata John F. Kennedy (originario de Massachusetts) hizo lo propio bebiendo un vaso grande de jugo de arándano y luego pidiendo otro, entre aplausos de su electorado.

El Dr. Boyd Shaffer, miembro del Equipo de Pruebas de American Cyanamid, fue citado a declarar ante el Congreso. Declaró que era imposible exponer a los humanos al aminotriazol en cantidades tóxicas y que, además, no había pruebas de que causara cáncer en las personas, sólo en las ratas. Desafortunadamente, el Dr. Shaffer tenía problemas de credibilidad, ya que Cyanamid era la empresa química que inventó el herbicida.

A medida que la crisis del arándano se prolongaba, la Ocean Spray Cranberries Inc. solicitó al Gobierno que declarara el estado de emergencia en los cinco estados con mayor producción de arándanos: Wisconsin, Oregón, Washington, Massachusetts y Nueva Jersey. El 19 de noviembre, se implementó un plan para la prueba inmediata de arándanos frescos, pero era demasiado tarde para salvar la temporada de una disminución del 20% en las ventas de arándanos.

El secretario Flemming finalmente hizo una concesión y posó para una fotografía con su esposa pasándole una bandeja de salsa de arándanos. En cuanto a la Casa Blanca, la oficina de prensa aseguró a los periodistas que el Presidente y la Sra. Eisenhower comerían un poco de la salsa de arándanos "aprobada" a nivel nacional en la mesa de Acción de Gracias en la Casa Blanca. Todos lo creyeron hasta que un invitado a la cena comentó que la

Primera Dama había insistido en que se sirviera puré de manzana y no salsa de arándanos.

Si bien diversos estudios realizados en las últimas décadas han demostrado que el amitrol puede causar cáncer en roedores como ratas, ratones y hámsters dorados, muchos de estos estudios están desactualizados y presentan serios problemas de diseño. Cuando la Agencia Internacional de Investigaciones sobre el Cáncer (IARC) evaluó el amitrol en 2001, el grupo responsable de la revisión de los estudios con roedores observó que muchos de los primeros informes carecían de detalles y no contaban con animales de control adecuados para compararlos con los animales a los que se les administró amitrol. A pesar de ello, otros estudios con mejor diseño sí dieron indicios de potencial carcinogénico en roedores.

El IARC determinó que no hay evidencia adecuada de que el amitrol cause cáncer en humanos, pero sí hay evidencia suficiente de que el amitrol causa cáncer en algunos animales, lo que le otorga una categorización de "no clasificable en cuanto a su carcinogenicidad en humanos (Grupo 3)". Esto no significa que se considere completamente descartado como carcinógeno humano, pero el grupo de revisores señaló que no hay evidencia sólida en humanos a niveles que no alteren el equilibrio de la hormona tiroidea. El grupo concluyó que la evidencia de roedores sugería que los roedores son más sensibles a desarrollar tumores tiroideos cuando se exponen a un compuesto que altera su equilibrio de la hormona tiroidea, en este caso, el amitrol. Por supuesto, aún podría haber algún riesgo, pero es poco probable que nos encontraremos con amitrol en niveles preocupantemente altos, especialmente no en nuestros alimentos

De hecho, los estudios que siguieron a los trabajadores que pulverizaron o prepararon amitrol no revelaron ninguna evidencia de daño tiroideo ni cambios en la función tiroidea en los días y semanas posteriores. Además, un estudio de trabajadores ferroviarios en Suecia expuestos al amitrol durante más de 45 días no observó ningún aumento de cáncer durante 20 años de seguimiento. Otro hallazgo significativo que señaló el IARC fue que el amitrol no causó daño al ADN en células de mamíferos ni en roedores vivos, lo que sugiere además que es improbable que cause cáncer en humanos, al menos no dañando el ADN (una vía común de formación del cáncer).

Si bien la industria del arándano finalmente se recuperó con el tiempo, la carga económica de la reducción de las ventas resultó en que los pequeños productores perdieran sus pantanos de arándanos, el cierre de las plantas de empaque de arándanos y grandes despidos en las empresas productoras de arándanos. Finalmente, el Gobierno estadounidense ofreció subsidios para los arándanos no vendidos que, tras analizarse, no contuvieran residuos de pesticidas. De hecho, después de las fiestas, el Gobierno anunció que el 99 % de la cosecha nacional de arándanos no había sido contaminada.

En un artículo del San Francisco Chronicle en su artículo titulado "¡Una nación sin salsa de arándanos!" se decía: "Una ama de casa que conocemos dice que tiró las mermeladas de arándanos que había preparado a la basura, luego se sentó y fumó un cigarrillo, aliviada por haberse salvado del cáncer".

Sin embargo, al Gran Pánico del Arándano de 1959 se le considera la primera gran alarma alimentaria en EEUU.

"El miedo siempre está dispuesto a ver las cosas peor de lo que son"

Tito Livio

∞

La National Audubon Society es una de las organizaciones conservacionistas sin ánimo de lucro más antiguas del mundo. Fue fundada en 1905 y su nombre hace honor al ornitólogo y naturalista estadounidense John James Audubon.

Aparte de publicar la revista Audubon sobre la naturaleza organizan excursiones de observación de aves y actividades relacionadas con la protección del medio ambiente. Entre ellas coordina el "Recuento de Aves de Navidad" (Christmas Bird Count) en los Estados Unidos como ejemplo de las contribuciones que pueden hacer los ciudadanos a la ciencia. Esta actividad se originó en 1900 como una alternativa a la cacería de aves que se practicaba en la época navideña. El ornitólogo Frank M. Chapman propuso la idea de contar aves en lugar de cazarlas, buscando una forma de fomentar la observación y el estudio de las aves. El principal objetivo es recopilar información sobre la distribución y abundancia de las aves, así como analizar las tendencias en sus poblaciones a lo largo del tiempo. Se trata de un proyecto de ciencia ciudadana, donde cualquier persona interesada puede participar, desde observadores de aves experimentados hasta principiantes. Se establecen áreas de conteo, generalmente en forma de círculo con un radio de 24 km, dentro de las cuales se realiza el conteo de aves y los participantes se dividen en equipos y recorren diferentes rutas dentro del área de conteo para identificar y contar las aves que observan. Se lleva un registro detallado de las especies de aves observadas, incluyendo el número de individuos de cada especie. Los datos recopilados se envían a la National Audubon Society, donde se analizan para obtener información sobre las poblaciones de aves y sus patrones de migración. Los datos recopilados son valiosos para la investigación científica, permitiendo a los ornitólogos estudiar la distribución, abundancia y comportamiento de las aves. El Conteo Navideño de Aves ayuda a identificar las especies en peligro de extinción y a tomar medidas para proteger sus hábitats. Además, fomenta la conciencia ambiental y el interés por la conservación de las aves y la naturaleza

Durante el proceso de Marjorie Spock contra el Gobierno de los EEUU por la fumigación aérea con DDT de extensas áreas en Long Island, la Audubon Naturalist Society también se opuso activamente a dichos programas de fumigación y reclutó a la zoóloga y conservacionista estadounidense **Rachel Carson**, que era muy conocida por con sus obras Under the Sea-Wind y The Sea Around, para que ayudara a hacer públicas las prácticas exactas de fumigación del Gobierno y las investigaciones relacionadas.

Rachel Carson había nacido en Springdale, Pensilvania en 1907. Su padre era vendedor de seguros y su madre una maestra, que tuvo que renunciar a su profesión porque entonces no estaba permitido a las mujeres casadas trabajar en una escuela, pero que influyo notablemente en el amor de Raquel por la Naturaleza, la lectura y la escritura. De hecho, Raquel comenzó a escribir historias sobre animales, el principal tema de sus lecturas, a los ocho años.

Tanto en la escuela secundaria como en la universidad, Carson fue un alma solitaria, aunque no dejaba de contribuir con sus publicaciones. En 1929 se graduó con honores en el Pennsylvania College for Women y le concedieron una beca para asistir a un curso de verano en el Laboratorio de Biología Marina de Woods Hole de Massachusetts, un centro de educación e investigación en biología marina. Carson continuó estudiando después de su graduación, mientras trabajaba como asistente en el laboratorio de Raymond Pearl para pagar sus estudios. Obtuvo su maestría en zoología en 1932 y, aunque continuó estudiando para un doctorado, cuando en 1934 su padre murió repentinamente se vio forzada a dejar la universidad para buscar un puesto de maestra y mantener a su familia, empeorando su situación económica.

A petición de su mentora en biología, Mary Scott Skinker, aceptó un puesto temporal en el Departamento de Servicio de Pesca y Vida Silvestre para escribir una serie de programas radiofónicos de siete minutos sobre la vida acuática, y obtuvo un gran éxito. En el examen para ingresar en la administración pública obtuvo la mayor puntuación y se convirtió en la segunda mujer contratada por el departamento como bióloga acuática; la tarea era analizar y escribir informes sobre las poblaciones de peces. A partir de su investigación y la de otros biólogos, también escribió una serie de artículos para el Baltimore Sun.

Cuando en 1937 falleció su hermana mayor, sus responsabilidades familiares aumentaron, ya que tuvo que hacerse cargo también de sus dos sobrinas. A pesar de las dificultades, en 1941, publicó su primer libro sobre el mar, *Under the wind*, con buenas críticas, pero con pocas ventas. Diez años por fin consiguió el éxito con su nuevo libro sobre el mar, *The sea around us*, que se mantuvo 86 semanas en la lista de ventas del New York Times. El éxito le dio seguridad económica, con la que pudo dejar su trabajo en 1952 y dedicarse exclusivamente a escribir. Empezó a recibir invitaciones como conferenciante y cientos de cartas de admiradores.

En 1953, Carson se mudó a Maine con su madre y conoció a Dorothy Freeman, con quien comenzó de una relación amorosa que duraría toda su vida. Ese mismo año, Carson empezó su investigación sobre ecología y los organismos de la costa Atlántica. En 1955 completó el tercer volumen de su trilogía marina, *La orilla del mar*, sobre ecosistemas costeros que recibió el libro con grandes elogios por parte de la crítica

A partir de ahí se involucró con varias organizaciones conservacionistas y es cuando comenzó con el proyecto encargado por la Audubon Naturalist Society, recopilando durante 4 años ejemplos de daños ambientales atribuidos al DDT, el insecticida que se había empleado con profusión para controlar la malaria, el tifus o las pulgas, convirtiéndose en un insecticida de uso común que incluso se incluía en algunas colonias para niños contra los piojos.

En 1958, Carson llegó a un acuerdo para co-escribir

un libro con Edwin Diamond, periodista científico de Newsweek, encargándose de la introducción y la conclusión. Sin embargo, cuando The New Yorker le encargó un largo y bien pagado artículo sobre el tema, empezó a plantearse escribir algo más, lo convirtió en un proyecto en solitario. (Diamond escribiría más tarde una de las críticas más duras de *Primavera silenciosa*).

Carson escribió una serie de 3 artículos titulados *Silent Spring* para el New Yorker (en los números del 16 de junio, 23 de junio y 30 de junio) que después se convertirían en un libro. En ellos, Carson advertía cómo el DDT y otros pesticidas de uso habitual se acumulaban de manera invisible en la cadena alimenticia, causaban graves daños a la flora y fauna y planteaban serios riesgos para la salud humana. Utilizando sus numerosas fuentes en la ciencia federal e investigaciones privadas, Carson había pasado años documentando su análisis de que los humanos estaban haciendo un mal uso de pesticidas químicos potentes y persistentes antes de conocer el alcance total de su daño potencial a toda la biota.

La publicación de estos artículos no sólo atrajo la atención del público en general sino también de la industria de la química, que presionó para la cancelación de su publicación, establecida para el 27 de septiembre, llegando a amenazarla con demandas por difamación. Los ataques fueron numerosos y de todo tipo. Entre otros, el ministro de Agricultura escribió una carta al presidente Eisenhower alegando que, si Carson no estaba casada, a pesar de ser atractiva, "¡probablemente era comunista!". Aunque el libro de Carson tuvo una muy buena acogida entre el público y se mantuvo durante 31 meses en la lista de los más vendidos, gracias a su estilo cercano y divulgativo, algunos científicos lo calificaron de fantasioso y emotivo, acusándola de falta de rigor científico y negación del progreso.

Carson llamó a los pesticidas "biocidas", ya que sus efectos raramente se limitan a los insectos que intentan erradicar. Además, predijo el aumento de consecuencias futuras, especialmente cuando los insectos en cuestión desarrollan resistencia a los pesticidas, mientras que los ecosistemas se debilitan cada vez más y se convierten en víctimas de otras especies invasoras. Para Carson era sumamente desalentador sufrir en carne propia las tácticas agresivas de los representantes de la industria química, que usaban testigos expertos para contradecir a la mayoría de los estudios científicos al respecto. Con ello concluyó que existían «incentivos financieros detrás de ciertos programas de pesticidas». Acusó a la industria de desinformar intencionadamente y a los oficiales del gobierno de aceptar esta información sin cuestionamiento.

Cuando estaba terminando los capítulos sobre cáncer, a Carson le diagnosticaron un tumor de mama que requería una mastectomía. A pesar de la operación y tratamiento, el cáncer tenía metástasis. Con la preocupación de que fuera demandada por las compañías y que no tuviera la fuerza de defender su libro mientras recibía radioterapia, Carson envió los capítulos científicos a los más famosos expertos, de los que obtuvo total apoyo.

La campaña de difamación fracasó ante la extensa concienciación del público. En 1962 Carson distribuyó copias del libro durante la Conferencia ambiental en la Casa

Blanca y en 1963 el Comité Científico del presidente Kennedy apoyó sus conclusiones sobre los efectos del DDT y comenzó tareas para crear políticas ambientales, consiguiendo que Departamento de Agricultura revisara su política sobre pesticidas en el Clean Air Act.

Carson recibió innumerables invitaciones, pero apenas pudo aceptarlas, ya que su salud se deterioró cada vez más, hasta que en 1964 empezó con problemas respiratorios. Murió de un ataque cardíaco ese mismo año, poco antes de cumplir 57 años.

Aunque las agencias gubernamentales habían tenido en cuenta las preocupaciones medioambientales sobre el DDT desde el testimonio de Carson ante el Comité Asesor Científico del presidente, la creación en 1967 del Fondo de Defensa Ambiental, fue el primer hito significativo en la campaña contra el DDT. La organización presentó demandas contra el gobierno para «establecer el derecho de los ciudadanos a un entorno limpio» utilizando muchos de los argumentos de Carston contra el DDT.

El departamento de Agricultura de US (USDA) se encargaba de regular los pesticidas y de promover las preocupaciones de la industria agrícola, pero no se responsabilizaba de los efectos sobre la vida salvaje u otras preocupaciones ambientales más allá de la política agrícola. Con la creación de la Agencia de Protección del Medio Ambiente (EPA) por parte de la Administración de Nixon en 1970 se abordó esa otra preocupación que Carson había sacado a la luz.

En 1972, el Fondo de Defensa Ambiental y otros grupos activistas y la propia EPA consiguieron una eliminación paulatina del uso de DDT en Estados Unidos (excepto en casos de emergencia con la aplicación de la Ley federal de insecticidas, fungicidas y rodenticidas.

En la década de 1980, las políticas de la Administración Reagan hicieron hincapié en el crecimiento económico, haciendo retroceder muchas de las políticas ambientales adoptadas en respuesta a Carson y su trabajo.

La unidad y la fuerza que suscitó *Primavera silenciosa* no sólo ayudó a cristalizar el movimiento ecologista, sino que logro hitos como la prohibición nacional del DDT y otros pesticidas y la creación de la Agencia para la Protección Ambiental, por lo que en en 2006, fue considerado uno de los 25 libros de divulgación científica más influyentes de todos los tiempos por los editores de Discover Magazine. Para muchas personas se trata del primer libro divulgativo sobre impacto ambiental y se ha convertido en un clásico de la concienciación ecológica.

"Los débiles no luchan. Los más fuertes quizás luchan una hora. Los que aún son más fuertes, luchan unos años. Pero los más fuertes de todos, luchan toda su vida, estos son los indispensables"

Bertolt Brench

∞

El dietilestilbestrol (DES) es un estrógeno no esteroideo sintético que se desarrolló inicialmente como una alternativa económica a los estrógenos naturales. En la década de 1940 se recetaba ampliamente a mujeres embarazadas para prevenir abortos, partos prematuros y complicaciones relacionadas con el embarazo. Se calcula que entre 5 y 10 millones de personas en los Estados Unidos (mujeres embarazadas y sus hijos e hijas) se expusieron al DES entre 1940 y 1971. Los productos de DES tenían muchos nombres diferentes y se administraban en varias formas, como píldoras, cremas y óvulos vaginales. Sin embargo, y a pesar de que en 1950 varios estudios indicaron que no tenía utilidad en esas patologías y disminuyó su uso, siguió recetándose en embarazadas hasta la década de 1970.

En 1971, los investigadores relacionaron la exposición prenatal (antes de nacer) al DES con el adenocarcinoma de células claras de cáncer de cuello uterino o vagina en un grupo pequeño de mujeres. Poco después, la Administración de Alimentos y Medicamentos (FDA) de los Estados Unidos notificó a los proveedores de atención de la salud de todo el país que no debían recetar el DES a las mujeres embarazadas. En Europa, el medicamento se continuó recetando a las mujeres embarazadas hasta 1978. Ahora se sabe que el DES es un perturbador o disruptor endocrino, una de muchas sustancias que interfieren con el sistema endocrino y podría causar cáncer, defectos de nacimiento y otras anomalías de desarrollo.

El riesgo general de cáncer no es alto para las personas cuyas madres recibieron DES durante el embarazo en comparación con la población general. Pero las mujeres expuestas al DES antes de nacer tienen un aumento de riesgo de adenocarcinoma de células claras del aparato genital inferior 40 veces más alto que en las mujeres no expuestas al DES antes de nacer. Asimismo, tienen más riesgo de padecer cáncer de mama, cáncer de páncreas y lesiones precancerosas del cuello uterino.

El adenocarcinoma de células claras de cervix-vagina es muy raro, sólo alrededor de 1 de cada 1000 mujeres expuestas lo tienen. Los primeros casos de adenocarcinoma de células claras fueron en niñas de muy corta edad en el momento del diagnóstico, pero en investigaciones posteriores se demostró que el riesgo de tener esta enfermedad seguía elevado entre los 40 y 50 años de edad, pero aún era poco frecuente.

Un estudio estadounidense en 2006, indicó que el riesgo de cáncer de mama no aumentaba en las hijas expuestas al DES en general, pero que después de los 40 años, tenían cerca del doble de riesgo de cáncer de mama que las mujeres no expuestas de la misma edad con factores de riesgo similares. En otro estudio en 2011 también se llegó a esta conclusión, pero en un estudio de seguimiento en 2019, se observó una disminución del riesgo de cáncer de mama con el tiempo. Por lo tanto, es posible que el riesgo aumentara por cierto tiempo en la mediana edad. A pesar de esto, en un estudio europeo en 2010, no hubo diferencias en el riesgo de cáncer de mama entre las hijas expuestas al DES y las mujeres que no estuvieron expuestas al nacer.

En un estudio en 2021, se observó que el riesgo de cáncer de páncreas era cerca del doble en las hijas expuestas al DES, en comparación con las mujeres de la población general. Hay estudios en curso para investigar si el aumento del riesgo se mantiene a medida que estas personas envejecen.

En los estudios se indica que las hijas expuestas al DES tenían cerca de 2 veces más probabilidades de presentar cambios celulares de grado alto en el cuello uterino que las mujeres que no estuvieron expuestas al DES antes de nacer. Alrededor del 4 % de las hijas expuestas al DES tuvieron estos cambios celulares debido a la exposición.

Se examinó el riesgo de cánceres de testículo y de próstata en los varones expuestos al DES antes de nacer, que a veces se los llama "hijos expuestos al DES" o "hijos del DES". Hasta la fecha, no hay pruebas de que la exposición al DES antes de nacer aumente el riesgo de cáncer de próstata. Sin embargo, las pruebas sobre el cáncer de testículo no son concluyentes.

Fuera parte de problemas oncológicos, en varios estudios se ha encontrado un aumento del riesgo de complicaciones de fertilidad en las hijas expuestas al DES frente a las no expuestas: Esterilidad (x2), Embarazo ectópico (x5), Aborto espontáneo en el segundo trimestre (x8), Preeclampsia (x2), Parto prematuro (x4), Muerte intrauterina (x3), Muerte neonatal (x8). En algunos estudios se indica que el aumento de riesgo de esterilidad en las hijas expuestas al DES se debe sobre todo a problemas en la forma del útero o en las trompas de Falopio.

Los varones expuestos al DES antes de nacer tienen un aumento del riesgo de anomalías en los testículos, como testículos no descendidos o quistes en el epidídimo (tubo que se conecta a cada uno de los testículos). También, hay algunas pruebas de aumento de riesgos de inflamación o de infección en los testículos. Sin embargo, los hijos expuestos al DES no tienen un aumento del riesgo de esterilidad, incluso cuando presentan anomalías genitales.

Además, es posible que la exposición al DES antes de nacer produzca un aumento del riesgo de colesterol alto, hipertensión, enfermedad de las arterias coronarias e infarto de miocardio, pero no de accidente cerebrovascular. Según parece, las asociaciones entre la exposición prenatal al DES y la enfermedad de las arterias coronarias e infarto de miocardio son más fuertes en las hijas y los hijos expuestos al DES. En otro estudio se encontró un riesgo más alto de trastornos pancreáticos y pancreatitis (inflamación del páncreas) tanto en las hijas como en los hijos expuestos al DES, en comparación con las mujeres y los varones no expuestos.

Por otra parte, las hijas expuestas al DES tienen más del doble de riesgo de menopausia temprana (que comienza antes de los 45 años) que las mujeres no expuestas al DES. Los científicos calculan que el 3 % de las mujeres expuestas al DES tuvieron una menopausia temprana debido a la exposición.

También se han estudiado los posibles efectos en la salud de los hijos (varones y mujeres) de las hijas expuestas al DES, los denominados nietas o nietos expuestos al DES, o la tercera generación expuesta al DES. Según los estudios de modelos animales, el DES puede causar cambios en el ADN (como patrones alterados de metilación) en ratones expuestos durante el desarrollo temprano por lo que es posible que estos cambios sean hereditarios y afecten a las generaciones posteriores.

En una comparación de los exámenes pélvicos de las nietas de las mujeres expuestas al DES con los primeros exámenes pélvicos de sus madres, no se observaron ninguno de los cambios relacionados con la exposición prenatal al DES detectados en las madres. Pero en otro análisis, se observó que las nietas de las mujeres expuestas al DES iniciaron su período menstrual más tarde y era más probable que tuvieran períodos menstruales irregulares que las mujeres no expuestas de la misma edad (es decir, mujeres cuyas madres no estuvieron expuestas al DES antes de nacer). Los datos también indicaron que la esterilidad fue mayor en las nietas de mujeres expuestas al DES que en las mujeres no expuestas de la misma edad y que es posible que tengan un aumento del riesgo de parto prematuro. Sin embargo, esta relación se basa en un número pequeño de situaciones y no fue estadísticamente significativa. Los investigadores continuarán el seguimiento de estas personas para estudiar el riesgo de esterilidad.

En estudios recientes se encontró que las nietas y los nietos de las mujeres expuestas al DES tal vez tengan un riesgo un poco más alto de cáncer y defectos de nacimiento, incluso hipospadias (orificio de la uretra más abajo de lo normal) en los nietos de las mujeres expuestas al DES. Debido a que cada una de estas asociaciones se basa en muy pocas situaciones, los investigadores continuarán estudiando a estos grupos para aclarar los hallazgos.

Las mujeres que usaron DES ahora tienen 70 o más años. En los estudios de seguimiento en los que participaron, se documentó que estas mujeres ya tuvieron un aumento leve en los riesgos de presentar cáncer de mama y de morir a causa de la enfermedad. No hay pruebas que indiquen que las mujeres que tomaron DES corran un riesgo más alto de tener cualquier otro tipo de cáncer.

Sin embargo, ahora que la población de hijas expuestas al DES envejeció (las más jóvenes nacieron en 1972), los beneficios y daños relativos de estos exámenes en comparación con lo recomendado a las personas no expuestas al DES son poco claros. En general, se aconseja que las hijas expuestas al DES sigan las recomendaciones para la detección del cáncer de mama habituales para su edad.

En 1992 el NCI, junto con colaboradores de cinco centros de investigación, inició un estudio a largo plazo de personas expuestas al DES antes de nacer llamado Estudio de Seguimiento del Dietilestilbestrol (DES). En 2000, el NCI comenzó a dar seguimiento a las hijas de las hijas expuestas al DES antes de nacer (mujeres de tercera generación) mediante el Estudio de Seguimiento del DES. En este estudio, participan más de 21.000 madres, hijas e hijos para comprender mejor los efectos en la salud por la exposición al DES a largo plazo.

Los investigadores continúan estudiando a las hijas expuestas al DES a medida que avanzan en sus años de menopausia. En un estudio piloto, las hijas posmenopáusicas expuestas al DES tenían alteraciones en el metabolismo de los estrógenos, lo que indica que la exposición prenatal a este perturbador endocrino quizás influya en el metabolismo de los estrógenos muchos años después. También se estudian los riesgos de cáncer para los hijos expuestos. Además, los investigadores estudian los posibles efectos sobre la salud en los nietos de las personas expuestas al DES durante el embarazo.

El Instituto Nacional de Ciencias de la Salud Ambiental (NIEHS) dirige estudios de animales para investigar la exposición al DES y sus efectos en la salud. Los investigadores del NIEHS crearon un modelo de roedores de exposición prenatal al DES que ha sido útil para replicar y predecir los efectos adversos para la salud. Este modelo experimental se usa en todo el mundo para estudiar los mecanismos que participan en la toxicidad relacionada con el DES y los efectos adversos de los estrógenos ambientales menos potentes.

El caso del DES mostró cómo las sustancias pueden tener efectos a muy largo plazo en las personas, pero que, además al contactar con ellas durante el embarazo, pueden afectar a la descendencia si producen cambios en los patrones de metilación, modificando el ADN durante el desarrollo temprano, y que estos cambios sean hereditarios y causen daños a las generaciones posteriores. Puso de manifiesto los peligros de interferir con el delicado equilibrio hormonal durante el desarrollo. Mostró la fragilidad del feto y cómo atraviesa etapas críticas en las que es particularmente vulnerable. Subrayó que un bebé nonato no es solo un adulto pequeño. Los medicamentos y las sustancias químicas que tienen poco efecto en los adultos pueden causar daños graves y permanentes a un bebé durante su rápido desarrollo prenatal.

Además, la experiencia con el DES también ofreció otra lección crucial y relevante no solo para quienes estuvieron expuestos al DES sino para todos nosotros. Los efectos del DES en el desarrollo dejaron claro que el cuerpo humano podía confundir una sustancia química sintética con una hormona.

"Lo que hagamos hoy afecta a las generaciones futuras"

Jane Goodall

∞

En septiembre de 1960, la **Dra. Frances Oldham Kelsey** fue nombrada miembro de la Administración de Alimentos y Medicamentos (FDA) en Washington D. C., pasando a formar parte del grupo de siete médicos a tiempo completo y cuatro a tiempo parcial, encargados de la revisión de todos los medicamentos. Una de sus primeras tareas en la FDA fue revisar la solicitud de la compañía farmacéutica Richardson-Merrell de Cincinnati para autorizar la comercialización en EEUU del medicamento Kevadon® (Talidomida), como tranquilizante y calmante, con la indicación específica de prescribir el medicamento a las mujeres embarazadas en caso de malestares matutinos.

La talidomida (N-[2,6-dioxo-3-piperidil]-ftalimida) fue sintetizada en 1953 por Wilhem Kunz, de la farmacéutica suiza CIBA, durante la búsqueda de nuevos antibióticos. No encontraron los resultados deseados y fue cedida al laboratorio alemán Chemie Grünenthal en 1954. Grünenthal desarrolló el fármaco como un sedante no barbitúrico, que fue aprobado para su comercialización en Alemania Occidental en Octubre de 1957, con el nombre de Contergan®. Si bien, en 1957, se presentaba en la ficha técnica con las más diversas indicaciones: irritabilidad, falta de concentración, pánico escénico, eyaculación precoz, tensión menstrual, trastornos menopáusicos, miedo a los exámenes, trastornos funcionales del estómago, ansiedad, hipertiroidismo, enfermedades febriles infecciosas y tuberculosis. Incluso se recomendó para niños que fueran "inusualmente inquietos". Además de sedante, se encontró que combatía las náuseas de diverso origen por lo que fue profusamente utilizado en embarazadas.

La talidomida, no adictiva ni tóxica, inducía el sueño y se recetaba como sedante sin efectos secundarios. Desde los años 20 y hasta mediados los 50, el mercado de los sedantes, ansiolíticos e hipnóticos estaba dominado por los barbitúricos, muy utilizados, pero con una elevada capacidad adictiva y un rango terapéutico estrecho. Los barbitúricos eran muy conocidos, además, por su uso para el suicidio. Cuando Grünenthal comercializó el Contergan®, aseguró que no era adictivo, que no tenía efectos tóxicos incluso con ingestas elevadas con intento infructuoso de suicidio, y que no tenía efectos adversos.

Conforme su popularidad creció, pronto se convirtió en el fármaco predilecto para las embarazadas que combatían los síntomas asociados con las náuseas matutinas. La promoción de la talidomida por parte de la compañía alemana, consiguió rápidamente un enorme éxito comercial. Incluyó anuncios en prensa, distribución publicitaria a médicos y otros recursos. Hay estimaciones de que, en Alemania, hacia 1959, había hasta un millón de consumidores habituales del fármaco. En algunos estados alemanes se vendía sin receta. Para 1960, la talidomida se recetaba popularmente en todo el mundo, incluyendo Europa y Canadá.

La compañía farmacéutica Richardson-Merrell

esperaba una aprobación rutinaria para el fármaco en EEUU. Para la Dra. Kelsey, el proceso de evaluación del que era responsable era todo menos rutinario puesto que, alarmada por la escasez de evidencia clínica que respaldara las afirmaciones de seguridad del fármaco, y a pesar de que había sido aprobado en más de veinte países europeos y africanos, se negó a autorizar el medicamento, solicitando más evidencia clínica de su seguridad.

Unos años antes, en 1936, Frances Oldham tras realizar su grado universitario en Ciencias y un master de Farmalología, había solicitado realizar su trabajo de postgrado con el doctor Geiling, un notable investigador que comenzaba a formar el Departamento de Farmacología de la Universidad de Chicago. Durante su segundo año de labores, Geiling fue contratado por la FDA para investigar numerosas muertes inusuales relacionadas con el elíxir sulfanilamida, un medicamento derivado de la sulfonamida. Ella le asistió en este proyecto de investigación, que mostró que las 107 muertes fueron causadas por el uso de dietilenglicol como disolvente. Como resultado, al año siguiente, el Congreso de los Estados Unidos aprobó la Ley Federal de Alimentos, Medicamentos y Cosméticos de 1938. Ese mismo año, completó con éxito sus estudios y obtuvo un doctorado en Farmacología en la Universidad de Chicago en 1938. Su trabajo para Geiling se relacionó con su interés en los teratógenos, los fármacos que causan malformaciones congénitas.

Al terminar su doctorado, se unió al cuerpo de profesores de la Universidad de Chicago y, en 1942, al igual que muchos otros farmacólogos, buscaba una cura sintética para la malaria. El equipo en el que trabajaba había observado que, si bien los conejos adultos metabolizaban la quinina rápidamente, las conejas preñadas tenían menor capacidad para metabolizar el fármaco y los conejos en estado embrionario no tenían la capacidad de hacerlo. Además, observaron que el fármaco sí atravesaba la barrera placentaria entre la madre y el feto en desarrollo.

Hasta que en 1941 Norman Gregg identificó la triada de cataratas-malformaciones cardiacas-sordera en los recién nacidos como consecuencia de la infección materna por rubéola durante el embarazo, se pensaba que la placenta aislaba al feto de los agentes externos y le protegía de los posibles efectos de los medicamentos. Como resultado de esos estudios, la Dra. Frances Oldham aprendió que algunos fármacos son capaces de atravesar la barrera placentaria; hecho que sería de gran influencia en sus futuras decisiones. Entre tanto conoció al también miembro de la facultad, el doctor Ellis Fremont Kelsey, con quien se casó en 1943, adoptando su apellido.

Consiguió su doctorado en Medicina de la Universidad de Chicago en 1950, y trabajó durante dos años como editora asociada de la revista Journal of the American Medical Association, al tiempo que mantenía su actividad docente.

Toda esa experiencia acumulada a lo largo de los años le llevó a negarse a autorizar la comercialización del Kevadon® y solicitar información adicional sobre su seguridad, a pesar de la presión del fabricante del por obtener la aprobación. Una de las principales ventajas del fármaco era especialmente preocupante para la Dra. Kelsey y su equipo: a diferencia de los barbitúricos, que inducían el sueño, pero también la muerte si se tomaban en grandes cantidades, la talidomida podía ingerirse en grandes cantidades, aparentemente sin efectos secundarios tóxicos. Eso podía llevar a que se tomaran dosis elevadas del fármaco y, al recordar las observaciones realizadas sobre el paso transplacentario de la quinina y los posibles efectos en los embriones, la Dra. Kelsey expresó su preocupación por la posibilidad de que cambios fisiológicos como el embarazo pudieran alterar la absorción de la talidomida, lo que podría tener consecuencias perjudiciales.

En respuesta a las solicitudes de la Dra. Kelsey de obtener más pruebas clínicas sobre la seguridad del fármaco, Richardson-Merrell presentó pruebas adicionales, pero esta rechazó la solicitud nuevamente alegando que los informes eran de carácter testimonial, no clínico. Con la llegada del otoño y de las fiestas navideñas (la época más lucrativa del año para la venta de sedantes), la compañía farmacéutica, frustrada por los repetidos retrasos y, en su opinión, innecesarios, comenzó a presionar a la Dra. Kelsey con visitas y llamadas telefónicas a sus superiores. A pesar de la creciente presión, la Dra. Kelsey se mantuvo firme en su exigencia de estudios clínicos exhaustivos que demostraran la seguridad del fármaco.

En diciembre de ese mismo año, la sección de cartas a la redacción del British Medical Journal, un médico cuyos pacientes habían tomado talidomida durante largos periodos, refería que ahora experimentaban dolor en las extremidades del tipo polineuritis, con parestesias en piernas y manos, con afectación sensorial y motora y trastornos gastrointestinales. Preocupada porque este informe fuera el primer indicio de efectos tóxicos y viendo reforzado su escepticismo respecto a las afirmaciones sobre la seguridad del medicamento, la Dra. Kelsey continuó negándose a autorizar la comercialización del medicamento en Estados Unidos.

Mientras tanto, en Alemania, los obstetras y los pediatras, observaron un aumento dramático de la incidencia de recién nacidos con extremidades acortadas y malformadas, a veces, asociadas a otras alteraciones, especialmente de la región craneal, pero sin sospechar, inicialmente, la causa. Uno de los primeros en llamar la atención sobre el elevado número de casos de este "nuevo" síndrome, fue el profesor de Pediatría **Hans Rudolf Wiedemann**, siendo director del Krefeld Children's Hospital. En 1960 observó en su entorno que 9 de 13 recién nacidos con malformaciones tenían graves alteraciones en el desarrollo intraútero de las extremidades. Wiedemann, en una búsqueda retrospectiva, encontró hasta 100 casos en niños nacidos desde 1959. Ante esta perspectiva, escribió un artículo en el que afirmaba que esas malformaciones debían ser producidas por una causa exógena, pero no identificó una sospecha definida. La publicación apareció el 16 de septiembre de 1961 y fue la primera llamada de atención publicada sobre lo que luego se llamaría "la catástrofe de la talidomida".

Las alteraciones al nacer más evidentes que observaron los médicos alemanes consistían en alteraciones en las extremidades, con el acortamiento o desaparición de los elementos proximales, pero con persistencia de los dedos y las manos. Se le puso el estereotipado nombre de focomelia, por su similitud con la foca, el mamífero marino. También, se presentaban otras anomalías de: orejas, oídos, órganos internos, genitales y corazón.

En el servicio de Pediatría de Hamburgo, **Widukind Lenz** y **Claus Knapp** propusieron investigar el origen, con un estudio epidemiológico y un cuestionario con preguntas a los padres de los casos nacidos. Hicieron un formulario de recogida de datos como: lugar de residencia de Hamburgo, lo que comían, medicamentos (los más habituales), etc. La mayoría eran preguntas abiertas para no forzar la respuesta en este estudio retrospectivo. Lenz y Knapp fueron juntos a las entrevistas. Cuando durante una de las entrevistas de recogida de datos, un padre les dijo que lo único que había tomado su mujer era talidomida se dieron cuenta de que no habían preguntado previamente por este fármaco y rehicieron el formulario de preguntas y repitiendo las entrevistas. Resultó que la mayoría de las afectadas lo habían tomado, y todas podían haberlo hecho, teniendo el medicamento en su casa o en casa de la vecina. A veces, se tomaba de una forma no controlada (incluso se disponía del fármaco en platos en el lugar de trabajo, en la fábrica). A través de la encuesta, en menos de dos semanas (concretamente, el 11 noviembre de ese 1961), Lenz y Knapp ya tuvieron la firme sospecha de que la talidomida era la implicada si se había administrado entre la 3ª y la 6ª semana de gestación (días 34-50 después de la fecha de última regla), que denominaron "fase o periodo sensible".

La mortalidad asociada se consideró hasta del 40%

durante el primer año de vida, por la asociación a otras malformaciones viscerales. Si bien Grünenthal había realizado experimentos con monos, perros y conejos, que recibieron el medicamento durante varias semanas, así como con roedores embarazadas, se vio que las dosis habían sido administradas fuera del periodo teratogénico, de la "fase sensible". También se vio, años después, que los roedores tenían menos sensibilidad a los efectos teratogénicos de la talidomida.

Dos días después, el 13 de noviembre Lenz, comunicó telefónicamente estas observaciones al fabricante y le recomendó la retirada del medicamento. Fueron necesarios diez días más de intensas discusiones con los representantes de la empresa productora, de las autoridades sanitarias y de los expertos, antes de que el medicamento fuera retirado. Se consiguió, en gran parte, por presión de la opinión pública, debido a los informes que se filtraron a la prensa esos días. Además, Lenz presentó preliminarmente el estudio en una reunión de la sociedad local de Pediatría en Dusseldorf el 19 de noviembre.

Al mismo tiempo, **William McBride**, un ginecólogo-obstetra australiano que trabajaba en el Crown Street Hospital (Sídney), asistió al nacimiento de tres niños con focomelia, un defecto al nacimiento muy raro. Tras un tiempo revisando los historiales médicos de las embarazadas, sospechó que la talidomida era la única causa común asociada de esos nacimientos. McBride era el único médico que la utilizaba en el hospital cuando surgieron los problemas, lo que permitió identificar rápidamente su posible relación con los defectos de nacimiento. De hecho, ese año, un representante de la empresa farmacéutica, le había propuesto probar el fármaco en algunas pacientes. Llamó a los proveedores de su ciudad en Australia y les expuso sus preocupaciones y envió un artículo con sus observaciones a la revista The Lancet.

También entonces, **Helen Broke Taussig**, pionera cardióloga pediátrica en EEUU, de gran prestigio, fue informada por su colega alemán Alois Beuren, de Gottingen (Alemania), de que, en su país, había una epidemia de focomelia, seguramente causada por la administración de un fármaco durante el embarazo. Entonces, ella se trasladó a Europa y visitó, a lo largo de seis semanas, los principales centros médicos de Alemania e Inglaterra. Cuando regresó a los EE.UU. estaba plenamente convencida de que la talidomida había sido la causante y desplegó todas sus influencias para que el gobierno tomara medidas, mostrando imágenes de los niños afectados que le había proporcionado W. Lenz en Hamburgo, y otros colegas que reconocieron el papel que había jugado la talidomida.

El 27 de noviembre de 1961 Grünenthal retiró la talidomida del mercado en Alemania y Australia, y en diciembre ocurrió lo mismo en Gran Bretaña hasta que se realizaran más investigaciones. En algunos países como: Bélgica, Brasil, Canadá, Italia y Japón, la talidomida siguió vendiéndose durante varios meses. En España se retiró de la venta en enero de 1963. La retirada del medicamento determinó en unos meses, la caída drástica de casos nuevos, hasta su desaparición.

Fue una actuación decidida y rápida de Lenz, al que se le tenía como un científico muy cauto y crítico. Sin embargo, una vez que este se convenció de que los daños teratogénicos eran debidos a la talidomida, sabía que cada día que dudaba, más fetos podían resultar perjudicados. Lenz intervino decisivamente en la retirada del fármaco: la presión directa a la farmacéutica; la presentación de los estudios científicos en Reuniones científicas de Pediatría en Alemania; la publicación en la prensa científica; y la presión de los medios de comunicación en Alemania, Inglaterra y Estados Unidos.

También es digna de elogio la actitud de McBride, alertando sobre un efecto adverso grave producido por un fármaco indicado por él mismo.

En los pocos años que el medicamento estuvo en el mercado mundial, el medicamento causó graves defectos congénitos en más de 10 000 niños en 46 países. nacieron con deformidades relacionadas con la talidomida. Muchos no sobrevivieron al primer año. Se registraron innumerables abortos espontáneos relacionados con el uso de talidomida. Los investigadores descubrieron que la talidomida atravesaba la barrera placentaria, causando graves defectos de nacimiento en los bebés, consistentes en ausencia total o parcial de las extremidades: en muchos casos tenían tres dedos en cada mano o pie, como si se tratara de aletas, y estos nacían directamente de los hombros, rodillas o la región inguinal.

En Estados Unidos, el daño causado por el trabajo de la Dra. Kelsey fue mínimo en comparación, con 17 niños con malformaciones asociadas a la talidomida. Estos niños se vieron afectados durante los ensayos clínicos del fármaco, antes de su aprobación. Durante este período de investigación, Richardson-Merrell distribuyó más de 2,5 millones de comprimidos de talidomida a más de 1.000 médicos, quienes, a su vez, los administraron a casi 20.000 pacientes, cientos de las cuales eran mujeres embarazadas.

La indignación del público se encendió rápidamente y las reformas a la regulación de las pruebas de medicamentos fueron aprobadas por unanimidad en el Congreso unos meses más tarde. Estas reformas demandaron «límites más estrictos para las pruebas y distribución de nuevos medicamentos», para evitar problemas similares. La enmienda reconoció también, por primera vez, que «la eficacia debería ser establecida antes de su comercialización». Se exigió además obtener un consentimiento informado de los pacientes que participaban en pruebas clínicas y que las reacciones adversas se comunicaran a la FDA.

Al negarse a comprometer sus exigentes estándares de seguridad del paciente, la Dra. Frances Oldham Kelsey evitó lo que podría haber sido un desenlace trágico para miles de niños en Estados Unidos. Por su vigilancia, la Dra. Kelsey recibió el máximo honor que se puede otorgar a un civil estadounidense: la Medalla al Servicio Civil Federal Distinguido, que le entregó el presidente John F. Kennedy el 17 de agosto de 1962. En la ceremonia de entrega, el presidente manifestó su reconocimiento: «su excepcional juicio en la evaluación de la seguridad de un nuevo fármaco para uso humano ha impedido una gran tragedia de deformidades de nacimiento en los Estados Unidos. A través de su alta capacidad y la firme confianza en su decisión profesional, ha hecho una notable contribución a la protección de la salud del pueblo estadounidense».

Que la Dra. Frances Oldham Kelsey salvara innumerables vidas y evitara numerosas deformidades físicas en bebés y niños es un logro notable en cualquier carrera. Aún más notable es que logró esta hazaña no mediante el descubrimiento de una cura, el desarrollo de un procedimiento quirúrgico innovador ni la invención de un dispositivo que salva vidas. Más bien, fue su comportamiento profesional —su resistencia a comprometer las prioridades de la salud y la seguridad del paciente— lo que, por sí solo, evitó una terrible tragedia que casi se le impuso a un público estadounidense desprevenido.

El compromiso de la Dra. Frances Oldham Kelsey con la prioridad de la salud y la seguridad del paciente sirve como modelo de conducta profesional para todos los médicos.

El caso de la talidomida, como el del DES, evidenciaron que los efectos parecían depender del momento del consumo del fármaco, no de la dosis. Una pequeña dosis de un fármaco u hormona que podría no tener ningún efecto en un momento del desarrollo del bebé, por ejemplo, podría ser devastadora tan solo unas semanas antes.

"Una persona inteligente resuelve un problema. Una persona sabia lo evita"

Albert Einstein

∞

En noviembre de 1963, Luisiana solicitó ayuda a Washington tras el hallazgo de más de cinco millones de peces muertos en el río Mississippi y sus afluentes. El Servicio de Salud Pública de EEUU. Identificó al pesticida Endrín como la principal causa de la muerte de los peces.

El Endrin es el más tóxico de los hidrocarburos clorados (15 veces más venenoso que el DDT para los mamíferos, 30 veces para el pescado y 300 veces para algunas aves) y es utilizado como insecticida para el control de plagas.

Se usó principalmente en plantaciones de algodón y arroz, pero también en caña de azúcar, en cultivos de grano y remolacha, y en Australia en tabaco y coles. Por su acción avicida y rodenticida, se usó en la cebada, rociando el suelo debajo de las plantas en otoño y en primavera, y en el tratamiento de semillas de algodón y judías.

Es muy tóxico para los organismos acuáticos, peces, invertebrados acuáticos, en el fitoplancton y otros organismos. Puede bioacumularse en tejidos, particularmente en los grasos, de organismos que viven en el agua.

Algunas estimaciones indican que la vida media en suelo es de más de 10 años. Persistente en el medio ambiente por su insolubilidad en el agua, alta solubilidad en las grasas, absorción en la materia particulada y resistencia a la degradación química, física y microbiológica. Es decir, no persiste por largos periodos en el agua, pero puede persistir en los sedimentos, donde se absorbe fuertemente al terreno, quedando inmóvil y persistiendo con una vida media de 12 años por lo que puede haber pérdidas a las aguas subterráneas bajo ciertas condiciones.

Pueden volatilizarse pequeñas cantidades del suelo y/o terminar en el aire por partículas de polvo. Es altamente tóxico y puede ser peligroso para los seres humanos, si es manipulado incorrectamente o sin cuidado. Es por tanto esencial que se observen las correctas precauciones durante su manipulación y uso.

El Endrin es rápidamente absorbido y tóxico por boca, por contacto con la piel y por inhalación. Si una persona llegara a utilizar de forma indebida y/o irresponsable, puede llegar a conducir a la muerte. El envenenamiento agudo del Endrin en humanos afectan primariamente el sistema nervioso. Se ha reportado que una dosis oral de 0,25 mg/kg peso corpóreo, causa convulsiones en los seres humanos. Los síntomas pueden aparecer entre 20 min. y 12 h sucesivamente a la ingestión accidental o exagerada sobre exposición, y pueden incluir dolor de cabeza, mareo, náusea, vómito, debilidad en las piernas y convulsiones, conduciendo a veces a la muerte. Los compuestos organoclorados pueden causar depresión respiratoria y también sensibilizar el corazón a catecolamina endógena, dando lugar a arritmia cardiaca y, en casos de exposición severa, a fibrilación ventricular y paro cardiaco. Alimento contaminado con Endrin causa severos daños por envenenamiento en la vida silvestre, y especialmente afecta a los niños.

Cuando se usaba, el Endrin entraba en la cadena alimenticia de los mamíferos, aves, peces y otras materias vivas y, como otros insecticidas organoclorados, influía negativamente en su proceso reproductivo.

Hoy en día es un plaguicida prohibido, por el Convenio de Róterdam, para todo uso. El Endrin fue excluido de la lista de sustancias activas autorizadas para el uso en productos de protección de plantas en 1969. De acuerdo a la lista anual adoptada de ingredientes activos prohibidos para el uso en productos de protección de plantas bajo el Acta de Protección de Plantas desde 2003, está prohibida la producción, uso y comercialización de todos los productos de protección de plantas que contengan Endrin. Está designada como un producto químico CFP.

La catástrofe de Louisiana corroboró las informaciones plasmadas por Raquel Carson en su libro Primavera Silenciosa

"Lo que le hacemos al mundo, nos lo hacemos a nosotros mismos"

Mahatma Gandhi

∞

En 1961, se fundó la organización no gubernamental Fondo Mundial para la Naturaleza (en inglés World Wildlife Fund for Nature) conocida popularmente por las siglas WWF. que se encarga de la conservación del medio ambiente. Es el mayor organismo conservacionista del mundo con más de cinco millones de socios en todo el planeta, está presente en más de 100 países y lleva a cabo en torno a 1300 proyectos para la protección del medio ambiente. Ha invertido más de mil millones de dólares en 12.000 iniciativas conservacionistas desde 1995. Su misión es detener la degradación del ambiente natural del planeta y construir un futuro en el que los seres humanos vivan en armonía con la naturaleza , conservando la diversidad biológica del mundo, garantizando el uso sostenible de los recursos naturales renovables. y promoviendo la reducción de la contaminación y del consumo desmedido.

En 1988, la WWF encargó a la **Dra. Theo Colborn** escribir un libro sobre la fauna de los Grandes Lagos (Superior, Míchigan, Hurón, Erie y Ontario) situados en la frontera entre los Estados Unidos y Canada.

Theodora (Theo) Emily Colborn que había nacido en 1927 en Plainfield, Nueva Jersey, tuvo una juventud marcada por su pasión por la naturaleza y la ciencia. Obtuvo su licenciatura en Farmacia con 20 años y posteriormente trabajó como farmacéutica durante varios años mientras criaba a sus cuatro hijos en un rancho de ovejas en Hotchkiss, Colorado. Una vez que sus hijos crecieron, su interés por la naturaleza la impulsó a continuar sus estudios; obtuvo un master en Zoología en 1981 y un doctorado en la Universidad de Wisconsin-Madison 4 años más tarde, a los 58 años cuando comenzó una segunda carrera como analista ambiental.

Revisando la bibliografía, la Dra. Colburn observó que 17 especies de depredadores superiores que se alimentaban de peces de estos lagos tenían problemas reproductivos y de desarrollo como esterilidad, muertes precoces de sus crías o debilidad y problemas de salud de éstas. Desde que en 1953 se descubrió que el pesticida DDT (diclorodifeniltricloroetano) tenía actividad estrogénica, otros compuestos fueron identificados como estrogenomiméticos, entre ellos ciertos PCB (bifenilos policlorados). A raíz de la restricción del uso de PCB y DDT en los años setenta, la mortalidad de los animales salvajes del ecosistema de los Grandes Lagos en los EE.UU. disminuyó notablemente, pero los animales supervivientes presentaban ahora alteraciones en los sistemas reproductivo, endocrino, neurológico e inmune. Es decir, Theo Colborn reconoció por primera vez que los problemas que los biólogos de campo estaban descubriendo en la fauna silvestre de los Grandes Lagos no eran, como Rachel Carson preveía, tumores; sino fallos reproductivos que provocaban caídas demográficas, anomalías del desarrollo como picos cruzados en las aves y anomalías sexuales. Era esperable encontrar una vinculación de ciertas sustancias químicas tóxicas con el cáncer en los peces en unos lagos con fama de estar llenos de sustancias químicas cancerígenas, pero cómo encajaban en este panorama los cientos de estudios que reportaban todo tipo de rarezas.

Había recopilado cientos de documentos, además de los que seguían llegando, y lo que encontró parecía una mezcolanza de información inconexa: algunos animales, como las gaviotas, exhibían comportamientos extraños, como nidos del mismo sexo, mientras que otras especies, como el cormorán de doble cresta, presentaban defectos de nacimiento graves y visibles, como patas zambas, ausencia de ojos, espinas torcidas y picos cruzados, los charranes en zonas contaminadas que descuidaban sus nidos, etc

Para cuando se acercaba la fecha límite de la investigación, Colborn había revisado a fondo más de dos mil artículos científicos y quinientos documentos gubernamentales. Había encontrado ciertos paralelismos entre los estudios y, de alguna manera, estaba segura de que todo encajaba, porque seguía encontrando vínculos inesperados.

Su último descubrimiento se produjo mientras reexploraba la literatura sobre el inquietante síndrome de desgaste observado en aves jóvenes. Los polluelos podían parecer normales y sanos durante días, pero luego, de forma repentina e impredecible, comenzaban a languidecer, a consumirse y finalmente a morir. El problema del desgaste, según estaban descubriendo los científicos, era un síntoma de un metabolismo alterado. Las aves jóvenes no podían producir suficiente energía para sobrevivir. Aunque al principio no se sospecharía que este problema tuviera algo en común con el fenómeno de la gaviota gay, también se debía a la alteración del sistema endocrino y las hormonas.

Tenía partes del problema y patrones que se repetían, pero no veía la imagen general hasta que se dio cuenta de que todos y cada uno de estos animales eran grandes depredadores que se alimentaban de peces de los Grandes Lagos.

Si bien las concentraciones de contaminantes como los PCB son tan bajas en el agua de los Grandes Lagos que no pueden medirse con los procedimientos estándar de análisis de agua, estas sustancias químicas persistentes se concentran en el tejido y se acumulan exponencialmente a medida que pasan de un animal a otro a lo largo de la cadena alimentaria. Mediante este proceso de magnificación, las concentraciones de una sustancia química persistente que resiste la degradación y se acumula en la grasa corporal pueden ser 25 millones de veces mayores en un gran depredador, como una gaviota argéntea, que en las aguas circundantes.

Otro dato sorprendente surgió de la hoja de cálculo. Según la literatura científica, los animales adultos parecían estar bien, pero los problemas de salud se detectaban principalmente en sus crías. Si bien Colborn había estado pensando en los efectos sobre la descendencia, no había reconocido este marcado contraste generalizado entre adultos y jóvenes.

Ahora todo empezaba a encajar. Si las sustancias químicas halladas en los cuerpos de los padres eran las culpables, actuaban como venenos heredados, transmitidos de generación en generación, que atacaban a los no nacidos y a los más pequeños. La conclusión era escalofriante.

Pero la multitud de síntomas dispares en todo, desde gaviotas argénteas adultas hasta crías de tortuga mordedora, no parecía tener sentido. De nuevo, un patrón emergió de las confusas piezas del rompecabezas mientras Colborn reflexionaba sobre lo que había aprendido siguiendo su olfato.

Todos estos fueron casos de desarrollo alterado, un proceso controlado en gran medida por hormonas. La mayoría podría estar relacionado con alteraciones del sistema endocrino.

Esta idea encaminó la investigación de Colborn

hacia esa dirección y empezó a leer todo lo que pudo sobre las sustancias químicas que aparecían una y otra vez en los análisis de tejidos de animales con dificultades para producir crías viables. Pronto descubrió que las pruebas y revisiones realizadas por fabricantes y agencias reguladoras gubernamentales se habían centrado principalmente en si una sustancia química podía causar cáncer, pero encontró suficiente información en la literatura científica revisada por pares para demostrar que su intuición había sido correcta.

Los venenos heredados presentes en la grasa de los animales silvestres tenían algo en común: de una forma u otra, todos actuaban sobre el sistema endocrino, que regula los procesos internos vitales del cuerpo y guía las fases críticas del desarrollo prenatal. Los venenos heredados alteraban las hormonas.

Planteó la hipótesis de que la persistencia de sustancias químicas tóxicas presentes en el ecosistema de los Grandes Lagos era la causa y que, o bien que la acción residual de los compuestos prohibidos se revelaba una vez que la mortalidad disminuía debido a la reducción de los valores ambientales, o bien que existía contaminación por otros compuestos con actividad endocrina.

En 1991, en el Wingspread Conference Center de Racine (Wisconsin) y con el patrocinio de la WWF, la Dra. Theo Colborn reunió a 21 científicos de diferentes disciplinas con el objetivo de analizar la evidencia disponible acerca del efecto de los contaminantes químicos ambientales sobre el sistema endocrino de animales salvajes. Fue en esa conferencia donde se acuñó el término disruptor endocrino (DE) para referirse a un agente que interfiere con la síntesis, secreción, transporte, unión o eliminación de hormonas naturales presentes en el organismo que son responsables del mantenimiento de la homeostasis, la reproducción, el desarrollo y/o el comportamiento. Simplificando, esto significa que los DEs son productos químicos o mezclas químicas, que interfieren con la función hormonal normal.

Los participantes de esta conferencia firmaron un documento denominado la Declaración de Wingspread que afirmaba que «una gran cantidad de sustancias químicas artificiales liberadas al medio ambiente... tienen el potencial de alterar el sistema endocrino de los animales, incluidos los humanos» identificando cuatro áreas de preocupación.

La primera era el aumento del número de nuevos productos químicos que no se valoraban de forma adecuada desde el punto de vista endocrinológico. Se presentaron datos que demostraban que ciertos plásticos liberan contaminantes que poseen actividad estrogénica e introdujeron un bioensayo para la identificación de estrógenos (E-SCREEN) como criba para identificar compuestos estrogénicos en aproximadamente 100 sustancias de las que un gran número dieron resultados positivos. Más tarde se identificaron otros tipos de disruptores endocrinos: antiandrógenos (como el vinclozolin), inhibidores de la aromatasa (como la atrazina) o disruptores de la función tiroidea (como los PCB). Considerando que hay 80.000 sustancias químicas registradas comercialmente, es muy probable que en el futuro sigan identificándose muchos más disruptores endocrinos.

La segunda causa de alarma era que se podía detectar un elevado número de diferentes contaminantes ambientales en la grasa de los animales salvajes, y varios de estos compuestos actuaban como disruptores endocrinos. El problema está en que la práctica científica habitual en el laboratorio se basa en el diseño de experimentos sencillos, en los que se evalúa de forma aislada cada compuesto. Sería de desear que uno sólo de estos contaminantes pudiese ser usado como «marcador» de todo el conjunto. Pero desgraciadamente éste no es el caso, ya que las concentraciones de estos productos en sangre o en grasa varían más o menos independientemente unos de otros. Por ejemplo, en la misma población podemos encontrar a individuos con concentraciones bajas de DDT y altas de endosulfano, y otros con los valores opuestos. Por tanto, los estudios epidemiológicos en los que se relacionan los valores de exposición interna a un producto químico (por ejemplo, DDT) con un efecto observable (p. ej., cáncer de mama) no permiten obtener ninguna conclusión acerca del papel de los xenoestrógenos en relación con el efecto estudiado. Los valores de DDT son buenos marcadores exclusivamente para la exposición a DDT. La exposición a múltiples contaminantes requiere, por tanto, nuevas estrategias para medir el efecto aditivo de estas sustancias. Es necesario identificar un marcador de la carga xenoestrogénica total para medir la carga estrogénica total en tejidos humanos

La tercera causa de alarma fueron las consecuencias de la utilización del dietilestilbestrol (DES)

para prevenir abortos espontáneos, una práctica médica que fue lamentablemente popular entre 1950 y 1970. Como hemos visto, los efectos perjudiciales de esta intervención no se revelaron hasta mucho más tarde, con la aparición de cáncer de vagina y de infertilidad en las hijas de las mujeres tratadas, que sufrieron la exposición durante su desarrollo fetal. Esta observación demostró que una dosis de hormona que era bien tolerada por la madre podía producir efectos negativos en el feto. Este hallazgo fue llamado el «síndrome del feto frágil». Uno de los participantes en Wingspread, Vom Saal, había demostrado en animales que durante el desarrollo intrauterino la posición de un feto con respecto a sus hermanos (entre dos machos o entre dos hembras) influía sobre el patrón de comportamiento del animal en la edad adulta. Este efecto era debido a modificaciones locales en las concentraciones de estrógenos y andrógenos. Esto plantea la posibilidad de que los disruptores endocrinos puedan afectar al feto más que al adulto. El bisfenol-A, un monómero usado en la fabricación de plásticos, fue elegido como prototipo de una nueva categoría de disruptores endocrinos no clorados ni persistentes. De acuerdo con la toxicología clásica, el bisfenol-A debería ser inocuo a las concentraciones a las que los humanos están expuestos. Así fue como el grupo de Vom Saal demostró que se producen alteraciones importantes en la estructura y la función del sistema reproductivo y de la glándula mamaria en fetos expuestos a dosis de bisfenol-A 4.000 veces menores que las dosis necesarias para producir efectos uterotrópicos en el animal adulto o prepubescente. Para los toxicólogos, el ensayo uterotrópico es el «estándar de oro» para medir la actividad estrogénica.

Una cuarta causa de alarma señalada en Wingspread fue el reconocimiento de que los efectos que se habían observado en los animales probablemente aparecerían también en los seres humanos, dado que compartimos con ellos la mayor parte de nuestra trayectoria evolutiva. Poco tiempo después, Carlsen et al publicaron un metaanálisis sobre la disminución de la calidad y cantidad del semen humano. Otras publicaciones lanzaron la hipótesis de que el aumento en la incidencia de cáncer de mama podría deberse al aumento de la exposición a estrógenos ambientales que tuvo lugar durante los últimos 50 años.

El trabajo pionero de Colborn arrojó luz sobre los riesgos potenciales y los efectos a largo plazo de la exposición a estos productos químicos, particularmente durante las etapas críticas del desarrollo.

Mientras científicos y funcionarios gubernamentales tomaban nota y comenzaban a analizar la disrupción endocrina con mayor detenimiento, Theo Colborn creía que el público también debía conocer este importante tema, lo que llevó a la publicación de *Nuestro Futuro Robado*.

En 1996, Theo Colborn, coescribió junto con Diane Dumanoski (galardonada periodista ambiental) y Pete Myers (científico ambiental) el libro *Nuestro Futuro Robado: ¿Amenazamos Nuestra Fertilidad, Inteligencia y Supervivencia? —Una Historia Científica Detective*, donde profundizaron en el concepto de alteración endocrina y ofrecieron un análisis exhaustivo de la investigación científica disponible en ese momento. Analizaron cómo ciertas sustancias químicas sintéticas, como pesticidas, contaminantes industriales y muchos productos domésticos comunes, podían imitar o interferir con la función de las hormonas naturales del cuerpo con efectos de gran alcance en diversos aspectos de la salud y el desarrollo, como la función reproductiva, el desarrollo neurológico y la función del sistema inmunitario. *Nuestro Futuro Robado* enfatizaba las posibles consecuencias a largo plazo de la disrupción endocrina en las poblaciones de fauna silvestre, en particular los trastornos reproductivos y las anomalías del desarrollo. También exploraba la posible relación entre la disrupción endocrina y problemas de salud humana, como la disminución del recuento de espermatozoides y la reducción de la fertilidad, ciertos tipos de cáncer y trastornos metabólicos y del desarrollo. Fue el primer libro popular en educar al público y concientizar sobre los riesgos potenciales que representan las disrupciones endocrinas en la salud humana y la vida silvestre. En el prólogo, el vicepresidente Al Gore afirmaba que "*Nuestro Futuro Robado* es un libro crucial que nos obliga a plantearnos nuevas preguntas sobre las sustancias químicas sintéticas que hemos esparcido por la Tierra. Por el bien de nuestros hijos y nietos, debemos buscar urgentemente las respuestas. Todos tenemos el derecho a saber y la obligación de aprender".

Las investigaciones y la labor de promoción de Colborn desempeñaron un papel fundamental en impulsar la investigación científica y en la formulación de políticas relacionadas con la regulación de sustancias químicas y la salud pública.

"No podemos realmente amenazar a la tierra. Siempre sobrevivirá. Lo que estamos amenazando es nuestra supervivencia."

David Attenborough

∞

En 2001 se firmó el Convenio de Estocolmo, un tratado internacional que busca proteger la salud humana y el medio ambiente de los contaminantes orgánicos persistentes (COP). Estos contaminantes son sustancias químicas que permanecen en el ambiente durante mucho tiempo, se bioacumulan en las cadenas alimentarias y pueden desplazarse a largas distancias, lo que los convierte en un problema global.

El convenio establece medidas para prohibir la producción y uso de ciertos COP, minimizar las emisiones de COP no intencionales, destruir o gestionar de forma segura los productos y residuos que contienen COP y promover la cooperación internacional para la implementación efectiva de sus disposiciones.

Las sustancias químicas cubiertas por el Convenio incluyen pesticidas (Aldrín, clordano, DDT, dieldrín, endrín, heptacloro, hexaclorobenceno, mirex, toxafeno), sustancias químicas industriales (Bifenilos policlorados PCBs, dioxinas y furanos, y subproductos de procesos industriales (Dibenzo-p-dioxinas policloradas y dibenzofuranos policlorados PCDD/PCDF. La importancia de este convenio, en vigor desde 2004, radica en que la eliminación de COP ayuda a proteger la salud humana al reducir la exposición a estas sustancias tóxicas, que pueden causar cáncer, defectos de nacimiento y otros problemas de salud, contribuye a proteger el medio ambiente al evitar la contaminación por COP, que pueden persistir durante mucho tiempo y afectar a la flora y fauna y demuestra la capacidad de la comunidad internacional para abordar problemas ambientales globales de manera conjunta y efectiva.

"La Tierra no la heredamos de nuestros padres, sino que la pedimos prestada de nuestros hijos"

Albert Einstein

∞

En 2003, Theo Colburn cofundó la organización sin fines de lucro TEDX (The Endocrine Disruption Exchange), cuyo objetivo era proporcionar recursos científicos e información sobre los EDC a legisladores, investigadores y el público en general.

Durante 16 años, TEDX funcionó como un instituto de investigación en la ciencia con la misión de reducir la producción y el uso de productos químicos que interfieren con la función hormonal saludable. Lo lograron identificando y respondiendo a preguntas científicas apremiantes y colaborando con socios para proteger y mejorar la salud humana y ecológica.

Utilizaron métodos de revisión sistemática desarrollados por el Programa Nacional de Toxicología de EE. UU. para responder preguntas sobre los peligros que plantean los productos químicos. Publicaron los resultados de esas revisiones en revistas científicas revisadas por pares. También organizaron presentaciones y crearon herramientas interactivas únicas para comunicar el trabajo de otros científicos que estudian la disrupción endocrina. Al asociarse con otras organizaciones sin fines de lucro, compartieron esta información con el público, los responsables de la formulación de políticas desde el nivel local hasta el global, las agencias gubernamentales y las empresas conscientes de la salud. Crearon una base de datos accesible para todo el mundo con 1482 disruptores endocrinos clasificados por categorías con sus artículos de referencia:

https://endocrinedisruption.org/interactive-tools/tedx-list-of-potential-endocrine-disruptors/search-the-tedx-list

Asimismo pusieron a disposición del público una tabla interactiva con ventanas críticas de la línea de tiempo del desarrollo prenatal humano normal y de los efectos de dosis bajas en animales de laboratorio, con la que se puede navegar y ver una lista de eventos en cada semana del desarrollo humano prenatal y seleccionar una o más sustancias químicas para ver los resultados de la investigación sobre los efectos de la exposición a sustancias químicas en dosis bajas en animales de laboratorio durante el período de desarrollo seleccionado:

https://endocrinedisruption.org/interactive-tools/critical-windows-of-development/view-the-timeline/

Hay ciertas organizaciones que surgen en un momento crucial para impulsar un nuevo marco conceptual, transformando un campo para siempre. TEDX es, sin duda, una de ellas. La visión, la brillantez y la tenacidad de Theo Colborn situaron a TEDX a la vanguardia de la revolución científica sobre la naturaleza de los disruptores endocrinos y su impacto en la salud humana y ecológica.

Tras el fallecimiento de Theo, Carol Kwiatkowski, transformó TEDX de una institución dirigida por su fundadora a una colaboración global de amplio alcance de investigadores de vanguardia, dedicada a traducir la ciencia emergente en políticas de salud pública más sólidas. A lo largo de estos años, TEDX ha desempeñado un papel fundamental en la definición e influencia del trabajo sobre los disruptores endocrinos y también ha sido una voz destacada en el impacto de la fracturación hidráulica en la salud. El trabajo de Theo Colborn continúa influyendo en la investigación científica, las políticas públicas y la concienciación pública sobre los riesgos asociados a los disruptores endocrinos. Su dedicación y sus contribuciones al campo de la salud ambiental han dejado una huella duradera en nuestra comprensión de la compleja relación entre las sustancias químicas, la salud humana y el medio ambiente. Hoy en día, los científicos continúan profundizando nuestra comprensión de cómo las sustancias químicas dañan la salud humana, mientras que ambientalistas preocupados trabajan para convencer a los gobiernos de que regulen las sustancias químicas tóxicas más peligrosas y persistentes en el medio ambiente.

"El aspecto más triste de la vida en este preciso momento es que la ciencia reúne el conocimiento más rápido de lo que la sociedad reúne la sabiduría"

Isaac Asimov

∞

En los años transcurridos desde la conferencia de Wingspread la comunidad científica ha comprendido que el problema generado por los disruptores endocrinos sobrepasa nuestra capacidad de análisis. Estos productos químicos se utilizan en preparaciones complejas, es decir, que contienen muchas impurezas, isómeros y congéneres. Esto hace muy difícil el estudio de su metabolismo y su seguimiento a través del ecosistema.

No sólo se ha detectado actividad hormonal en los productos considerados activos (p. ej., los pesticidas) sino también en los productos «inertes», como los agentes dispersantes (p. ej., los etoxilatos de alquilfenoles).

Para el año 2015, más de 100 países reunidos en la IV Conferencia Internacional sobre Gestión de Sustancias Químicas (ICCM4) concordaron que urgía tomar acción en materia de políticas con respecto a los PE. Desde entonces, el PNUMA desarrolló tres informes generales sobre los PE, además, en fechas recientes, los estados miembros de la Unión Europea publicaron una lista de los PE recomendadas para ser sometidas a control regulatorio. Adicionalmente, en el año 2020, un Grupo de Expertos en Convenios sobre Sustancias Químicas de la ONU, dirigido por el Centro Regional del Convenio de Estocolmo, emitió un informe sobre los aditivos tóxicos en los plásticos y la economía circular que identificaba muchas "sustancias químicas que constituyen una preocupación para la salud" comunes y generalizadas en los plásticos, muchas de las cuáles son disruptores endocrinos. El Convenio de Estocolmo sobre Contaminantes Orgánicos Persistentes, ha tomado acción para incluir varios aditivos plásticos en su lista, incluyendo sustancias retardantes de llama, para su eliminación global ya que representan amenazas inmanejables a la salud humana y al medio ambiente.

En 2015, la Federación Internacional de Ginecología y Obstetricia publicó un dictamen sobre los impactos en la salud reproductiva por la exposición a las sustancias químicas ambientales tóxicas.

También están surgiendo estimaciones sobre los costes para la salud y otros costes económicos relacionados con la exposición a los PE. En 2015, un estudio de Trasande et al. concluyó que "es probable que las exposiciones a los PE en la Unión Europea (UE) contribuyan sustancialmente a enfermedades y trastornos a lo largo de la vida con costes de cientos de miles de millones de euros al año". En su histórico informe "Costes de salud que pueden estar asociados con los químicos disruptores endocrinos", el Instituto de Ciencias de Evaluación de Riesgos de la Universidad de Utrecht estimó los costes asociados con cinco posibles efectos sobre la salud relacionados con los PE. Concluyen que "según la literatura disponible actualmente, para la UE la carga socioeconómica de los efectos a la salud asociados a los PE pueden ser considerables" y que éstos oscilan entre 46 mil millones de euros y 288 mil millones de euros al año [6]. Un estudio similar de 2016 que estimó el coste de la exposición a los PE concluyó que "la exposición a los PE en los Estados Unidos contribuye a enfermedades y trastornos con costes anuales que ocupan más del 2% del PIB".

Es importante destacar que, a principios de 2019, 170 países acordaron "reducir significativamente" el uso de plásticos para 2030 tras las conversaciones en la Asamblea de Medio Ambiente de la ONU. Muchos países, estados y municipios de Estados Unidos, y algunos distribuidores están empezando a eliminar gradualmente los plásticos de un solo uso.

Es muy difícil valorar el significado clínico, ecológico y poblacional de los valores de los disruptores endocrinos en las personas ya que la evidencia de la nocividad de estos se obtiene aplicando los criterios de la toxicología clásica, cuando hemos visto que la acción de estas sustancias depende no solo de la dosis y el momento de exposición, sino de la interacción con otras sustancias que pueden multiplicar sus efectos. Quizá el uso de Inteligencia Artificial y Big Data faciliten la recopilación y el estudio de los datos necesarios para analizar la magnitud del problema, así como el estudio sistemático en modelos experimentales y epidemiológicos, acortando el tiempo necesario para que la investigación produzca resultados veraces.

Mientras tanto, hay voces que, puesto que la evidencia sobre disruptores endocrinos es suficientemente alarmante, reclaman que las autoridades civiles y políticas apliquen inmediatamente el denominado principio de precaución, y no posponer la adopción de medidas de regulación del problema hasta tener disponible toda la evidencia necesaria.

"Solo cuando el ultimo árbol esté muerto, el ultimo rio envenenado y el ultimo pez atrapado, te darás cuenta de que no puedes comer dinero"

Provervio Creed

BIBLIOGRAFÍA:

1. https://es.wikipedia.org/wiki?curid=563677
2. https://www.slideshare.net/nohemiavilabecerra/historia-de-la-industria-quimica-pp-28351825
3. https://es.wikipedia.org/wiki?curid=563677
4. https://es.wikipedia.org/wiki?curid=10215567
5. https://es.wikipedia.org/wiki?curid=7974453
6. https://es.wikipedia.org/wiki?curid=1051031
7. https://es.wikipedia.org/wiki?curid=163704
8. https://es.wikipedia.org/wiki?curid=50225
9. https://es.wikipedia.org/wiki?curid=491924
10. https://es.wikipedia.org/wiki/Lindano
11. https://es.wikipedia.org/wiki?curid=521947
12. https://es.wikipedia.org/wiki?curid=79252
13. https://es.wikipedia.org/wiki?curid=3198514
14. https://es.wikipedia.org/wiki?curid=7977883
15. https://es.wikipedia.org/wiki?curid=427986
16. Colborn T. Commentary: setting aside tradition when dealing with endocrine disruptors. ILAR J. 2004; 45(4): 394-400.
17. Marieta Fernández. FUNDAMENTOS DE TOXICOLOGIA. Seminario de actualización en Toxicología Laboral. ISTAS, Madrid, 21 de septiembre de 2011.
18. Ana M. Soto and Carlos Sonnenschein. Environmental causes of cancer: endocrine disruptors as carcinogens. Nature Reviews Endocrinology 6, 363-370 (July 2010) | doi:10.1038/nrendo.2010.87.
19. T. Colborn, Dianne Dumanoski, y John Peterson Myers. "Our Stolen Future" (New York: Penguin Books, 1996). Edición en castellano: Nuestro futuro robado, de Theo Colborn, Dianne Dumanoski y Pete Myers (1997); Ecoespaña y Gaia-Proyecto 2050, Madrid. https://www.scribd.com/document/381345373/NUESTRO-FUTURO-ROBADO-1-pdf
20. REGLAMENTO (CE) No 1907/2006 DEL PARLAMENTO EUROPEO Y DEL CONSEJO
21. REGLAMENTO (CE) N o 1107/2009 DEL PARLAMENTO EUROPEO Y DEL CONSEJO de 21 de octubre de 2009 relativo a la comercialización de productos fitosanitarios y por el que se derogan las Directivas 79/117/CEE y 91/414/CEE del Consejo. Bruselas: Diario Oficial de la Unión Europea, 24.11.2009. http://eur-lex.europa.eu/LexUriServ/LexUriServ.do?uri=OJ:L:2009:309:0001:0050:ES:PDF
22. REGLAMENTO (UE) N o 528/2012 DEL PARLAMENTO EUROPEO Y DEL CONSEJO de 22 de mayo de 2012 relativo a la comercialización

y el uso de los biocidas. Bruselas: Diario Oficial de la Unión Europea, 27.6.2012

23. INSHT. Límites de exposición profesional para agentes químicos en España. Madrid: Instituto Nacional de Seguridad e Higiene en el Trabajo, 2012.
24. A CHEM Trust and HEAL briefing: Regulating chemicals with endocrine disrupting properties. May, 2012. http://www.envhealth.org/IMG/pdf/36-_heal_ct_edc_criteria_briefing_paper.pdf
25. Colborn T. Commentary: setting aside tradition when dealing with endocrine disruptors. ILAR J. 2004; 45(4): 394-400
26. Gaceta Sanitaria. *versión impresa* ISSN 0213-9111. Gac Sanit vol.16 no.3 Barcelona may. 2002. EDITORIAL. Disruptores endocrinos: una historia muy personal y con múltiples personalidades. https://scielo.isciii.es/pdf/gs/v16n3/edit02.pdf
27. https://riull.ull.es/xmlui/bitstream/handle/915/25694/573930_1305634.pdf?seque=
28. https://riull.ull.es/xmlui/bitstream/handle/915/25694/573930_1305634.pdf?seque=
29. Kavlock, R. J. et al. Research needs for the risk assessment of health and environmental effects of endocrine disruptors: a report of the U. S. EPA-sponsored workshop. Environ. Health Perspect.1996; 104 (Suppl. 4)
30. https://mujeresparapensar.com/author/mujeresparapensar/
31. https://www.sintesiscorrientes.com/notix/noticia/24807_un-estudio-descubre-niveles-alarmantes-de-microplaacutesticos-en-el-cerebro.htm
32. Alice Abler. Paul Hermann Müller: Reflexiones sobre Müller Vida y Salud Noviembre 7, 2009 https://www.vision.org/es/node/483
33. https://www.scribd.com/document/381345373/NUESTRO-FUTURO-ROBADO-1-pdf
34. https://sapientiaes.com/Frances_Oldham_Kelsey
35. «The President's Award for Distinguished Federal Civilian Service» . Civilian Personnel Online.
36. McElroy, Justin (24 de julio de 2014), Canadian scientist Frances Kelsey, who spurred FDA reforms, turns 100, Global News
37. Ingrid Peritz (1 de julio de 2015), «Doctor who opposed thalidomide in U.S. named to Order of Canada» , The Globe and Mail
38. Bernstein, Adam; Sullivan, Patricia (7 de agosto de 2015), Frances Oldham Kelsey, FDA scientist who kept thalidomide off U.S. market, dies at 101, The Washington Post
39. Ingrid Peritz (7 de agosto de 2015), «Canadian doctor who kept thalidomide out of U.S. dies», The Globe and Mail
40. «Gold Key Award Recipients» . The University of Chicago The Medical & Biological Sciences Alumni Association .

41. Bren, Linda. «Frances Oldham Kelsey: FDA Medical Reviewer Leaves Her Mark on History». Frances Kelsey Secondary School.
42. Geraghty. «2006 Foremothers Awards Luncheon» (en inglés) . National Research Center for Women & Families.
43. «Honorary doctor of science degree from Vancouver Island University» , Nanaimo News Bulletin (Black Press, Inc.),
44. Bren, Linda (marzo/abril de 2001). «Frances Oldham Kelsey: FDA Medical Reviewer Leaves Her Mark on History» . FDA Consumer
45. Gamero Esparza, Carlos (noviembre de 2002). «Píldoras en su laberinto» . Revista Vivat Academia, Universidad Complutense de Madrid. 4 de abril de 2017 .
46. Janssen, Wallace F. (junio de 1981). «The Story Of The Laws Behind The Labels» . FDA Consumer 2 de abril de 2010
47. Kennedy, John F. (1962). «Remarks Upon Presenting the President's Awards for Distinguished Federal Civilian Service»
48. Mintz, Morton (15 de julio de 1962). « ' Heroine' of FDA Keeps Bad Drug Off of Market» (en inglés) . The Washington Post .
49. " National Library of Medicine , biografía". National Women s Hall of Fame (2000). «Women of the Hall - Frances Kathleen Oldham Kelsey, Ph.D., M.D.» .
50. Simpson, Joanne Cavanaugh «Top Pharmaceuticals: Thalidomide» . Chemical & Engineering News (American Chemical Society) 83 (septiembre de 2001).
51. «Talidomida» . March of dimes . Consultado el 3 de abril de 2010 . Mintz, Morton (1965) The therapeutic nightmare; a report on the roles of the United States Food and Drug Administration, the American Medical Association, pharmaceutical manufacturers, and others in connection with the irrational and massive use of prescription drugs that may be worthless, injurious, or even lethal. Boston, Houghton Mifflin. LOC HD9666.6 .M55, Dewey 338.4761519.
52. Web de la Biblioteca del Congreso . McFadyen, R.E. (1976). Thalidomide in America: A Brush With Tragedy . Clio Medica, 11, (2), 79-93. Mulliken, J. (10 de agosto de 1962).
53. https://bibliotecavirtual.unl.edu.ar:8443/bitstream/handle/11185/7232/TFI.pdf
54. https://www.24horas.cl/noticiasbbc/el-millonario-belga-que-invento-el-plastico-practicando-su-hobby-favorito-2481157
55. https://www.coursehero.com/es/file/60168102/M%C3%B3dulo-3docx/
56. https://www.coursehero.com/file/128369488/Evidencia-etica-1docx/
57. https://wiki2.org/es/Gas_ciudad
58. https://www.historiadelamedicina.org/mueller.html
59. Godoy Garzón, Rocío Trabajo Fin de Máster ALFABETIZACIÓN CIENTÍFICA A TRAVÉS DE PRIMAVERA SILENCIOSA DE RACHEL

CARSON Tutor/a: Prof. D. Fernando García García Dpto: Geología tauja.ujaen.es/bitstream/10953.1/2353/1/GODOY%20GARZ%c3%93N%2c%20ROC%c3%8dO.pdf
60. https://inventtatte.com/inventtores-john-wesley-hyatt-y-el-celuloide/
61. https://www.ecured.cu/Frances_Oldham_Kelsey
62. https://pediatriaintegral.es/wp-content/uploads/2022/06/Pediatria-Integral-XXVI-4_WEB.pdf
63. https://digibug.ugr.es/bitstream/handle/10481/79141/73973%281%29.pdf?isAllowed=y&sequence=4
64. https://www.slideshare.net/nohemiavilabecerra/historia-de-la-industria-quimica-pp-28351825
65. www.biblioteca.idict.villaclara.cu/UserFiles/File/CI%20DDT/5.doc.doc
66. https://prezi.com/q59tm3rtq7r_/2010/
67. https://sourceforge.net/p/apertium/svn/59581/tree/branches/apertium-extract/spanish-files/exp4_baseline/random

¿QUÉ SON LOS DISRUPTORES ENDOCRINOS?

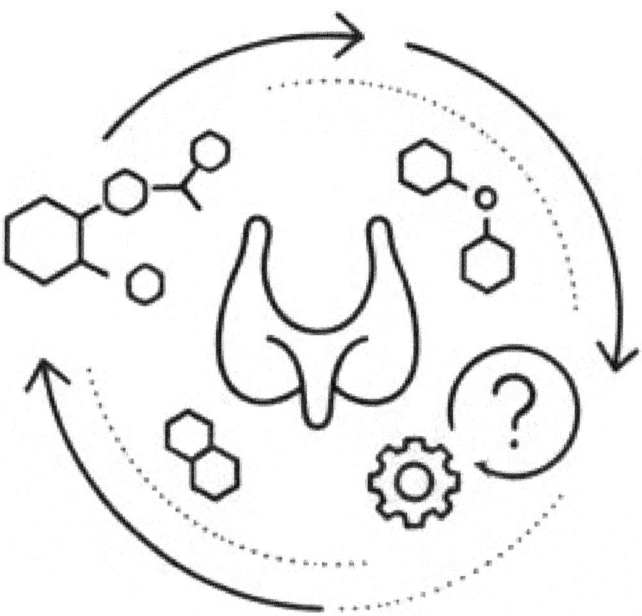

¿QUÉ SON LOS DISRUPTORES ENDOCRINOS?

Dr. J.A. Iparraguirre Rioja

Los disruptores endocrinos son sustancias químicas que interfieren con la acción hormonal normal, imitando o bloqueando las hormonas, afectando a su producción, a su distribución por el organismo o incluso a su metabolismo.

Podemos decir que, como poseen estructuras moleculares reconocibles por los receptores hormonales, estos se ven "engañados" al creer que se trata de una hormona determinada, y de esta interacción surgen los efectos negativos para la salud.

Los receptores de estrógenos (RE) y andrógenos (RA) son receptores intracelulares de hormonas esteroideas, que actúan como factores de transcripción. Cuando una hormona se une al receptor citosólico, el complejo hormona-receptor formado se transloca al núcleo donde modula la expresión de genes específicos, ordenando la síntesis de una nueva proteína efectora. Conocemos dos tipos de receptores estrogénicos: el REα y el REβ. Cuando los estrógenos endógenos o las moléculas con efecto estrogénico se unen receptor nuclear de estrógenos REα/REβ, activan o reprimen la expresión de genes específicos. Estos dos tipos de receptores estrogénicos están distribuidos de manera diversa por todo el organismo, predominando unos u otros en cada órgano.

Los efectos de los disruptores endocrinos dependen de la dosis de exposición y dinámica dosis-respuesta, del período de exposición, la bioacumulación y latencia de acción. Su actuación durante el período de desarrollo fetal-embrionario, puede tener efectos en la descendencia que trasmiten a lo largo de las siguientes generaciones. Su estudio es complejo dado que la exposición a estas sustancias químicas rara vez se produce de forma aislada que permita estudiar con facilidad causa efecto. Además, el hecho de que los efectos sean visibles tras la bioacumulación de una sustancia a lo largo de los años o por la combinación sinérgica de varias de ellas, agrava la dificultad de los estudios.

Mecanismos de acción de los disruptores endocrinos

Los mecanismos de acción de los disruptores endocrinos pueden ser:

1. **Unión y activación de receptores estrogénicos**: al unirse al receptor mimetizan la acción de los ligandos naturales. Es decir, estos denominados estrógenos ambientales actúan como estrógenos. Por ejemplo, productos químicos artificiales como el insecticida DDT, algunos PoliCloroBromados (PBC), o naturales como los fitoestrógenos, que son compuestos químicos no esteroideos, que se encuentran en los vegetales.

2. **Unión, pero NO activación del receptor estrogénico**, antagonizando la acción de los ligandos naturales. En estos casos actuaría como un anti-estrógeno. Conocemos el efecto antiestrogénico de algunos PCBs y del fungicida vinclozina.

3. **Unión a otros receptores**, como los receptores de andrógenos para hormonas masculinas. Esta unión

puede activar el receptor (acción androgénica) o inactivarlo (acción antiandrogénica). Se ha podido observar este efecto antiandrogénico con el DDT y sus metabolitos.

4. **Alteración de la síntesis y el metabolismo hormonal**. Algunas sustancias pueden afectar al metabolismo de las hormonas incrementando la cantidad de metabolitos estrogénicos activos (que también tienen actividad estrogénica, por lo que la impregnación hormonal es mayor) como por ejemplo el Lindano y la Atrazina. Algunos químicos como la Atrazina y el Lindano. Otros disruptores endocrinos actúan activando las enzimas que aumentan el metabolismo hormonal, como el retardante de llama PBDE-99 que altera la síntesis de las hormonas tiroideas.

5. **Modificación la expresión del número de receptores hormonales**. Los disruptores endocrinos pueden aumentar o disminuir los receptores hormonales activos, por lo que afectan a la respuesta de las células cuando interactúan con una cantidad determinada de hormonas naturales o artificiales. Por ejemplo, el Bisfenol A interfiere con el receptor estrogénico.

6. **Activación de mecanismos celulares ligados a cambios en el grado de activación de receptores** estrogénicos y/o androgénicos. Al interactuar estas sustancias, con un número determinado de receptores puede haber mayor o menor respuesta en función de cuantos receptores estén realmente activados. Es más importante la cantidad de receptores activos que la cantidad de ligando. Es decir, por mucha hormona que haya disponible, si hay pocos receptores activos, los

efectos serán menores y a la inversa, la activación de más receptores de los normales pueda hacer que cantidades hormonales menores tengan mayores efectos.

7. **Modificación de los sistemas neuroendocrinos.** Se ha observado que los disruptores endocrinos pueden afectar la producción normal del eje hipotálamo – hipófisis – tiroideo e hipotálamo -hipófisis – gonadal, y a la regulación del sistema inmunitario y nervioso.

8. **Inhibición selectiva de la transcripción del ADN**. El arsénico produce una disrupción en la transcripción del ADN inducida por glucocorticoides, mediada por su receptor.

9. **Producción de modificaciones en la metilación del ADN**. Los cambios en la metilación son los responsables de que un determinado carácter adquirido se trasmita a la descendencia. Es lo que se denomina cambios epigenéticos. Este sería el mecanismo por el cual los daños causados por los disruptores endocrinos pueden trasmitirse a las futuras generaciones.

Características de los disruptores endocrinos

Los disruptores endocrinos tienen una serie de características particulares que explican no sólo sus efectos, sino también las dificultades para estudiarlos:

1. **Acción a dosis muy bajas**: Las hormonas son sustancias tan eficientes, que con mínimas dosis son capaces de regular una función metabólica. En concreto, dentro de las hormonas sexuales femeninas, el estradiol

actúa a concentraciones de partes por billón (pg/g, pg/ml). De igual manera, los disruptores endocrinos pueden producir efectos a dosis de exposición muy bajas. Actualmente, la población ya está expuesta a estas dosis tan bajas. Un estudio detectó concentraciones de sustancias contaminantes orgánicos persistentes con capacidad estrogénica (PCBs, DDT, HCB) con capacidad de ocasionar efectos negativos sobre su salud en el 90% de una población representativa de la población española.

2. **Momento de exposición**: El momento de la exposición a los disruptores endocrinos es determinante para el carácter, la gravedad y la evolución posterior de sus efectos en el organismo ya que son diferentes en el embrión, el feto, el organismo perinatal o el adulto. Cuando actúan en los primeros estadios de la vida, al tratarse de en un periodo de rápida diferenciación celular y organogénesis, las lesiones suelen ser irreversibles por lo que permanecen en el organismo afectado durante el resto de su vida. Hay una serie de etapas críticas en la organogénesis durante el desarrollo intrauterino, y existen múltiples sustancias químicas que pueden interferir en la actividad hormonal en dichas afectando principalmente a la organización dañando de forma irreversible la estructura y la función de los órganos diana. Por otra parte, cuando el individuo está plenamente desarrollado, los efectos de una sustancia concreta pueden ser muy distintos, ya que los efectos hormonales son, en su mayoría, reversibles y de activación. Por otra parte, puede haber un largo periodo de latencia desde la exposición a estas sustancias, hasta la manifestación clínica de sus efectos. Se ha observado el efecto antiandrogenico de antagonistas de los andrógenos como los ftalatos y plaguicidas, cuando actúan en la fase de

programación masculina en la vida fetal. También se ha visto como algunas sustancias pueden interferir la acción de las hormonas tiroideas durante el desarrollo cerebral y neuroendocrino, causando daños irreversibles.

3. **Relación dosis-efecto**: La evaluación de riesgo de una sustancia química se basa en curvas lineales dosis-efecto en las que se estima que, a mayor dosis de sustancia, mayores efectos produce. Para determinar la dosis de exposición segura para una sustancia, se usan dosis decrecientes de dicha sustancia, hasta que llegar a la dosis con la que no se produce el efecto tóxico (NOAEL). Además, para establecer el nivel de exposición seguro se le añade un factor de seguridad. Sin embargo, muchos disruptores endocrinos no siguen este patrón lineal de curva dosis - efecto, ya que presentan curvas dosis respuesta no lineales, bien en forma de U o de U invertida, por lo que pueden provocar efectos tóxicos a dosis altas, ningún efecto a dosis intermedias y efectos adversos a dosis bajas o viceversa. Los ensayos de toxicidad estandarizados en la normativa actual no detectan los efectos adversos que se producen a dosis bajas, ya que cuando encuentran niveles sin efectos adversos a dosis superiores, no siguen buscando posibles efectos negativos a dosis bajas. Por lo tanto, estos estudios no son adecuados para sustancias que no siguen una curva lineal dosis-efecto. Además, los niveles de exposición seguros establecidos para otros efectos tóxicos, no implican necesariamente que sean seguros frente a una eventual disrupción endocrina.

4. **Efecto cóctel**: algunos disruptores endocrinos presentan un efecto adverso como resultado de la acción combinada de diversas sustancias, que a nivel individual no

presentan efectos negativos detectables. Estas sustancias, al actuar juntas pueden hacerlo de manera sinérgica, antagónica o aditiva. En la vida real, fuera de los laboratorios, esta característica es fundamental ya que la población general está expuesta a un cóctel de concentraciones bajas de cientos de sustancias químicas diferentes. Cuando las evaluaciones de riesgo sólo contemplan las sustancias químicas de manera individual, se obvian los efectos potenciados por la combinación de sustancias con efecto estrogénico.

5. **Latencia**: los efectos negativos de los disruptores endocrinos pueden manifestarse muchos años después de la exposición. Los efectos de la exposición in útero a los disruptores endocrinos no se expresan necesariamente en el nacimiento, sino que pueden permanecer latentes durante años o hacerse evidentes incluso en la descendencia. De hecho, con mayor frecuencia se manifiestan las consecuencias de la exposición a los disruptores endocrinos en la descendencia que en el progenitor expuesto. Algunos de los resultados de la disminución de la acción de los andrógenos en animales de experimentación, la mayoría de los efectos son irreversibles, sólo se hacen evidentes en la vida adulta. Por ejemplo, la exposición a dioxinas (TCDD) durante la etapa perinatal tienen un impacto negativo en la calidad del semen, aunque dicha exposición durante la vida adulta no parece afectarla. Puesto que el desarrollo del sistema reproductor femenino se programa durante el desarrollo fetal, las sustancias estrogénicas pueden interferir con el sistema de péptido KiSS en los roedores durante la etapa neonatal, influyendo en la edad de aparición de la pubertad. Por otra parte, este desarrollo puede verse

afectado por una señalización indebida ocasionada por sustancias químicas como el DES, con consecuencias múltiples e irreversibles como malformaciones y cáncer. De hecho, se cree que muchos cánceres hormonales, como el de mama, próstata, testículo, ovario y de endometrio pueden tener su origen en la etapa fetal y en la pubertad ya que, durante estas etapas de la vida, existe una elevada sensibilidad a la exposición a sustancias químicas implicadas en estos tipos de cáncer.

6. **Ubicuidad de la exposición**: Los disruptores endocrinos pueden encontrarse en ambientes lejanos de los lugares donde se hacen y utilizan los productos ya que se desplazan a través de ríos y mares, corrientes subterráneas y de aire o a través de animales o semillas que son comidos por otros. Los estudios en análisis de alimentos, en artículos de consumo, en aire, agua y polvo doméstico, entre otros muestran la ubicuidad de la exposición a los disruptores endocrinos. Se encuentran en productos que usamos a diario como cosméticos, envases de alimentos, juguetes, alfombras, y otros; pueden estar presentes en el agua potable y en algunos alimentos, especialmente en aquellos de origen animal, pero también se encuentran en el aire, suelo y agua, debido a la contaminación industrial y agrícola. Los estudios de monitorización de disruptores endocrinos en humanos muestran contaminación de la población de todas las edades. Se han detectado en sangre de cordón umbilical, en pelo, orina de bebés y niños, en sangre y grasa, leche materna y líquido folicular ovárico de adultos.

7. **Persistencia** Algunos disruptores hormonales permanecen en el medio ambiente durante años ya que se

degradan con dificultad. Aun hoy en día se pueden detectar sustancias en medio ambiente y en seres vicos cuya fabricación fue prohibida hace décadas, como el DDT.

8. **Bioacumulación:** Algunos disruptores endocrinos se acumulan en el organismo de los seres vivos, principalmente en el tejido adiposo, por lo que los animales que se encuentran en los niveles superiores de la cadena trófica acumulan progresivamente estos contaminantes, llegando a alcanzar concentraciones corporales millones de veces superiores a las de los seres vivos de la base de la cadena alimentaria. Este mecanismo biológico se conoce como biomagnificación.

9. **Efectos multigeneracionales**: Los efectos de la exposición a los disruptores endocrinos en una generación pueden transmitirse a las generaciones futuras debido a los cambios epigenéticos secundarios a las modificaciones en la metilación de DNA.

Vías de contacto con los disruptores endocrinos

En los seres humanos el contacto con los disruptores endocrinos es por diferentes vías de ingreso: el consumo de alimentos y agua, la absorción a través de la piel, por la inhalación, por la transferencia de madre a feto (a través de la **placenta**) y de madre a hijo/a por la lactancia. De hecho, la **lactancia** materna favorece la eliminación de disruptores endocrinos, que pasan al/a lactante. Los disruptores endocrinos tienden a acumularse en el tejido adiposo y en otros órganos por largo tiempo y se han encontrado en sangre, leche humana, cordón umbilical, cabello, fluido amniótico y orina.

La exposición **ambiental** se realiza por el contacto con aire, agua y suelos contaminados con sustancias de actividades industriales y rurales.

La presencia de disruptores endocrinos en los **hogares** puede ser una de las principales vías de exposición de la población. En los hogares es frecuente la presencia de ftalatos, alquilfenoles, compuestos organoestánicos, pirorretardantes bromados y parafinas cloradas. Además, ciertos componentes de los plásticos utilizados para crear materiales para conservar o trasportar con alimentos, pueden migrar a estos al descomponerse, pudiendo ser ingeridos. En bebés y niños, hay una vía de entrada adicional cuando se llevan a la boca juguetes de plástico que contienen plastificantes. Otros productos presentes en nuestro día a día, como productos de limpieza e higiene personal pueden ser una fuente importante de disruptores endocrinos.

Sin embargo, se considera que la principal fuente de exposición a los disruptores endocrinos es a través de los **alimentos**. Debido a su capacidad de filtrado, el marisco puede presentar mayor contaminación, así como el pescado, por la biomagnificación. También las grasas, los aceites y los productos lácteos presentan concentraciones elevadas, debido al carácter lipofílico de muchos de los disruptores endocrinos que favorecen su acumulación en las grasas.

En cuanto a la exposición **laboral**, se han realizado estudios epidemiológicos que relacionan alteraciones en la infancia con la ocupación de los padres y contacto de estos con disruptores endocrinos. Otros estudios encuentran disminución de la fertilidad masculina, así como mayor prevalencia de cáncer de próstata en trabajadores de los sectores de la industria farmacéutica o en la industria del plástico, surfactantes, pinturas, resinas y sobre todo en la agricultura.

Problemas de salud relacionados con los disruptores endocrinos

Los problemas de salud relacionados con los disruptores endocrinos son muy diversos, ya que las hormonas actúan tanto en la vida intrauterina, como en las diversas etapas del desarrollo infantil, adolescente y en la vida adulta, sobre todo el organismo.

Se han evidenciado modificaciones en la regulación neuroendocrina del eje reproductor a través de cambios en la síntesis y liberación hipotalámica de neurotransmisores y de GnRH, así como también de las gonadotrofinas hipofisarias.

En los varones, la exposición a disruptores endocrinos se ha relacionado con **disminución de la calidad del semen** e **infertilidad** y cáncer de testículo. Los conteos de espermatozoides han disminuido hasta en un 50% durante el último medio siglo en algunas regiones. También se encontró **ginecomastia puberal**, asociado con niveles significativamente más altos de ftalatos. Además, los niveles de ftalatos en leche materna se relacionan con un descenso de la testosterona libre sérica y la función de las células de Leydig en niños de tres meses de edad. La supresión de la acción de andrógenos, bien por bloqueo del receptor androgénico o bien por la inhibición de enzimas de síntesis esteroidea, durante la ventana de programación fetal masculina, puede interferir con el desarrollo del sistema reproductor masculino. En algunos países se han visto en las últimas décadas un aumento de daños en el sistema reproductor masculino como reducción de la distancia ano-genital (marcador de la insuficiencia de androgenización fetal) asociado al uso de ftalatos y pesticidas, así como desarrollo de **criptorquidia**, **hipospadias**, y órganos reproductivos más pequeños que pueden estar relacionados con la exposición paterna y materna a diferentes pesticidas y ftalatos con actividad antiandrogénica.

La exposición temprana a estos productos químicos puede aumentar el riesgo de tumores hormono-dependientes como el de próstata, testículo y tiroides.

El **cáncer de próstata** es uno de los tumores más frecuentes entre hombres europeos. Todos los países europeos han experimentado un incremento dramático de su incidencia de 153 casos por 100.000 habitantes. Las hormonas andrógenas juegan un papel clave en su etiología, ya que se ha demostrado que niveles elevados de testosterona y su metabolito DHT en la próstata incrementa el riesgo de desarrollar este tipo de cáncer. Se ha relacionado con la exposición a disruptores endocrinos como plaguicidas organoclorados y organofosforados durante su fabricación y aplicación, así como a PCBs, cadmio y arsénico.

En los últimos 20-30 años se ha producido un

incremento de la incidencia de **cáncer de testículo**, siendo en la actualidad la neoplasia maligna más frecuente entre hombres de 15-34 años, con una incidencia general en Europa de 3-10 casos por 100,000 habitantes, mostrando tasas más altas en los países del norte y oeste europeo, y más bajas en los paises del sur y este de Europa. Entre los factores de riesgo se encuentra una reducción de la acción de los andrógenos durante la etapa fetal. Se han relacionado el DDT, PCBs y otros plaguicidas organoclorados con el cáncer de testículos.

El **cáncer de tiroides** es la endocrina más frecuente a nivel mundial, con un notable aumento en las últimas décadas. Es 3 veces más frecuente en mujeres, con una incidencia de 13.6 mujeres por 100 000 habitantes a nivel mundial, afectando sobre todo a mujeres de 15 a 44 años. La exposición a algunas sustancias organocloradas, como dioxinas, PCBs, plaguicidas y disolventes se ha relacionado con el cáncer de tiroides al alterar el eje hipotálamo-hipófisis-tiroides (HPT) y contribuir a la progresión de la enfermedad.

También se han relacionado los disruptores endocrinos con defectos en la producción y el transporte de las hormonas tiroideas. En mujeres embarazadas expuestas, han sido encontrados en el líquido amniótico y en sangre del cordón umbilical, desde donde pueden pasar al feto y alterar los procesos del desarrollo y especialmente del neurodesarrollo en los fetos y los recién nacidos por haber recibidos menores niveles de hormonas tiroideas. De hecho, el mecanismo endocrino relacionado más comúnmente con la **neurotoxicidad** del desarrollo es la alteración tiroidea. Una revisión de la bibliografía científica de 2004 de 48 disruptores endocrinos encontró que el 50% tenía potencial neurotóxico. Entre ellos se encuentraban contaminantes organoclorados (PCBs, dioxinas, furanos), retardantes de llama bromados (BFR), perclorato, plaguicidas, bisfenol-A, sustancias perfluoradas (PFOA, PFOS), ftalatos, filtros ultravioletas (4MBC, OMC, BP2 BP3) y metales pesados como plomo, mercurio y arsénico. Los organoclorados como acetoclor y alaclor, reducen los niveles de hormonas tiroideas, en especial de T4 y el metilparabeno ha mostrado disminuir la actividad de la tiroides en forma dosis dependiente.

Los disruptores endocrinos pueden afectar al sistema neurológico de diversas maneras. La exposición a PCBs, compuestos órganoclorados, bromados, perfluorados y organofosforados y ftalatos se ha relacionado con una prevalencia aumentada de **déficit cognitivos** y **alteraciones de la conducta** como hiperactividad y conducta ansiogénica, dificultad de concentración, pérdida de memoria, pérdida auditiva, falta de coordinación motora y dificultades en el aprendizaje, incluso trastornos del espectro autista. El incremento de trastornos neurológicos durante el desarrollo embriológico observado en EEUU los últimos años podría estar debido en un 25% a la combinación de factores genéticos y ambientales. También se ha asociado la exposición a pesticidas la **enfermedad de Parkinson** y otras **enfermedades neurodegenerativas**

El síndrome metabólico, la diabetes y la obesidad, son tres enfermedades metabólicas relacionadas con la disrupción endocrina cuya incidencia se ha incrementado a nivel mundial hasta alcanzar cifras epidémicas.

La **obesidad** afecta a 150 millones de adultos y 15 millones de niños en Europa (un 20% de la población adulta y 10% de la población infantil). En España, el 23% de la población de más de 18 años y el 35% de los mayores de 65 años presenta obesidad. Por otra parte, el 6% de los adultos españoles padece diabetes, cuyo tratamiento se estima que supone el 6% del gasto sanitario español.

Hay 3 formas mediante los que las sustancias químicas pueden contribuir al desarrollo de la obesidad: alteración de los puntos de ajuste (set-points) metabólicos, alteración de controles del apetito y perturbación de la homeostasis lipídica durante el desarrollo. Aunque el periodo fetal es crítico, dado que la reprogramación de la expresión génica a través de cambios epigenéticos puede favorecer el desarrollo futuro de obesidad, la exposición de los adultos a ciertas sustancias también puede provocar obesidad.

El mecanismo de alteración endocrina relacionado con la **diabetes** tipo II es la estimulación de los receptores estrogénicos ER-alfa de las células beta pancreáticas, dando lugar a una excesiva señalización de insulina que puede provocar resistencia a la insulina en el hígado y los músculos, así como agotamiento de células beta.

Algunos disruptores endocrinos como eltributilestaño y el trifenilestaño son conocidos como obesógenos, ya que participan en la regulación del metabolismo, del balance energético, del apetito y de la reprogramación metabólica.

La exposición a BPA durante el desarrollo puede predisponer a un individuo al **síndrome metabólico** a través de receptores hormonales del tipo PPAR-gamma. Por otra parte, la destrucción de las células pancreáticas con el uso de pesticida que podría llevar a Diabetes tipo 1 y se ha asociado con la exposición a dioxinas, PCBs y BPA con la diabetes tipo 2.

Los sistemas nervioso, inmunológico y endocrino están relacionados entre sí, regulándose unos a otros. Algunos desórdenes del sistema neuroinmunológico pueden atribuirse a interacciones adversas entre estos sistemas relacionadas con la exposición a contaminantes ambientales cuya acción sobre el sistema endocrino afecte indirectamente a los sistemas inmunológico y neurológico. Estos trastornos están experimentando un notable incremento en todo el mundo. La prevalencia del grupo de enfermedades que incluyen la encefalopatía mialgica, el síndrome de fatiga crónica y el síndrome de fatiga postviral (**EM/SFC/SFPV**) a nivel mundial se estima en el 0,004%-2,54% en la población general y del 0,11%-2,6% en pacientes de atención primaria. La **fibromialgia** afecta predominantemente a mujeres, con una prevalencia en Europa del 4.2 % en mujeres y del 0.2 % en hombres. La **esclerosis múltiple** afecta sobre todo a poblaciones de origen europeo, incrementándose la incidencia en 3,97 casos/ 100.000 habitantes por cada grado de latitud.

Las alteraciones del sistema inmunitario, secundarias a la afectación del funcionamiento de las hormonas tiroidea, también podría estar en el origen del notable incremento de **procesos alérgicos** respiratorios, dermatológicos y alimenticios en la población.

Por otra parte, en la esfera obstétrica y

ginecológica se han relacionado los disruptores endocrinos con múltiples patologías hormonodependientes

Los disruptores endocrinos se han relacionado con problemas en el crecimiento intrauterino como **retraso de crecimiento intrauterino** y **bajo peso al nacer**, (exposición a PCB, ftalatos, BPA y PBDE) y a parto prematuro (exposición a PCB, plaguicidas organoclorados y ftalatos presentaron una relación inversa con la duración de la gestación.

En las últimas décadas se viene observando un progresivo adelanto de la edad de pubertad femenina. La edad media de la menarquía en Europa occidental y los Estados Unidos a finales del siglo XX, tras la mejora de las condiciones de vida y de nutrición de la población, era los 14 años. Sin embargo, desde los años 90 se ha observado una disminución constante de la edad de menarquía hasta los 12 años en la actualidad, encontrándose niñas de 5 y 6 años con inicio de desarrollo de los senos. La exposición prenatal a disruptores endocrinos estrogénicos se relaciona con la pubertad precoz. En las niñas, la exposición tras el nacimiento a BPA, ftalatos, pesticidas y fitoestrógenos pueden producir **telarquia precoz** y la exposición a ftalatos, el BPA, algunos pesticidas y los fitoestrógenos, **pubertad precoz.**

El **síndrome de ovarios poliquísticos** (SOP) es una alteración endocrina que afecta a varios sistemas orgánicos y provoca alteraciones tales como disfunción menstrual, infertilidad, hirsutismo, acné, obesidad, y síndrome metabólico que tienen un importante impacto psicológico, social y económico. Es la alteración endocrina más común en las mujeres en edad fértil. El SOP está relacionado con un exceso de andrógenos. Entre los disruptores endocrinos andrógenicos se incluyen algunos retardantes de llama (hexabromociclodecano, penta-bromodifenileter y hexa-bromodifenileter) y agentes bactericidas como el triclosan utilizado en numerosos productos de higiene.

La exposición a disruptores endocrinos está relacionada con alteraciones en la implantación del embrión al afectar a la regulación endocrina que prepara el útero para el embarazo durante el ciclo menstrual. Las alteraciones de los niveles de progesterona se han relacionado con abortos espontáneos, embarazos ectópicos, pre-eclampsia y restricción del crecimiento intrauterino (RCIU) y bajo peso al nacer; mientras que la alteración de los niveles de estrógeno está relacionada con la variación de la ratio entre sexos, muerte fetal, partos pretérminos, y ciertos daños congénitos.

Por otra parte, alteraciones del sistema endocrino, como diabetes, hipo e hipertiroidismo, oligomenorrea, SOP, hiperandrogenemia e hiperprolactinemia también se han relacionado con los abortos espontáneos.

Algunos disruptores endocrinos se han asociados a **problemas de fertilidad**. El BPA, ftalatos, pesticidas, DES, TCDD se han relacionado con el fallo ovárico, el BPA con la disminución de la calidad ovocitaria y el BPA, DDT, PCBs, Dioxinas y ftalatos con los trastornos de la implantación embrionaria.

La **endometriosis** es un trastorno ginecológico común que consiste en la presencia de tejido endometrial fuera del útero (generalmente en la cavidad abdominal) que ocasiona dismenorrea, dolor pélvico crónico e infertilidad. Se considera que puede estar causada por el efecto combinado de predisposición genética, alteración de la respuesta inmune y hormonal y factores ambientales. La prevalencia de la endometriosis varía entre el 6-15% de las mujeres en edad fértil y hasta el 50% de las mujeres con dolor pélvico e infertilidad. La endometriosis está relacionada con la exposición a bisfenol A y B, ftalatos, plaguicidas organoclorados, bifenilos polibromados y policlorados y dioxinas.

Los **miomas uterinos** son tumores benignos de las células del músculo liso del miometrio cuya presencia en el útero y la cavidad pélvica pueden ocasionar menorragia (menstruación inusualmente abundante o prolongada), dolor abdominal, infertilidad y complicaciones durante el embarazo. Aparecen en el 25-50% de las mujeres y al ser un tumor hormono dependiente se ha relacionado con la exposición a metales pesados, PAH, plaguicidas organoclorados, bifenilos policlorados (PCBs), retardantes de llama polibromados (como el PBDE) y bisfenol A.

La incidencia del **cáncer de mama** está aumentando en todos los países industrializados. Entre los factores de riesgo del cáncer de mama se incluyen factores reproductivos (edad de menarquía y menopausia, número de hijos y edad al tener el primer hijo, tiempo de lactancia, etc.), la genética, y la exposición a contaminantes ambientales. Los periodos críticos son la pubertad y el desarrollo uterino aquellos, cuando el tejido mamario es más vulnerable. Se ha observado que el cáncer de mama hormono dependiente está relacionado con la exposición a disruptores endocrinos estrogénicos, incluyendo bifenilos policlorados, hidrocarburos aromáticos policíclicos (PAH), dioxinas y furanos clorados y disolventes orgánicos. Un estudio realizado en mujeres españolas muestra la relación entre cáncer de mama y la carga total de sustancias estrogénicas a la que están expuestas, demostrando cómo el efecto combinado de diversos plaguicidas y sustancias industriales cloradas afecta a la incidencia de cáncer de mama, aunque la exposición a las mismas sustancias por separado no lo esté (efecto cocktail)

En los siguientes capítulos desarrollaremos los disruptores endocrinos más frecuentes conocidos y sus efectos sobre la salud, incidiendo principalmente en la salud sexual y reproductiva de la mujer.

Comenzaremos con los **contaminantes orgánicos persistentes**, que son sustancias con alta capacidad de permanecer en el medio ambiente durante tiempo muy prolongado produciendo efectos deletéreos para la salud de los seres vivos. Aquí incluimos los PBCs (Bifenilos PoliClorados), las PCDDs (Dioxinas PoliCloradas), el DDT, las PFs (sustancias Perfluoradas), los PBBs (Bifenilos Polibromados) y los PBDE (PolibromoDifenil Eteres)

A continuación, trataremos los **contaminantes ubicuos de vida corta**, como los ptalatos, el Bisfenol A y los alquifenoles, tan presentes en nuestro día a día.

Seguiremos con los **productos cosméticos y de higiene** como los parabenos, el triclosan, los almizcles artificiales y algunos medicamentos, que podemos encontrar en nuestros neceseres.

Obviamente no podemos dejar de mencionar los **plaguicidas**, principalmente los pesticidas organofosforados, los carbamatos, la atrazina y el tributilestaño, que fueron el origen de los efectos que llevaron al estudio de los disruptores endocrinos

Sin olvidar los **productos de uso industrial** como los disolventes, el Resorcinol, el Estireno y las parafinas clorada, que, aun teniendo una presencia más ocasional en nuestras vidas, pueden también afectar a nuestra salud.

Y terminaremos tratando de los **metales pesados** (Cadmio, Plomo, Níquel, Mercurio, Estaño) y los **metaloides** (Arsénico), y cómo su presencia en nuestro medio puede contribuye al efecto cocktail de los disruptores endocrinos.

BIBLIOGRAFIA

1. https://www.cancer.gov/espanol/cancer/causas-prevencion/riesgo/hormonas/hoja-informativa-des
2. https://aprenderly.com/doc/748327/foro-septiembre-2015-comunicacion-eficaz
3. https://aprenderly.com/doc/3253098/disruptores-endocrinos-
4. Ana M. Soto, Carlos Sonnenschein, Kerrie L. Chung, Mariana F. Fernández, Nicolás Olea, and Fátima Olea Serrano. The E-SCREEN Assay as a Tool to Identify Estrogens: An Update on Estrogenic Environmental Pollutants. Environ Health Perspect 1 03(Suppl 7):113-122 (1995).
5. Ana M. Soto, Carlos Sonnenschein, Kerrie L. Chung, Mariana F. Fernández, Nicolás Olea, and Fátima Olea Serrano. The ESCREEN Assay as a Tool to Identify Estrogens: An Update on Estrogenic Environmental Pollutants. Environ Health Perspect 1 03(Suppl 7):113-122 (1995).
6. Miquel Porta, Elisa Puigdomènech, Magda Gasull y Magda Bosch de Basea. Distribución de las concentraciones séricas de compuestos orgánicos persistentes (COPs) en una muestra representativa de la población general de Cataluña. Barcelona: Departamento de Salud de la Generalitat de Cataluña, IMIM y Universidad Autónoma de Barcelona, 2009
7. Laura N. Vandenberg, Theo Colborn, Tyrone B. Hayes, Jerrold J. Heindel, David R. Jacobs, Jr., Duk-Hee Lee, Toshi Shioda, Ana M. Soto, Frederick S. vom Saal, Wade V. Welshons, R. Thomas Zoeller, and John Peterson Myers. Resume similarity match. Hormones and Endocrine.-Disrupting Resume similarity match. Chemicals: Low-Dose Effects and Nonmonotonic Dose Responses. Endocrine Reviews, March 14, 2012 er.2011-1050.
8. 0 LOAEL "safe" dose 1 100 10,000 1,000,000 nanoMolar HCB Adapted from Ralph et al. 2003 Fuente: Myers P. & Hesler W. Does 'the dose make the poison? Extensive results challenge a core assumption in toxicology. Environmental Health News. April 30, 2007
9. Andreas Kortenkamp, Thomas Backhaus and Michael. Faust State of the Art Report on Mixture Toxicity. Final Report. Executive Summary. 22 December 2009. Study Contract Number 070307/2007/485103/ETU/D.1.
10. Andreas Kortenkamp, Olwenn Martin, Michael Faust, Richard Evans, Rebecca McKinlay, Frances Orton and Erika Rosivatz. State of the Art Assessment of Endocrine Disrupters. Final Report. Project Contract Number 070307/2009/550687/SER/ D3. 23.12.2011.

11. Miquel Porta and Duk-Hee Lee. Review of the science linking chemical exposures to the human risk of obesity and diabetes. CHEM Trust, 2012.
12. Laura Vandenberg. Opinion: 'There are no safe doses for endocrine disruptors . Environmental Health News. March 15, 2012.
13. Myers P. & Hesler W. Does 'the dose make the poison? Extensive results challenge a core assumption in toxicology. Environmental Health News. April 30, 2007.
14. Marieta Fernández. Detergentes. Ponencia en el curso Plásticos, detergentes, cosméticos y otras hormonas. Universidad Internacional de Andalucía- Cursos de Verano. Universidad de Granada-Hospital Universitario S. Cecilio. Sevilla, 14 a 18 Septiembre 2009
15. Céspedes Sánchez, Raquel. Vigilancia ambiental de Compuestos Disruptores Endocrinos y otros contaminantes prioritarios en el medio acuático mediante técnicas cromatográficas y biológicas. Universitat de Barcelona. Departament de Química Analítica. http://hdl.handle.net/10803/666574
16. https://www.pediatriaintegral.es/category/publicacion-2022-06/
17. Miriam Azaretzkya, Osvaldo J. Ponzob,*, Maria Lorena Vialec , Gladys I. Fernandezd, Claudia E. Sedlinskye , Mercedes Lasagaf , Hugo E. Scagliag , Graciela E. Lewitanh, Silvina Pozniaki , Susana Leiderman. Disruptores endocrinos: Guía de reconocimiento, acciones y recomendaciones para el manejo médico. Revista argentina de endocrinología y metabolismo *versión On-line* ISSN 1851-3034. Rev. argent. endocrinol. metab. vol.55 no.2 Ciudad Autónoma de Buenos Aires jun. 2018 https://www.scielo.org.ar/pdf/raem/v55n2/1851-3034-raem-55-02-21.pdf
18. Ana Isabel Domínguez Bencomo. TESIS DOCTORAL "Contaminantes ambientales en líquido amniótico y efectos neonatales: un estudio transversal en gestantes de la Isla de Tenerife." 2015 Directores: Victor García Marín (ULL). Co-Directores: Guillermo Burillo Putze (ULL), Luis Domínguez Boada (ULPGC), Juan Mario Troyano Luque (ULL), Octavio Pérez Lultzardo (ULPGC). https://riull.ull.es/xmlui/bitstream/handle/915/23883/207255_809510_2904.pdf?isAllowed=y&sequence=1
19. Alberto Santiago Gutiérrez Ravelo Director: Prof. Dr. Ángel J. Gutiérrez Fernández Codirector: Arturo Hardisson de la TorreEstudio del contenido de metales pesados tóxicos, trazas, esenciales y macronutrientes en peces de la costa de Tenerife. TESIS DOCTORAL. https://riull.ull.es/xmlui/bitstream/handle/915/25694/573930_1305634.pdf?seque=
20. PLÁSTICOS, SALUD, Y PERTURBADORES ENDOCRINOS GUÍA SOBRE SUSTANCIAS QUÍMICAS PERTURBADORAS DEL SISTEMA

ENDOCRINO Y PLÁSTICOS PARA ORGANIZACIONES DE INTERÉS PÚBLICO Y FORMULADORES DE POLÍTICAS "Plastics, EDCs & Health: A Guide for Public Interest Organizations and Policy-Makers on Endocrine Disrupting Chemicals & Plastics." Dr. Jodi Flaws (Universidad de Illinois en Urbana-Champaign, Estados Unidos) Dr. Pauliina Damdimopoulou (Instituto Karolinska, Suecia) Dr. Heather B. Patisaul (Universidad Estatal de Carolina del Norte, Estados Unidos) Dr. Andrea Gore (Universidad de Texas en Austin, Estados Unidos) Dr. Lori Raetzman (Universidad de Illinois en Urbana-Champaign, Estados Unidos) Dr. Laura N. Vandenberg (Universidad de Massachusetts Amherst, Estados Unidos). (International Pollutants Elimination Network). https://ipen.org/sites/default/files/documents/edc_guide_2020_v1_6bw-es.pdf

21. Manuel Pombo Arias, Lidia Castro-Feijóo, Jesús Barreiro Conde, Paloma Cabanas Rodríguez Unidad de Endocrinología Pediátrica y Crecimiento. Departamento de Pediatría. Hospital Clínico Universitario. Universidad de Santiago de Compostela. Santiago de Compostela, A Coruña Una revisión sobre los disruptores endocrinos y su posible impacto sobre la salud de los humanos A review on endocrine disruptors and their possible impact on human health Rev Esp Endocrinol Pediatr 2020; Volumen 11. Número 2 10.3266/RevEspEndocrinolPediatr.pre2020.Nov.619 https://www.endocrinologiapediatrica.org/revistas/P1-E35/P1-E35-S2799-A619.pdf
22. Janny Pérez.Trabajo especial de grado. Tutor: Angel Flores C.I-Nº15.272.779ACTUALIZACIÓN DE ORDENANZA SOBRE EL USO Y COMERCIALIZACIÓN DE PLAGUICIDAS Y ABONOS ORGÁNICOS EN EL MUNICIPIO JIMÉNEZ, Vicerrectorado de Infraestructura y Procesos Industriales Coordinación de Área de Postgrado,. Sanare, Abril de 2018 opac.unellez.edu.ve/doc_num.php?explnum_id=515
23. Bortoli Daniela. Trabajo Final Integrador para la Obtención de la Especialidad de Medicina Legal "Análisis de disruptores endócrinos en el agua y su relación con casos de hipotiroidismo" Directora de tesis: Marisa Gonzales Broin -Año 2022- https://bibliotecavirtual.unl.edu.ar:8443/bitstream/handle/11185/7232/TFI.pdf
24. https://derechoscivilesrm.com/wp-content/uploads/2023/04/Guia-como-evitar-los-disruptores-endocrinos-477-pag.pdf
25. DR. NICOLÁS OLEA LIBÉRATE DE TÓXICOS Guía para evitar los disruptores endocrinos. Pause similarity match. © del texto: Nicolás Olea, 2019
26. Lilliam Eugenia Gómez Álvarez. Control biológico en almacenamiento, un aporte para disminuir el hambre en el mundo https://pdffox.com/la-publicacion-control-biologico-en-

almacenamiento-un-aporte-para-disminuir-el-hambre-en-el-pdf-free.html

27. Luz María Iribarne Durán. Tesis Doctoral: Caracterización de la exposición a disruptores endocrinos no presentes en madres lactantes y neonatos ingresados en la UCIN. Directores: D. Nicolas Olea Serrano y D. Francisco Artacho Cordón. Facultad de Medicina de Granada. Programa de doctorado en Medicina Clínica y Salud Pública. Granada 2022 https://digibug.ugr.es/bitstream/handle/10481/75962/80959%28%21%29.pdf?isAllowed=y&sequence=4
28. Compas, Miguel Narvaez. Agroquímicos en España y Unión Europea. Casa de Mexico en España. Espigaexport. https://www.casademexico.es/wp-content/uploads/2021/04/Agroquimicos.pdf
29. Alternativas y recomendaciones: Adaptado de "Cuestiones de salud" de la UCSF (University of California, San Francisco).. www.raem.org.ar/numeros/2018-vol55/numero-02/raem-55-02.pdf
30. María del Pilar Orozco Videgaray, Reseña sobre Nuestro futuro robado www.elcotidianoenlinea.com.mx/pdf/11312.pdf

CONTAMINANTES ORGANICOS PERSISTENTES

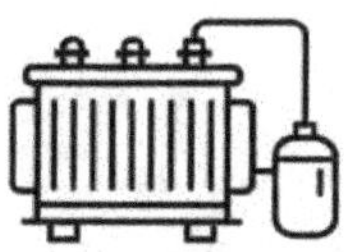

PBCS
(Bifenilos PoliClorados)

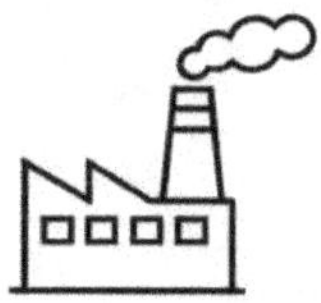

PCDDS
(Dioxinas PoliCloradas)

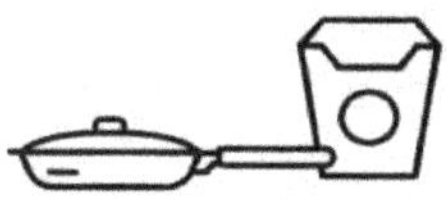

PFs
(Sustancias
Perferfouradas)

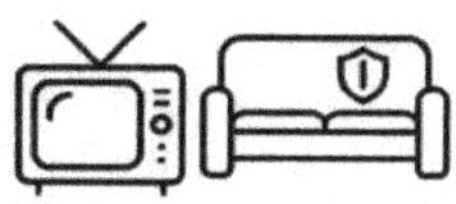

PBBs
(Bifeninos
Polbromados)

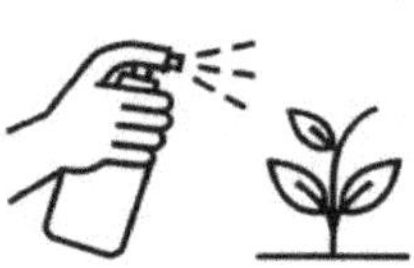

DTT

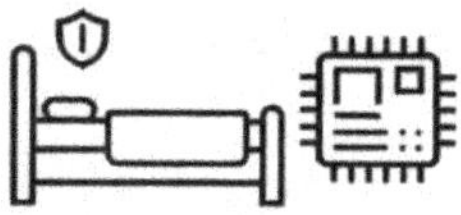

PBDE
(PolibormoDifenil Eteres)

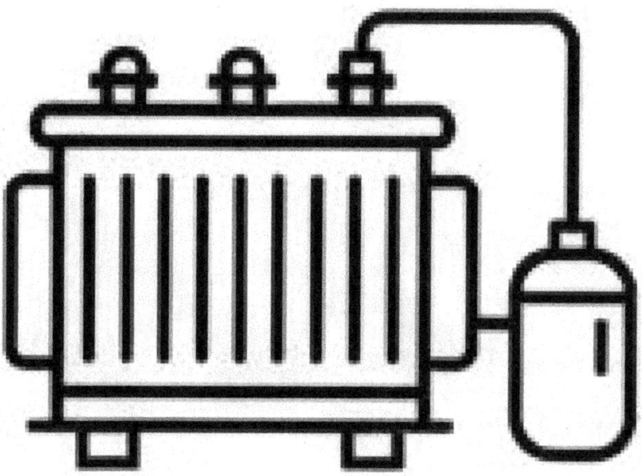

PCBs
(Bifenilos PoliClorados)

BISFENILOS POLICLORADOS (PCBs)

Dra. Julieta Gutierrez Cordoneda

Los bifenilos policlorados (PCB) siguen siendo contaminantes ambientales omnipresentes décadas después de su prohibición en Estados Unidos en 1979 y a nivel mundial en 2004[2]

¿Qué son?

Los PCB son un grupo de sustancias químicas orgánicas artificiales compuestas por átomos de carbono, hidrógeno y cloro. El número de átomos de cloro y su ubicación en una molécula de PCB determinan muchas de sus propiedades físicas y químicas [3,4].

Existen una serie de 209 congéneres con diferentes estructuras y propiedades químicas. Los clasificamos en 2 grupos [4, 5]:

- *Low chlorinated congeners:* aquellos que contienen menos de 6 átomos de cloro. Son volátiles por lo que se transportan más fácilmente desde las fuentes de contaminación, tienen menor vida media y se metabolizan con mayor facilidad. Son más frecuentes en poblaciones con una exposición ocupacional específica.

- *High chlorinated congeners*: presentan más de 6 átomos de cloro y son más persistentes. Tienen una vida media más larga y su principal fuente de transmisión es a través de la alimentación. Suelen detectarse en la población general y su concentración plasmática aumenta con la edad.

Ambos grupos de PCBs se caracterizan por presentar incombustibilidad, estabilidad química, alto punto de ebullición y propiedades aislantes eléctricas(3) . Estas características los hacían muy útiles en cientos de aplicaciones industriales y comerciales como, por ejemplo, lubricantes, aceites de corte, aislantes eléctricos en materiales de construcción y maquinaria(1) .

Los productos que pueden contener PCB incluyen(4) :

- Transformadores y condensadores.
- Equipos eléctricos, incluidos reguladores de voltaje, interruptores, bujes y electroimanes.
- Aceite utilizado en motores y sistemas hidráulicos.
- Dispositivos o aparatos eléctricos antiguos que contienen condensadores de PCB.
- Balastos de luces fluorescentes.
- Aislamiento de cables
- Materiales de aislamiento térmico, como fibra de vidrio, fieltro, espuma y corcho
- Adhesivos y cintas
- Pintura al oleo

- Masilla
- Plásticos
- Papel autocopiativo.
- Acabados para suelos.

¿Dónde encontrarlos?

Los PCB entraron en el medio ambiente a través de derrames, fugas en equipos y eliminación y almacenamiento inadecuados[1] .

Los PCB no se descomponen fácilmente una vez que llegan al medio ambiente. Pueden permanecer durante largos períodos de tiempo circulando entre el aire, el agua y el suelo[3] . Los PCBs se encuentran dentro de un grupo de sustancias conocidas como *Persistent Organic Pollutants (POPs)* que se caracterizan por permanecer largos períodos de tiempo en el medio ambiente[6] .

La contaminación puede proceder de múltiples fuentes:

- Alimentos contaminados: los PCB son lipofílicos y, por lo tanto, se acumulan en el tejido graso de los mariscos y el ganado por lo que pueden ser transmitidos con la alimentación[1] . La exposición a través de alimentos contaminados es considerada la principal fuente de acumulación de PCBs en el cuerpo humano[5,7,8]. Es probable que la ingesta dietética de PCB siga disminuyendo lentamente a medida que los PCBs sean metabolizados y se eliminen de la cadena alimentaria[5] .

- Exposición ocupacional por inhalación y contacto con la piel a través de materiales industriales y de construcción fabricados antes de 1978 en Estados Unidos y antes de 2004 en el resto del mundo[1] . Varios estudios sugieren que, en algunos contextos, los niveles de exposición por inhalación pueden ser comparables o superiores a los de exposición por ingestión[5,7] . En general la monitorización muestra que los niveles de PCBs atmosféricos van en disminución. Sin embargo, la exposición en interiores a ciertos congéneres tiende a aumentar debido a la producción moderna inadvertida en ciertos productos[5] .
- Leche materna: la leche materna puede ser en ocasiones una fuente de contaminantes. Esto ocurre cuando la lactancia moviliza sustancias tóxicas liposolubles previamente almacenadas como los PCB que luego se difunden en la leche materna[9] .

Mecanismo de acción

Los disruptores endocrinos son un grupo de sustancias químicas que tienen capacidad para alterar el funcionamiento normal del sistema endocrino. Los efectos hormonales de los disruptores endocrinos pueden ser debidos a que mimetizan los efectos de las hormonas endógenas, antagonizan la acción normal de las hormonas, alteran el patrón normal de síntesis y metabolismo de hormonas naturales o modifican los niveles de los receptores hormonales[10] .

En el caso de los PCBs, el efecto hormonal que tienen puede variar en función del tipo de PCB[11] . Algunas de las acciones que llevan a cabo a nivel del sistema endocrino son:

- Agonista/actividad androgénica dependiente del contexto[1]
- Estrogénico débil[1] : PCBs bloquean la enzima estrógeno sulfatasa responsable de la inactivación de los estrógenos a nivel tisular. Esto implica un aumento de la biodisponibilidad de los estrógenos [8,11] .
- Alteración eje tiroideo[12]
- Alteración secreción insulina[12]

Efectos en el ser humano

La exposición a sustancias químicas que alteran el sistema endocrino es un factor de riesgo en los seres humanos para las anomalías reproductivas masculinas y femeninas, la infertilidad, el cáncer y la obesidad. Los disruptores endocrinos también parecen tener un impacto adverso en el cerebro, la tiroides y el sistema cardiovascular.

Existen numerosos datos sobre los efectos endocrinos de los PCBs. Los efectos de los PCBs se subdiven en 2 grupos:

a. Efectos endocrinos relacionados con los componentes del propio sistema endocrino: hormonas, enzimas metabólicas, recetores, glándulas endocrinas...

b. Efectos relacionados con los cambios a nivel del sistema endocrino: desarrollo neurológico, reproducción, efectos en el sistema inmune, cánceres hormonodependientes.(13)

Los principales efectos en el humano son:

- **Aumento del riesgo de cáncer hormono dependiente**: Según la Agencia Internacional para la Investigación sobre el Cáncer (IARC) hay 122 agentes que los expertos reunidos por la IARC han considerado carcinógenos para los seres humanos y 93 agentes que han considerado probablemente carcinógenos para los seres humanos. Los PCBs se encuentran dentro del primer grupo(12) .
    - Cáncer testicular: en las últimas décadas se ha producido un aumento de la incidencia del cáncer testicular de células germinales. Se cree que el estilo de vida y la exposición a agentes ambientales pueden ser los causantes de esto. La exposición intrauterina a PCB podría ser un factor de riesgo para el desarrollo de este tipo tumores, pero los resultados de los estudios aún son contradictorios(1)

- Cáncer de próstata: la exposición ocupacional a varios disruptores endocrinos está relacionado con aumento del riesgo de cáncer de próstata, entre ellos por PBC. El mecanismo por el cual estas sustancias químicas inducen el proceso oncogénico es poco conocido. Se cree que tiene relación con la actividad estrogénica de estos compuestos[1]

- Cáncer de mama: los PBCs actúa como estrógenos débiles y son altamente lipofílicos y capaces de persistir en los tejidos corporales durante años. Sin embargo, no se ha demostrado su relación con el cáncer de mama[14] .

- **Trastornos reproductivos:** el aumento en la prevalencia durante los últimos 50 años de cánceres sensibles a las hormonas (por ejemplo, de mama y próstata), fertilidad comprometida, pubertad precoz, disminución del recuento de espermatozoides, malformaciones genitales y desequilibrios en la proporción de sexos son, al menos en parte, atribuibles al aumento de la abundancia y la exposición a sustancias químicas[12, 15]

El ciclo menstrual implica aumentos y descensos perfectamente sincronizados de la hormona folículoestimulante, la hormona luteinizante, el estrógeno y la progesterona. Los PCBs tienen efectos sobre la función ovárica (cambios en la duración del ciclo, la duración de la fase lútea y el nivel de metabolitos de la progesterona) que podrían influir en otros parámetros, como la fertilidad, el embarazo y los cánceres reproductivos[9] .

Los PCBs reducen el número de folículos, interfieren en el desarrollo de Los ovocitos y aumentan la apoptosis de las células granulares lo que puede llevar a desarrollar una menopausia precoz. Además, la exposición intrauterina a los PCBs puede implicar una disminución de folículos antrales y un aumento de los folículos atrésicos[15] .

- **Alteraciones durante la gestación**: Los niños nacidos de mujeres que trabajaban con PCB en fábricas mostraron un menor peso al nacer y una disminución significativa de la edad gestacional al aumentar la exposición a los PCB[3]
- **Miomas**: Las exposiciones ambientales como los ftalatos, los bifenilos policlorados y el bisfenol A parecen estar relacionadas con un mayor riesgo de miomas, posiblemente a través de la alteración endocrina[16]
- **Endometriosis**: la endometriosis es una enfermedad multifactorial y la exposición a los PCBs parece aumentar el riesgo[6,17]. Estas sustancias aumentan la producción de mediadores inflamatorios como las interleucinas y radicales libres asociados con la endometriosis[18] .
- **Enfermedades tiroideas:** se ha demostrado que los PCB ejercen efectos sobre los niveles de hormonas tiroideas en animales y seres humanos. Los niveles de hormonas tiroideas son fundamentales para el crecimiento y el desarrollo normales, y cualquier

alteración en dichos niveles puede tener importantes repercusiones[3]

Los PCB alteran las proteínas de transporte de la tiroides y modifican los niveles y la proporción entre la hormona tiroidea libre y la hormona tiroidea unida en circulación[1]

- **Obesidad**: los PCB pueden actuar como sustancias químicas obesogénicas al alterar el eje tiroideo, debido al importante papel que desempeña la glándula tiroides en el mantenimiento del metabolismo normal y el gasto energético[12]
- **Diabetes**: se ha implicado a múltiples disruptores endocrinos en la alteración de la secreción de insulina, la resistencia a la insulina o ambas. Los disruptores endocrinos relacionados con alteraciones en la secreción y acción de la insulina incluyen diversos compuestos inorgánicos y orgánicos de origen tanto natural como sintético, entre ellos los PCB [3,4]
- **Alteraciones hepáticas**: la exposición prolongada a sustancias químicas exógenas puede tener efectos a nivel hepático (alteración de la integridad tisular, alteración de la función hepática y daño hepático). Se ha demostrado tanto en animales como en humanos que la exposición a PCBs puede conllevar alteraciones hepatobiliares como el aumento del tamaño del hígado o la elevación de marcadores serológicos de daño hepático. Sin embargo, las consecuencias clínicas de estos hallazgos no se han llegado a confirmar [4] .

- **Trastornos neurológicos:** una de las asociaciones más fuertes y antiguas es la de los PCBs con los trastornos neurológicos. Hay pruebas de la relación entre la exposición a PCBs y deterioro del desarrollo neurológico menor coeficiente intelectual y problemas de atención, memoria y habilidades motoras finas. [3,12]

- **Lesiones dérmicas**[1,3,4] : el cloroacné y la hiperpigmentación cutánea son dos de las reacciones dérmicas relacionadas con la exposición a PCBs. La aparición de dichas lesiones está relacionada con la concentración plasmática de PCBs.

- **Trastornos inmunológicos**: se han estudiado los efectos inmunitarios de la exposición al PCB en animales y los estudios realizados han revelado una serie de efectos graves en el sistema inmunitario tras la exposición al PCB [3]

  - Disminución significativa del tamaño de la glándula timo, que es fundamental para el sistema inmunitario.
  - Reducción de la respuesta del sistema inmunitario tras una prueba con glóbulos rojos de oveja. Se trata de una prueba de laboratorio estándar que determina la capacidad de un animal para generar una respuesta primaria de anticuerpos y desarrollar inmunidad protectora.
  - Disminución de la resistencia al virus de Epstein-Barr y otras infecciones en animales expuestos al PCB. En los seres

humanos, un estudio reciente descubrió que las personas infectadas con el virus de Epstein-Barr tenían una mayor asociación con una mayor exposición a los PCB. En conjunto, los estudios en animales y seres humanos sugieren que los PCB pueden tener graves efectos potenciales sobre el sistema inmunitario de las personas expuestas[3] .

Eliminación

La vida media de los PCBs en sangre en los humanos es muy variable. En la literatura se habla de entre de 10 y 20 años[18, 19] .

Los PCBs se eliminan del organismo vía transformación metabólica, eliminación fecal, eliminación renal o a través de fluidos genitales.

Los diferentes PCBs pueden tener distintos tiempos de eliminación en función de los átomos de cloro que presenten y su ubicación. Además, también varía entre individuos en función de factores personales como la edad, el sexo, los hábitos de vida, el ambiente y la ocupación.

- **Edad**: los PCBs tienden a tener una mayor vida media en individuos más mayores. Esto puede deberse a cambios en el tamaño de los órganos y la redistribución de la grasa corporal.

- **Sexo**: en los estudios se puede observar una mayor concentración de PCBs en hombre que en mujeres. No está muy claro a qué se debe esta diferencia. Se cree que podría estar relacionada con la eliminación asociada a embarazo y lactancia.

- **Ocupación**: aquellos individuos con una mayor exposición a PCBs tienen menor vida media que la población general.
- **Lactancia**: durante la lactancia, compuestos lipofílicos procedentes de la madre llegan a la leche. La lactancia materna es considerada uno de los mecanismos de eliminación de PCBs en las mujeres. Un 20% o más de los depósitos de PCBs de las mujeres pueden ser transferidos al niño.
- **Índice de masa corporal (IMC)**: los PCBs tienen capacidad para acumularse en los tejidos grasos como el tejido adiposo. Aquellas personas con mayor IMC presentan una mayor carga de PCBs. Además, esto puede influir en el tipo de IMC y en la vida media del mismo.
- **Tabaco**: fumadores activos presentan una menor concentración sérica de PCBs que personas no fumadoras o fumadores pasivos. Se cree que se debe a una inducción de enzimas de degradación.

¿Cómo evitarlos?

Fundamentalmente existen 2 mecanismos por el cual se puede disminuir la exposición a los PCBS:

- Uso de ropa protectora y equipos de protección facial y respiratoria al trabajar con materiales industriales o de construcción fabricados antes de 1978 [1]

• Eliminación adecuada de los productos que puedan contener estos materiales.

En Europa, la gestión de este tipo de residuo se rige por una normativa específica, la Directiva 96/59/CE relativa a la eliminación de PCB y PCT, que se ha traspuesto al derecho interno español mediante el Real Decreto 1378/1999, de 27 de agosto, por el que se establecen medidas para la eliminación y gestión de los policlorobifenilos, policloroterfenilos y los aparatos que los contengan, modificado por el Real Decreto 228/2006.

El objetivo de dicho decreto es establecer las medidas para la eliminación o adecuada de los PCBs y todos aquellos aparatos que lo contengan. De esta manera, se busca evitar los riesgos al medio ambiente y a la salud.

Son los poseedores de PCB y aparatos que los contienen quienes están obligados a entregarlos a un gestor autorizado de residuos peligrosos cuando se proceda a su obligada eliminación o descontaminación. Por otro lado, son los gestores encargados de sus traslados los transportarán a las correspondientes plantas de tratamiento.

Una vez que el aparato con PCB llega a la Planta de Tratamiento, se le extrae los líquidos con PCB que contienen y el aparato es sometido a un proceso de descontaminación y posteriormente a su despiece y fragmentación.

Cada una de las partes, es tratada por separado con un proceso concreto. Los líquidos generalmente se incineran, pero también es posible llevar a cabo otras formas de eliminación de PCB, como el almacenamiento permanente profundo y bajo tierra [20].

BIBLIOGRAFIA

1. Hall JM, Korach KS, Hall JE. Evidence-based Clinical Solutions for Healthcare | UpToDate | Wolters Kluwer [Internet]. Endocrine-disrupting chemicals; 30 de abril de 2024. Disponible en: https://www.uptodate.com/contents/endocrine-disrupting-chemicals?search=Endocrine%20Disrupt%20Chemicals-&source=search_result&selectedTitle=1~150&usage_type=default&display_rank=1.

2. Jones, K. C. Persistent Organic Pollutants (POPs) and Related Chemicals in the Global Environment: Some Personal Reflections. Environ. Sci. Technol. 2021, 55, 9400–9412.
3. US EPA [Internet]. Polychlorinated Biphenyls (PCBs) | US EPA; 7 de agosto de 2025. Disponible en: https://www.epa.gov/pcbs.
4. Rengelshausen J, Randerath I, Schettgen T, Esser A, Kaifie A, Lang J, Kraus T, Ziegler P. Ten years after: findings from the medical surveillance program on Health Effects in High-Level Exposure to PCB (HELPcB). Arch Toxicol [Internet]. 18 de agosto de 2023. Disponible en: https://doi.org/10.1007/s00204-023-03578-1.
5. Weitekamp CA, Phillips LJ, Carlson LM, DeLuca NM, Cohen Hubal EA, Lehmann GM. A state-of-the-science review of polychlorinated biphenyl exposures at background levels: Relative contributions of exposure routes. Sci Total Environ [Internet]. Julio de 2021;776:145912. Disponible en: https://doi.org/10.1016/j.scitotenv.2021.145912.
6. Szczęsna D, Wieczorek K, Jurewicz J. An exposure to endocrine active persistent pollutants and endometriosis — a review of current epidemiological studies. Environ Sci Pollut Res [Internet]. 23 de diciembre de 2022. Disponible en: https://doi.org/10.1007/s11356-022-24785-w
7. Lehmann GM, Christensen K, Maddaloni M, Phillips LJ. Evaluating Health Risks from Inhaled Polychlorinated Biphenyls: Research Needs for Addressing Uncertainty. Environ Health Perspect [Internet]. Febrero de 2015;123(2):109-13. Disponible en: https://doi.org/10.1289/ehp.1408564
8. Stathori G, Hatziagapiou K, Mastorakos G, Vlahos NF, Charmandari E, Valsamakis G. Endocrine-Disrupting Chemicals, Hypothalamic Inflammation and Reproductive Outcomes: A Review of the Literature. Int J Mol Sci [Internet]. 22 de octubre de

2024;25(21):11344. Disponible en: https://doi.org/10.3390/ijms252111344

9. Goldman RH, Wylie BJ. Evidence-based Clinical Solutions for Healthcare | UpToDate | Wolters Kluwer [Internet]. Overview of occupational and environmental risks to reproduction in females; 12 de abril de 2024. Disponible en: https://www.uptodate.com/contents/overview-of-occupational-and-environmental-risks-to-reproduction-in-females?search=Overview%20of%20occupational%20and%20environmental%20risks%20to%20reproduction%20in%20females&source=search_result&selectedTitle=1~150&usage_type=default&display_rank=1
10. Olea Serrano N, Fernández Cabrera M, Martín Olmedo P. Disruptores endocrinos. El caso particular de los xenobióticos estrogénicos I. Estrógenos naturales. Rev Ambient. 2001;1(2): 64-72.
11. Lambertino A, Persky V, Freels S, Anderson H, Unterman T, Awadalla S, Turyk M. Associations of PCBS, dioxins and furans with follicle-stimulating hormone and luteinizing hormone in postmenopausal women: National Health and Nutrition Examination Survey 1999–2002. Chemosphere [Internet]. Enero de 2021;262:128309. Disponible en: https://doi.org/10.1016/j.chemosphere.2020.128309
12. Endocrine Society (ES) and International Pollutants Elimination Network (IPEN): Endocrine disrupting chemicals – Threats to human health: Pesticides, plastics, forever chemicals, and beyond (2024)
13. Brouwer A, Longnecker MP, Birnbaum LS, Cogliano J, Kostyniak P, Moore J, Schantz S, Winneke G. Characterization of Potential Endocrine-Related Health Effects at Low-Dose Levels of Exposure to PCBs. Environ Health Perspect [Internet]. Agosto de 1999;107:639. Disponible en: https://doi.org/10.2307/3434557
14. Chlebowski RT. Evidence-based Clinical Solutions for Healthcare | UpToDate | Wolters Kluwer [Internet]. Factors that modify breast cancer risk in females; 7 de marzo de 2025. Disponible en: https://www.uptodate.com/contents/factors-that-modify-breast-cancer-risk-in-females?search=Factors%20that%20modify%20breast%20cancer%20risk%20in%20females&source=search_result&selectedTitle=1~150&usage_type=default&display_rank=1

15. He QL, Zhang L, Liu SZ. Effects of Polychlorinated Biphenyls on Animal Reproductive Systems and Epigenetic Modifications. Bull Environ Contam Toxicol [Internet]. 10 de junio de 2021;107(3):398-405. Disponible en: https://doi.org/10.1007/s00128-021-03285-6
16. Stewart EA, Laughlin-Tommaso SK. Evidence-based Clinical Solutions for Healthcare | UpToDate | Wolters Kluwer [Internet]. Uterine fibroids (leiomyomas): Epidemiology, clinical features, diagnosis, and natural history; 16 de julio de 2024. Disponible en: https://www.uptodate.com/contents/uterine-fibroids-leiomyomas-epidemiology-clinical-features-diagnosis-and-natural-history?search=Uterine%20fibroids%20(leiomyomas):%20Epidemiology,%20clinical%20features,%20diagnosis,%20and%20natural%20history&source=search_result&selectedTitle=1~150&usage_type=default&display_rank=1
17. Shirafkan H, Abolghasemi M, Esmaeilzadeh S, Golsorkhtabaramiri M, Mirabi P. Polychlorinated biphenyls and the risk of endometriosis: Systematic review and meta-analysis. J Gynecol Obstet Hum Reprod [Internet]. Mayo de 2023;52(5):102574. Disponible en: https://doi.org/10.1016/j.jogoh.2023.102574
18. Dutta S, Banu SK, Arosh JA. Endocrine Disruptors and Endometriosis. Reprod Toxicol [Internet]. Nov.2022: https://doi.org/10.1016/j.reprotox.2022.11.007
19. Idowu IG, Megson D, Tiktak G, Dereviankin M, Sandau CD. Polychlorinated biphenyl (PCB) half-lives in humans: A systematic review. Chemosphere [Internet]. Oct. 2023:140359: https://doi.org/10.1016/j.chemosphere.2023.140359
20. Ministerio para la Transición Ecológica y el Reto Demográfico [Internet]. PCB; Disponible en: https://www.miteco.gob.es/es/calidad-y-evaluacion-ambiental/temas/prevencion-y-gestion-residuos/flujos/pcbs.html

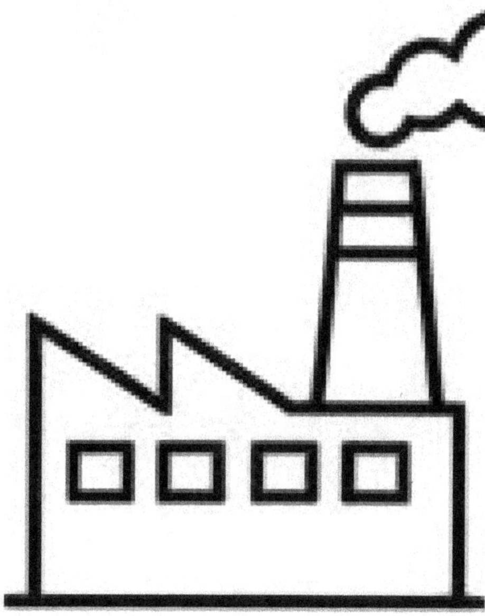

PCDDs

(Dioxinas PoliCloradas)

DIOXINAS

Dra. Janire Román García

Definición

Las dioxinas son contaminantes de síntesis que se forman de manera espontánea en diversos procesos industriales. Son compuestos organoclorados muy estables en el medio ambiente, capaces de permanecer en los tejidos humanos y animales; por ello, hacen bioacumulación, lo que facilita la presentación de toxicidad crónica, dentro de la que se destaca la carcinogenicidad, la mutagenicidad y el efecto disruptor endocrino.

Este término se aplica a las policlorodibenzofuranos/Tetrachlorodibenzodioxinfuranos (PCDF/TCDF) y a las policlorodibenzodioxinas/Tetrachlorodibenzodioxin (PCD D/TCDD). Forman parte, junto a los furanos (paradiclorobenzofuranos), asimismo altamente tóxicos, de una familia química más amplia: los organoclorados

Los organoclorados son las sustancias que resultan de la unión de uno o más átomos de cloro a un compuesto orgánico (estos últimos, constituyen la base de la materia viva y están formados por átomos de carbono e hidrógeno fundamentalmente).

Aunque esta unión puede ocurrir de forma natural, la inmensa mayoría de estas sustancias se forma artificialmente.

Las dioxinas abarcan un grupo de 75 congéneres policlorodibenzo-p-dioxinas (PCDD) y 135 policlorodibenzofuranos (PCDF). De este conjunto de compuestos se ha considerado que 17 congéneres entrañan riesgos toxicológicos.

Los policlorobifenilos (PCBs) son un grupo de 209 congéneres diferentes sintetizados químicamente (no naturales) que pueden clasificarse en dos categorías en función de sus propiedades toxicológicas: 12 de ellos presentan propiedades toxicológicas similares a las de las dioxinas, al tener estructuras coplanares, por lo que se los conoce generalmente con el nombre de PCBs similares a las dioxinas (DL-PCBs).

Los demás PCBs, no similares a dioxinas, presentan una toxicidad menor ya que poseen un perfil toxicológico diferente (NDL-PCBs). Conviene destacar que las dioxinas y los PCBs tienen propiedades químicas y características de riesgo parecidas pero sus fuentes de emisión son diferentes. Hay que tener en cuenta, además, que las dioxinas son más tóxicas que los PCBs pero que las cantidades de PCBs emitidas al medio ambiente son varias veces superiores.

Origen e historia de las dioxinas

En 1872, Merz y Weith sintetizaron la primera dioxina clorada, pero su estructura química no se conoció hasta 1957, año en el que también fue sintetizada la TCDD (tetracloro-dibenzo-p-dioxina).

Sin embargo, la historia de los efectos de las

dioxinas a gran escala sobre la salud comienza en 1949 por la explosión en la planta química de Montesanto en Nitro, Virginia, donde se fabricaba el herbicida 2,4 5 triclorofenol.

A pesar de los anteriores reportes, el origen histórico de las dioxinas se identifica en la Guerra de Vietnam, en la cual se estableció una causalidad directa entre dioxinas y determinadas patologías. Estados Unidos, utilizó el herbicida 2,4,5, T (2,4,5, triclorofenoxiacético), conocido como "agente naranja", buscando el efecto exfoliante en las zonas de guerra y que desencadenó innumerables efectos teratogénicos en los hijos y nietos de hombres y mujeres, expuestos durante la guerra.

En 1994 las autoridades norteamericanas aceptaron la relación entre nueve patologías (menos el cáncer), y la exposición a defoliantes. Diez años antes, en 1984, las siete empresas fabricantes de los productos utilizados en Vietnam, llegaron a un acuerdo con los veteranos: 180 millones de dólares a cambio de que estos renunciasen a todo tipo de acción judicial posterior.

Durante 1968 en Yusho, Japón, dos mil personas sufrieron envenenamiento por el consumo de aceite de arroz contaminado por dioxinas.

En 1976 en Seveso, Italia, se produjo la liberación masiva de una nube tóxica que contenía dioxinas. El accidente tuvo lugar en la planta industrial de ICMESA de la empresa Hoffman-La Roche, planta química productora de triclorofenol. Mató a 73.000 animales domésticos y obligó a la evacuación de 700 personas.

En febrero de 1999 se reporta un nuevo accidente

con dioxinas, esta vez por la contaminación de la grasa animal utilizada en piensos que se distribuyeron en granjas de Bélgica, Francia y Alemania, que afectaron a gallinas, cerdos y otros tipos de ganado. Las autoridades descubrieron que estos animales ingirieron los piensos contaminados y que por eso se registraron niveles muy altos de dioxinas en carne y huevos.

En 2004, el ministerio holandés de agricultura ordeno el cierre de 160 granjas de vacas, cerdos, ovejas y cabras al haber descubierto dioxina en la leche producida en una de ellas. Todos los establecimientos sellados usaban un pienso elaborado con levadura de patatas importada en Alemania que estaba contaminada con esas sustancias.

En 2006, la agencia alimentaria del gobierno belga confirmó la existencia de la contaminación de piensos usados en granjas por dioxina, lo que obligó a declarar la cuarentena en Bélgica, Holanda y Alemania. Dos empresas diferentes facilitaron la sustancia que provocó la intoxicación.

En 2007 la Comisión Europea envió a los estados miembros una advertencia sanitaria relacionado con la presencia de altas concentraciones de dioxinas en un aditivo alimentario, la goma-guar, utilizado en pequeñas cantidades como espesante en carnes, productos lácteos, postres y platos precocinados. La fuente era una goma guar procedente de la India que estaba contaminada con pentaclorofenol un plaguicida que no se utiliza.

En 2008, en el mes de marzo se detectaron dioxinas en leche y mozzarella en la región de Campania (Italia).

Toxicodinamia

Las dioxinas son liberadas en el aire desde fuentes fijas (industrias) o desde fuentes difusas o dispersas. Por su parte, el agua recibe dioxinas por descarga de efluentes a partir de productos químicos procedentes de industria, por descarga de aguas servidas a partir de actividades domésticas, de efluentes líquidos o de aguas residuales, por escorrentía y por lixiviados de basurales, insecticidas, herbicidas y desechos. Las fuentes de dioxinas que pasan a la tierra corresponden a productos contaminados aplicados directamente en ésta, a residuos de productos de algún tipo de proceso o depositados en la tierra por procesos ambientales. De una u otra forma la tierra constituye un "sumidero" de dioxinas a partir de la cual se liberan hacia otros componentes del ecosistema (plantas, animales, microorganismos).

Los procesos farmacodinámicos propios de las dioxinas, varían en diferentes órganos; sin embargo, poseen un efecto común a muchos tejidos y tipos de células que radica en su afinidad por el receptor aril hidrocarburo (AhR), descubierto en hepatocitos de ratón.

El receptor AhR se ubica a nivel nuclear y se relaciona con la expresión de los genes que codifican diferentes formas de la citrocromo P_{450} sin embargo, cuando no hay ligando, el receptor se encuentra en el citoplasma, unido a un complejo proteico, la proteína Hsp 90 y a la inmunofilina relacionada con la proteína XAP2, también conocida como ARA 9. Se sabe que la vida media del receptor es 28 horas cuando no hay ligando y de tres horas cuando éste se encuentra presente.

En humanos se encuentra altamente expresado en placenta, pulmón, corazón, hígado y páncreas y en menor proporción en cerebro, riñón y músculo esquelético.

Como sucede con otros receptores, éste tiene diferentes ligandos que para el caso de las dioxinas, por ser un compuesto liposoluble, difunden a través de la membrana celular y en el citoplasma se ligan a los dominios del receptor formando el complejo, ligando-receptor, que posteriormente es movilizado hacia el núcleo, donde se liga fácilmente a sitios específicos de la cadena de DNA, sobre la cual desencadena la expresión de genes que codifican la síntesis de algunas proteínas, mediante la inducción de la transcripción de genes específicos. Se indica que el efecto que genera el receptor es de tipo protector y que la unión que se produce con el núcleo evita la degradación del DNA. Por su parte, la TCDD, induce degradación del AhR.

Ahora bien, los ligandos de los receptores AhR se pueden dividir en químicos ambientales (dioxinas, los dibenzofuranos y el bisfenol entre otros), sustancias naturales (plantas y son flavonoides, carotenoides y compuestos fenólicos y sustancias endógenas); y sustancias endógenas (compuestos derivados asociados con el triptófano, Índigo e indirubina, sustancias aisladas de orina humana).

Una vez el receptor Ah es estimulado por el ligando correspondiente, la respuesta conduce a la modulación de la expresión de algunos genes, que principalmente codifican la formación de enzimas propias del metabolismo de los xenobióticos, dentro de las que se destaca la serie de citocromos P450 (Cyp 1a1, Cyp 1a2) relacionadas con la fase I de la biotransformación y con enzimas de la fase II. Igualmente modula la expresión de los genes relacionados con la síntesis de la quinona oxidorreductasa, de la aldehido deshidrogenasa citosólica, glucuronos, la transferasa y el glutatión transferasa. Otros ligandos del receptor AhR son proteínas que responden a bajos niveles de oxígenos y que participan en la regulación del ritmo circadiano.

Fuentes de las dioxinas

Dentro de las principales fuentes están:

- Emisiones producto de la incineración de residuos hospitalarios y urbanos
- Industria de cementos
- Industria de plásticos y PVC
- Síntesis de herbicidas
- Industria de cosméticos y de tampones con cloro
- Industria maderera y de papel (blanqueadores de la pulpa de madera)
- Procesos de refinación
- Industria textil, relacionada con colorantes utilizados para el teñido de telas
- Producción y reciclaje de metales en condiciones de alta temperatura
- Gases procedentes de motores a base de gasolina con o sin plomo y de diesel, de calderas, calefacción, barbacoas, cigarrillo, incineradoras
- Proceso de combustión de caucho

- Plaguicidas que surgen en su síntesis y degradación
- Arcillas utilizadas para preparación de alimentos (anti-apelmazantes) o para elaborar cerámicas
- Recipientes usados para empacar ciertos alimentos; filtros de papel (blanqueado) para preparar café
- Además de las fuentes antropogénicas mencionadas, existe formación espontánea en algunos procesos naturales como erupciones volcánicas, incendios y reacciones fotolíticas

¿Cómo llegan al medioambiente?

Actualmente se considera que las dioxinas son los contaminantes ambientales de mayor trascendencia a nivel mundial, por su estabilidad química, su ubicuidad en todos los componentes bióticos y abióticos del ecosistema; así como por los efectos adversos que produce en la salud animal y humana.

De acuerdo con las características químicas de estos compuestos y por su permanencia en el organismo, los suelos y los sedimentos son grandes depósitos de dioxinas y dada la persistencia de estos contaminantes en el medio ambiente, se encuentran residuos en alimentos de origen animal y vegetal; a partir de los cuales y por procesos de bioacumulación, pasan a lo largo de la cadena alimenticia, de un animal a otro, hasta llegar al hombre, especie en la cual se pueden alcanzar altas concentraciones por tener múltiples fuentes de exposición.

Las dioxinas son subproductos no intencionados de una serie de procesos químicos, así como de casi todos los procesos de combustión, cuando hay oxígeno, carbón e hidrógeno y cloro, en temperaturas entre 200 y 650°C y bajo condiciones de alcalinidad. (incluidas las erupciones volcánicas o incendios forestales. Son, por tanto, de origen natural y antropogénico

Es importante considerar que las buenas prácticas de incineración a temperatura suficiente durante el tiempo adecuado se logran destruir las dioxinas de manera eficiente.

La quema de basuras, las emisiones de la industria química, metalurgia y del papel, así como la síntesis de plaguicidas, son importantes fuentes medioambientales de dioxinas.

La mayor parte de estos productos, en la grasa de la biota, se extiende actualmente por los suelos, los sedimentos y todo el entorno acuático ("contaminación histórica").

Equivalente tóxico (TEQ)

Las dioxinas y PCBs similares a las dioxinas se encuentran en el medioambiente y en los alimentos formando mezclas complejas, sin un patrón fijo, y a concentraciones muy pequeñas, del orden de nanogramos por gramo (ppt o partes por trillón).

Para calcular la toxicidad de una mezcla concreta y facilitar la tarea del control oficial en los alimentos se utiliza el enfoque denominado Equivalente Tóxico (TEQ) que es la suma ponderada de las toxicidades de todos los congéneres de la mezcla. Para calcular los TEQs en un alimento basta con multiplicar la concentración de cada congénere en la mezcla por un factor de equivalencia tóxica (TEF) definido por la OMS.

Los PCBs no similares a las dioxinas suelen aparecer en el medioambiente en concentraciones mayores, del orden de microgramos por gramo (ppm), aunque su efecto toxicológico en menor que las dioxinas y los DL-PCBs. Son 6 los congéneres que se analizan para determinar la concentración de los NDL-PCBs con efecto toxicológico en los alimentos. En general, los niveles de dioxinas y PCBs en el aire son bajos, salvo en la cercanía de plantas incineradoras u otras fuentes medioambientales. Los niveles en el agua también son bajos debido a su baja solubilidad en este medio.

El TEQ se calcula multiplicando la concentración de cada congénere de la mezcla por el factor de equivalencia tóxica (TEF) correspondiente asignado a cada congénere y definido por la OMS, y haciendo el sumatorio de los productos. Se asignó a la TCDD, como compuesto más tóxico, el valor TEF 1, con respecto al cual se definen el resto de TEF para cada compuesto. Los valores de TEF se han (re)evaluado diversas veces y los valores definidos por la OMS en el año 1998 (OMS_{1998}) se utilizaron hasta que se definieron nuevos valores en el año 2005 (OMS_{2005}).

Todos los límites máximos establecidos por la legislación europea de alimentos y piensos se expresan actualmente como TEQ utilizando los TEF de la OMS de

2005 (OMS_{2005}).

Dioxina encontrada en distintos lugares del suelo

Lugar promedio	ng de I-TEQ/Kg de residuo seco
Residuos biológicos urbanos	62
Suelo de los bosques	26
Suelo de las áreas industriales	17
Estiércol	14
Suelo de los arcenes de las carreteras	8
Suelo de los campos	3.5

En el año 2002, la Comisión Europea estableció una lista de acciones para reducir todavía más la presencia de dioxinas y PCB similares a las dioxinas y, posteriormente, introdujo un control periódico de los alimentos y piensos por parte de los estados miembros, incluyendo, si era posible, también los PCB no similares a las dioxinas.

La Autoridad Europea de Seguridad Alimentaria (EFSA) compiló los resultados sobre la presencia de dioxinas en los alimentos y los piensos obtenidos por los estados miembros, y, teniendo en cuenta los nuevos valores de TEF definidos por la OMS en 2005, publicó un estudio en el año 2010 sobre los contenidos de dioxinas y DL-PCB. El mismo año, la EFSA publicó también los resultados de los datos de los estados miembros sobre el contenido de NDL-PCB en alimentos y piensos considerando los seis PCB indicadores recomendados por la EFSA.

La EFSA evaluó en el año 2015 adoptando los diferentes enfoques utilizados hasta el momento en las evaluaciones realizadas por diferentes organizaciones internacionales y concluyó que era necesario realizar una evaluación integral y exhaustiva del riesgo para la salud relacionado con la presencia de dioxinas y PCB similares a las dioxinas (DL-PCB) en los alimentos y los piensos.

En el año 2018, el Panel sobre Contaminantes en la Cadena Alimenticia (CONTAM) de la EFSA, utilizando nuevos datos de estudios epidemiológicos en humanos y estudios experimentales en animales sobre la toxicidad de dioxinas y PCB similares a las dioxinas, y teniendo acceso a técnicas de modelización más refinadas para predecir los niveles en el cuerpo humano a lo largo del tiempo, realizó una evaluación del riesgo y estableció una nueva IST de 2 pg OMS_{2005}-TEQ/kg pc para dioxinas y DL-PCB.

Niveles de ingesta tolerables

La Comisión Europea (CE) en 2015 encomendó a EFSA una evaluación del riesgo completa sobre dioxinas y DL PCBs con el objeto de revisar los distintos valores, y mediante la cual, EFSA establece que en vista de los diferentes enfoques utilizados, sería apropiado realizar una evaluación de riesgos exhaustiva sobre los riesgos para la salud humana y animal relacionados con la presencia de dioxinas y DL- PCBs en alimentos y piensos. En 2018, el Panel de Contaminantes de la Autoridad Europea de Seguridad Alimentaria (EFSA) completa esta revisión exhaustiva, considerando nuevos recursos epidemiológicos para la observación de efectos en humanos y datos de pruebas en animales como evidencia de apoyo, así como técnicas de modelos farmacocinéticos más perfeccionadas.

Como conclusión, el Panel estableció una nueva ingesta semanal tolerable (TWI) para las dioxinas y PCB similares a las dioxinas en alimentos de 2 picogramos por kilogramo de peso corporal, siete veces más bajo que el consumo tolerable anterior. En cuanto a los NDL-PCBs, no se ha podido establecer un valor de referencia toxicológico tal como dispuso EFSA en 2005.

Impacto y exposición en la salud humana

Las dioxinas y los PCB son muy persistentes en el medio ambiente y, al ser solubles en grasas (lipófilos), se acumulan normalmente en el tejido adiposo de los animales y llegan fácilmente a la cadena alimenticia por bíoacumulación y bíomagnificación. Los suelos y los sedimentos son depósitos importantes de estos compuestos, además de los alimentos.

El consumo de alimentos es la principal vía de exposición de la población en general y representa más del 90% de la exposición total a las dioxinas y los PCB. Dentro de ese total, los productos derivados del pescado y otros productos de origen animal representan aproximadamente el 80% de la exposición a través de la dieta.

En general, los niveles de dioxinas y PCB en el aire son bajos, excepto los niveles en el aire próximo a plantas incineradoras u otras fuentes medioambientales. Los niveles en el agua también son bajos por la poca solubilidad de estas sustancias en este medio.

La exposición de la población europea a estas sustancias se ha reducido mucho en los últimos diez años gracias a la implantación de las normas europeas sobre emisiones de las incineradoras.

Las dioxinas y los PCB están incluidos desde el principio en el Convenio de Estocolmo, instrumento para regular y controlar los contaminantes orgánicos persistentes (COP) para proteger la salud humana y el medio ambiente. Para garantizar la aplicación de las obligaciones contraídas, de acuerdo con este Convenio, se aprobó, en el año 2019, el Reglamento (UE) 2019/1021, sobre contaminantes orgánicos persistentes. En la línea de este compromiso, la Comisión Europea adoptó una estrategia sobre dioxinas, furanos y PCB que incluye actuaciones a corto, medio y largo plazo.

Las dioxinas producen gran cantidad de efectos adversos, algunos demostrados en animales de experimentación únicamente y otros observados en animales y seres humanos.

La presentación de efectos tóxicos causado por dioxinas en el ser humano se relaciona con exposición ocupacional, accidental o por consumo de alimentos con residuos. Los efectos agudos por exposición a dioxinas y DL-PCBs en entornos contaminados son quemaduras y cloracné, mientras que la exposición a estas sustancias largo plazo puede provocar fallo cardíaco y del sistema nervioso, inmunotoxicidad, efectos en el sistema endocrino y en la reproducción (feminización de fetos), teratogenicidad y cáncer.

1. Efectos dermatológicos

Los primeros reportes remontan a la Guerra de Vietnam en la que individuos expuestos al ya mencionado "agente naranja", desarrollaron una lesión desfigurativa de la piel, identificada como "cloroacné". Esta misma alteración fue reportada en forma masiva en un grupo de trabajadores de una fábrica donde se elaboraban compuestos químicos a base de cloro y en personas expuestas en el accidente de Seveso (incendio industrial que ocurrió el 10 de julio de 1976, en una pequeña planta química en el municipio de Seveso, en la región de Lombardía, en Italia, ya descrito anteriormente). El accidente produjo la liberación al medio ambiente de cantidades de la dioxina TCDD y que este llegó a zonas de población, causando diversos efectos sobre el medio ambiente y la población.

Otro efecto producido por las dioxinas, reportado en humanos, es la presencia de pequeñas manchas oscuras en la piel.

2. **Hepatotoxicidad**

Las dioxinas disminuyen el peso del hígado e inducen fibrosis periportal, degeneración grasa y acumulación de porfirinas. En fetos expuestos se observa apertura de puentes arteriovenosos en el hígado que alteran la perfusión de algunas porciones, se observan alteraciones en el almacenamiento de la vitamina A. También inducen disminución del número de células del bazo, fibrosis cardiaca y hipertrofia uterina.

3. Efectos en el Tracto Gastrointestinal

Se encuentran lesiones polipoides en el estómago y lesiones hiperplásicas en el estómago de animales de laboratorio, en monos rhesus y bovinos, sin embargo, se acepta que el estómago no es el órgano blanco más importante de la acción de las dioxinas sobre el AhR.

4. Neurotoxicidad

La exposición a dioxinas en edad temprana o en la fase placentaria puede alterar el aprendizaje y la conducta. Estos cambios pueden llevar al deterioro del rendimiento mental, conjuntamente con alteraciones en el sistema endocrino reproductivo. La exposición a un mismo agente puede resultar en efectos diferentes en el aprendizaje y la conducta, dependiendo del periodo del desarrollo y del lugar del cerebro donde se estén llevando adelante los procesos de neurodesarrollo en el momento de la exposición.

5. Carcinogenicidad

En 1985, la Agencia de Protección del Medio Ambiente (EPA) clasificó las dioxinas como sustancias "probables carcinógenas". Doce años después, la Agencia Internacional de Investigación de Cáncer, las clasificó en el grupo I de los carcinógenos, ya que, aunque la certeza del efecto en humanos era limitada, existía suficiente evidencia de dicho efecto en animales ya que se ha demostrado la presencia del receptor Ah en animales y humanos. De acuerdo con la Guía de Carcinógenos del 2005 elaborada por la EPA se continúa clasificando como una sustancia carcinógena para los humanos (Eaton, 2006). Finalmente, en el 2003 el Tetrachlorodibenzodioxin TCDD queda identificado como un carcinógeno en humanos (Zambón, et ál., 2007). A pesar de ser reconocido como inductor de cáncer no existe predisposición para ningún tipo de cáncer, al contrario, se ha identificado como un inductor múltiple de cáncer. El efecto carcinógeno de las dioxinas se explica por su afinidad sobre el receptor arilhidrocarburo que se expresa en todos los tejidos.

El cáncer de hígado, pulmón, estómago, tejidos blandos y conectivos han sido asociados con la dioxina.

Existen estudios epidemiológicos que han determinado el nivel de incidencia de cáncer en grupos de trabajadores expuestos a TCDD en el lugar de trabajo, empleando para ello muestras de tamaño relativamente grande y mediciones directas de dioxinas en sangre o tejidos para estimar el nivel de exposición .En todos ellos se observó un aumento de la mortalidad por cáncer, en general, y por cánceres del aparato respiratorio que no parecía ser atribuido al tabaco.

La exposición masiva a dioxinas, ocurrida en 1976 tras el accidente de Seveso, Italia, fue estudiada veinte años después en la población habitante de tres diferentes zonas y una vez realizados los análisis estadísticos correspondientes, permitieron asegurar que aumentó la incidencia de cáncer en los habitantes de la zona, específicamente de piel, recto y pulmón, así como neoplasias linfohemopoyéticas, leucemia mieloide, linfoma no Hodgkin. En otros estudios se reporta la inducción de hipotiroidismo en niños nacidos de madres expuestas a dioxinas en Seveso.

6. Mutagenicidad y Alteraciones del Desarrollo

La exposición de madres en fase embrionaria de la gestación conduce a la presentación de paladar hendido en los fetos de todas las especies, malformaciones en el tracto reproductivo de machos y hembras en todas las especies incluyendo el hombre; se observa con gran frecuencia hidronefrosis. Estudios experimentales demuestran que el TCDD inhibe la expresión de genes relacionados con la osteogénesis.

Un estudio de cohortes desarrollado en 20.000 mujeres embarazadas en San Francisco, durante la década de los 60, permitió relacionar las concentraciones de policlorados bifenílicos (sustancias de la familia de las dioxinas), encontradas en las madres, con el género de los niños nacidos de ellas. Este estudio indica que ante la exposición de madres a altas concentraciones de compuestos clorinados, aumenta el nacimiento de mujeres y disminuye el de hombres (Hertz-Picciotto, 2008). Estudios realizados hace ya casi cuarenta años, indican cierta relación entre la exposición de madres a dioxinas y la incidencia de anomalías cerebrales de sus hijos, principalmente en los lóbulos frontales, con la consecuente alteración de la capacidad de atención, algunas anomalías afectivas y emotivas, así como dificultades de aprendizaje, principalmente en niñas.

7. Inmunotoxicidad

El sistema inmune es muy sensible a las dioxinas. La exposición de bajo nivel a las dioxinas aumenta la susceptibilidad a las enfermedades bacterianas, virales y parasitarias. En la mayoría de animales de laboratorio se encuentra atrofia del timo. Provoca supresión de la célula B y por ello disminución de la producción de anticuerpos.

Un informe elaborado en Suecia ha demostrado que los actuales niveles de contaminación pueden ocasionar efectos adversos sobre el sistema inmunitario. Este estudio sueco demuestra que personas que habían consumido grandes cantidades de pescado del mar Báltico, contaminado con organoclorados, incluyendo dioxinas, parecían sufrir una alteración en el sistema inmunológico relacionado con las células NK (Natural Killer).

8. Efecto Disruptor Endocrino

Con relación al efecto disruptor endocrino, una de las principales alteraciones demostradas en humanos es la presencia de pubertad precoz en niñas de corta edad, relacionada con la exposición a dioxinas.

En Alemania, ya demostrada la inducción de endometriosis por dioxinas en monas Macacus Rhesus, se iniciaron investigaciones epidemiológicas que permitieron, posteriormente, afirmar que las mujeres con diagnóstico de endometriosis tienen niveles sanguíneos de PCBs superiores a las mujeres sanas; de manera similar, se reporta que, en Bélgica, uno de los países con mayores niveles de contaminación con dioxinas, se muestra alta incidencia de endometriosis sin causa aparente.

Estudios similares al anterior y realizados hace más de una década en Alemania, buscaron determinar la relación de la exposición a dioxinas durante más de treinta años con la presentación de enfermedades cardiovasculares, en trabajadores de una fábrica de plaguicidas (herbicidas 2,5 D y 2,4,5 T), en Hamburgo (Alemania). Debido a que el estudio usó la metodología de cohortes comparó el grupo expuesto a dioxinas con un grupo de trabajadores de una fábrica de gas. Los resultados indicaron que hubo 2,5 veces mayor probabilidad de morir por enfermedad coronaria en el grupo expuesto a dioxinas.

Estudios realizados en tiroides de cerdos demuestran que las dioxinas disminuyen notoriamente los niveles de hormonas tiroideas, principalmente la tiroxina, con aumento de los folículos tiroideos e hiperplasia de los tirocitos. Estudios recientes indican que las dioxinas alteran la transcripción de algunas enzimas relacionadas con la síntesis de estas hormonas, mediante la estimulación directa de la Citocromo P 1A1, que conduce a las alteraciones ya mencionadas y el desacoplamiento del eje hipotalámico-hipofisiariotiroides. Estos compuestos subregulan la expresión del sistema captador de yoduros y la y la catepsina B.

9. Efecto sobre la reproducción y desarrollo

Disminución de los niveles de testosterona y defectos de nacimiento: disminución del tamaño de los testículos y del peso de los órganos sexuales secundarios como son la próstata y vesículas seminales; sin embargo, no se observaron índices de disminución de la síntesis de testosterona testicular y otros efectos en las hormonas sexuales.

Con respecto a la relación entre la exposición a las dioxinas en el útero y la fertilidad humana, se descubrió que una sola dosis mínima de exposición durante el día 15 de gestación causaba una reducción en el recuento de espermatozoides, por lo que es posible que los hombres más expuestos a dioxinas puedan correr el riesgo de sufrir un descenso en el recuento de espermatozoides. Además, se ha observado que adolescentes que habitaban cerca de fábricas con incineradores industriales tenían una reducción en el crecimiento del vello púbico y del desarrollo de las glándulas mamarias en las mujeres, lo que podría derivar en futuros problemas de fertilidad.

Es posible que las dioxinas y otros organoclorados jueguen un papel en esto, siendo mayores los efectos en individuos expuestos en el útero que en los expuestos en la adultez.

Estudios realizados en placenta humana demuestran que la exposición a dioxinas, disminuye la síntesis de progesterona y el mecanismo propuesto es que induce aumento del colesterol inactivo, a partir del cual no se puede formar esta hormona. De manera complementaria se indica que la exposición a dioxinas disminuye el tiempo de gestación.

Medidas para reducir la exposición a dioxinas y PCBs

Las dioxinas y los PCBs son dos tipos de sustancias químicas que están incluidas desde el principio en el Convenio de Estocolmo, el instrumento más ambicioso a nivel internacional para regular y controlar los COP cuyo objetivo es proteger la salud humana y el medio ambiente. La Unión Europea y todos sus Estados Miembros firmaron el Convenio y, para garantizar la aplicación coherente y eficaz de las obligaciones contraídas con arreglo al mismo, se establece a nivel europeo el Reglamento (UE) 2019/1021 del Parlamento Europeo y del Consejo, de 20 de junio de 2019, sobre contaminantes orgánicos persistentes (COP).

Además, en línea con este compromiso, la Comisión Europea adoptó una Estrategia sobre dioxinas, furanos y PCBs en 2001 con una serie de objetivos, como el de disminuir la exposición humana a las dioxinas y PCBs a corto plazo, y mantener la exposición humana a niveles seguros a medio y largo plazo, entre otros. En la estrategia se establecieron una serie de actuaciones a corto, medio y largo plazo.

Teniendo en consideración las recomendaciones del dictamen del SCF, se establecieron por primera vez niveles máximos de dioxinas a través del Reglamento (CE) 2375/2001 del Consejo, de 29 de noviembre de 2001, que modifica el Reglamento (CE) 466/2001 de la Comisión, por el cual se fija el contenido máximo de determinados contaminantes en los productos alimenticios. Solo se fijaron contenidos máximos para las dioxinas, pero no para los PCB similares a las dioxinas, a la vista de la escasez de datos disponibles.

Sin embargo, desde 2001 se dispone de más datos sobre la presencia de PCB similares a las dioxinas, por lo cual, en los años 2004, 2007 y 2010 se emitieron informes de la Comisión sobre la situación en que se encontraba la implementación de esta estrategia comunitaria. La Comisión Europea, con el objeto de monitorizar los niveles de dioxinas y PCBs y recopilar más información sobre su presencia en los alimentos que más contribuyen a la exposición, ha publicado varias recomendaciones al respecto. Concretamente, la Recomendación 2013/711 establece "niveles de acción" en ciertos alimentos, que son umbrales de contaminación que sirven de instrumento para la alerta rápida para los operadores económicos y el control oficial, a fin de advertir de las concentraciones de dioxinas superiores a los valores admisibles. La superación de los niveles de acción sirve, por tanto, para indicar que existe una fuente de contaminación cercana, pero, a diferencia de los niveles máximos, no hay que proceder a la retirada del alimento del mercado (no es un incumplimiento de la legislación).

En 2011, mediante el Reglamento (UE) 1259/2011, se actualizaron los contenidos máximos de dioxinas y DL-PCB y se incluyeron límites máximos de NDL-PCB.

Además de establecer límites máximos, dado que los alimentos de origen animal contribuyen aproximadamente al 80% de la exposición total y que la contaminación de los alimentos está directamente relacionada con la contaminación de los piensos, la Comisión Europea ha adoptado un planteamiento integral para reducir la incidencia de estos contaminantes en la cadena alimenticia. En este sentido, desde el año 2002 se han publicado varias recomendaciones relativas a la reducción de la presencia de dioxinas, DL- PCB y NDL-PCB en los alimentos y en los piensos, para los cuales se fijan umbrales para la intervención con el fin de estimular un planteamiento proactivo. Cuando los contenidos de estos contaminantes superen los umbrales especificados para la intervención, los estados miembros, en cooperación con los operadores, iniciarán investigaciones para determinar la fuente de contaminación y adoptarán medidas para reducirla o eliminarla.

Tras la publicación de la Opinión de EFSA en 2018, en seguimiento de una recomendación indicada en la misma, la Organización Mundial de la Salud (OMS) ha establecido niveles máximos para las dioxinas y para la suma de dioxinas y PCB similares a las dioxinas para los productos alimenticios que aún no están cubiertos por la legislación de la UE mediante la publicación del Reglamento (UE) 2022/2002 de la Comisión, de 21 de octubre de 2022, por el que se modifica el Reglamento (CE) Nª 1881/2006 en lo que respecta a los contenidos máximos de dioxinas y policlorobifenilos similares a las dioxinas en determinados productos alimenticios. El establecimiento de límites máximos en la legislación es la medida de gestión más eficaz para reducir la exposición a un contaminante en la población general. Estos límites máximos son revisados periódicamente adaptándose a la evidencia científica. Actualmente, el marco legislativo sobre límites máximos en contaminantes lo establece el Reglamento (UE) 2023/915 de la Comisión de 25 de abril de 2023, relativo a los límites máximos de determinados contaminantes en los alimentos y por el que se deroga el Reglamento (CE) nº 1881/2006, donde se disponen para dioxinas y policlorobifenilos similares a las dioxinas, los límites máximos fijados mediante el mencionado Reglamento (UE) 2022/2002.

BIBLIOGRAFÍA

1. Ministerio de Consumo/Agencia Española de Seguridad Alimentaria y Nutrición (AESAN). Preguntas y respuestas sobre dioxinas y PCBs. Mayo 2023.

2. Liliana Silvanoa, Gabriela Sobreroa, Cecilia Aguirrea, Liliana Franchioni de Mu˜noza y Mirta Beatriz Mirasa,∗ Miriam Azaretzkya, Osvaldo J. Ponzob, Maria Lorena Vialec, Gladys I. Fernandezd, Claudia E. Sedlinskye, Mercedes Lasagaf, Hugo E. Scagliag, Graciela E. Lewitanh, Silvina Pozniaki, Susana Leidermanc. Disruptores endocrinos: Guía de reconocimiento, acciones y recomendaciones para el manejo médico. Revista argentina endocrinologia metabólica. 2018; 55(2): 89-92.

3. Jodi Flaws, PhD Pauliina Damdimopoulou, PhD Heather B. Patisaul, PhD Andrea Gore, PhD Lori Raetzman, PhD Laura N. Vandenberg, PhD. Plásticos, salud, y perturbadores endocrinos guía sobre sustancias químicas perturbadoras del sistema endocrino y plásticos para organizaciones de interés público y formuladores de política. Diciembre 2020; 79-86

4. Dioxinas. Revisión Enero 2019. legislacion de la unión europea sobre contenidos máximos de dioxinas en productos alimenticios. 2015 d. Alberto Alonso Díaz. Catice de Valencia. secretaria de estado de comercio. Ver también en página web comercio.gob.es.

5. IARC. Monographs on the evaluation of carcinogenic risks to humans (vol. 69). Polychlorinated dibenzo-para-dioxins and polychlorinated di benzofurans. Lyon: International Agency for Research on Cancer, 1997.

6. WHO-ECEH/IPCS. Consultation on assessment of the health risk of dio xins; re-evaluation of the tolerable daily intake (TDI): executive Sum mary. Food Additives and Contaminants 2000; 17: 223-240.

7. Akahoshi, E., Yoshimura, S., Ishihara, M. "Over-expression of AhR (aryl hydrocarbon receptor) induces neural differentiation of Neuro2a cells: neurotoxicology study". Environ Health 5 (2006): 24

8. Argemi,F., Cianni,N., Porta,A. "Disrupción endocrina: perspectivas ambientales y salud pública". Acta Bioquím. Clín.

Latinoam 39. 3. (2005)

9.Augustowoska K., Gregoraszczuk., E.L., Milewicz,T., Krzysiek, J., Groch owalski, A., Chrzaszcz, R. "Effectos of dioxin (2,3,7,8,-TCDD) and PCDDs/PCDFs congeners mixtures on steroidogenesis in human plancenta tissue culture". Endocrine Regulations 37. 11. (2003): 11–19

10. Bertazzi, P.A.., Consonni, D., Bachetti, S., Rubagotti, M., Baccarelli, A., Zochetti, C., Pesatorl, A.. "Health effects of dioxin exposure: a 20 year mortality study". Am J. of Epidemiology 153. 11. (2000): 1031–1044

11. Dieter, F.J. "Exposure to polychlorinated dioxins and furans (PCDD/F) and mortality in a cohort of workers from a herbicide-producing plant in Hamburg". Federal Republic of Germany. American Journal of Epidemiology 142. 11. (1995): 1165–1175

12. Embid, A. "Dioxinas: de Vietnam a nuestra vida cotidiana". Medicina Medioambiental 49. (2004): 204–246.

13. Gorrachategui G. "Seguridad alimentaria: dioxinas". XVII Curso de Especialización FEDNA VII, 2001. Giraldo, JM. y Ocampo A. "Determinación de precursors de dioxinas y furanos de los gases procedentes de un incirenador en un reactor fotocatalítico". Revista EIA 3. (2005): 83–94.

14. Ha, MH.; Lee, DH. y Jacobs, DR. "Association between serum concentratrions of persistent organic pollutants and self-reported cardiovascular disease prevalence:results from the national health and nutrition examination survey 1999-2002". Environmental Health Perspect. 115. 8. (2007):1204–1209.

15. Hertz-Picciotro, I.; Jusko, T.A.; Willman, E.J.; Baker, R.J.; Keller, A.K.; Teplin, S.W. y Charles, M.J. "A cohort study of in utero polychlorinated biphenyl (PCB) exposures in relation to secondary sex ratio". Environ Health 7. (2008): 37–45.

16. Hombach-Klonisch, S.; Pocar, P.; Kauffold, J. y Klonisch, T. "Dioxin exerts anti-estrogenic actions in a novel dioxin-responsive telomerase-immortalized epithelial cell line of the porcine oviduct (TERT-OPEC)". Toxicological Sciences 90. 2. (2006): 519–528.

17. Khan, S.; Barhoumi, L.; Burjardt, R.; Liu, S.; Kim, K. y Safe, S."Molecular Mechanism of Inhibitory Aryl Hydrocarbon Receptor—Estrogen Receptor/Sp1 Cross Talk in Breast Cancer Cells". Molecular Endocrinology 20. 9. (2006): 2199–2214.

18. Kogevinas, M. "Human health effects of dioxins: cáncer, reproductive and endocrine system effects". Human Reproduction Update 7. 3. (2001): 331–119

19. Organización Mundial de la Salud (OMS). "Dioxins and their effects on human health". Fact Sheet225. (2007). Disponible en en julio de 2008

20. Patel, RD.; Kimm, DA.; Peters, M. y Perdew, GH. "The aryl hydrocarbon receptor directly regulates expression of the potent mitogen epiregulin". Toxicological Sciences 89. 1. (2006): 75–82

21. Programa de las Naciones Unidas para el Medio Ambiente (PNUMA). Instrumental normalizado para la identificación y cuantificación de liberaciones de dioxinas y furanos. (2 ed.). Ginebra, Suiza: IOMC, 2005.------. Instrumental normalizado para la identificación y cuantificación de liberaciones de dioxinas y furanos. Ginebra, Suiza: IOMC, 2003.

22. Prado, F.; Carabias, M.; Rodríguez, E. y Herrero, H. "Presencia de residuos y contaminates en leche humana". Revista Española de Salud Pública 76. 2. (2002): 121–132

23. Popp, JA.; Crouch, E. y McConnell, EE.. "A Weight-of-Evidence Analysis of the Cancer Dose-Response Characteristics of 2,3,7,8. Tetrachlorodibenzodioxin (TCDD) ". Toxicological Sciences 89. 2. (2006): 361–369

24. Prado, F.; Carabias, M.; Rodríguez,E. y Herrero, H. “Presencia de residuos y contaminates en leche humana”. Revista Española de Salud Pública 76. 2. (2002): 121–132

25. Rier. SEI. “Endometriosis in rhesus monkeys (Macamulatta) following chronic exposure to 2,3,7,8 tetrachlorodibenzo- p-dioxin”. Fundam. Appl. Toxicol. 21. 4. (2003): 433–441

26. Schmid,P.; Gujer, E.; Degen, S.; Zennegg, M.; Kuchen, A. y Wuthrichit, C. “Levels of polychlorinated dibenzo-p-dioxins and dibenzofurans in food of animal origin. the swiss dioxin monitoring program”. J. Agric. Food Chem. 50. 25. (2002): 7482–7487

27. Walker, NJ.; Wyde, ME.; Fischer, F:, Nyska, A. y Bucher, JR. “Comparison of chronic toxicity and carcinogenicity of 2,3,7,8-tetrachlorodibenzo-p-dioxin (TCDD) in two-year bioassays in female Sprague-Dawley rats”. Walker, N.J. “La utilización del agente Naranja en Vietnam”. Medicina Medioambiental. 49. (2004): 247–249

28. Suárez, L.M.; Arias, A.L. y Rodríguez, G.J.A. “Fuentes y liberaciones de dioxinas y furanos en Colombia. Línea Base 2002. Ministerio de Ambiente ,Vivienda y Desarrollo Territorial”. Bogota: Editorial San Martín Obregón & Cía., 2007

29. United Nations Environment Program (UNEP). “On the reduction and/or elimination of the releases of persistent organic pollutants. 5 ed. IOMIC”. Suiza. Disponible en http://www.chem.unep.ch/pops. 2003

DDT, PFAS, PBB y PBDE

Dr. Julen Barrenetxea Arrinda

Introducción

El desarrollo industrial y agrícola del siglo XX estuvo marcado por la introducción de múltiples compuestos químicos diseñados para resolver problemas concretos: aumentar la productividad agrícola, mejorar la durabilidad de materiales o reducir riesgos de incendio. Muchos de estos compuestos se consideraron en su momento un avance tecnológico incuestionable. Sin embargo, con el paso del tiempo se ha demostrado que varios de ellos son contaminantes orgánicos persistentes y, además, disruptores endocrinos, con capacidad de interferir en el sistema hormonal humano y animal.

En este capítulo se revisan cuatro ejemplos paradigmáticos: el DDT, las sustancias perfluoroalquiladas (PFAS), los polibromobifenilos (PBB) y los polibromodifenil éteres (PBDE).

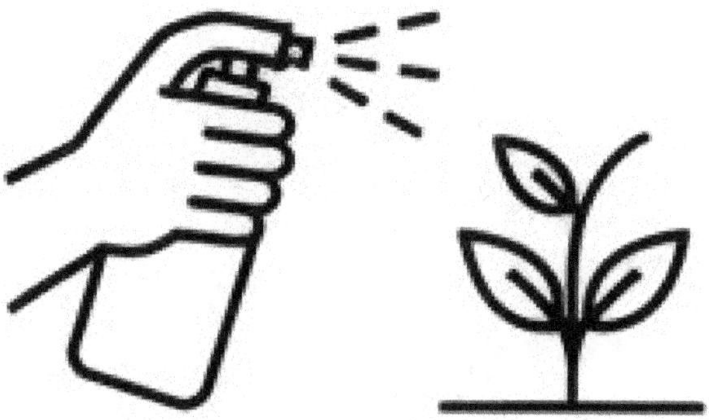

DDT

DDT

El DDT (Dicloro-Difenil-Tricloroetano) es uno de los insecticidas más conocidos de la historia moderna. Fue sintetizado por primera vez en 1874, pero no se descubrió su potente acción insecticida hasta 1939, cuando el químico suizo Paul Hermann Müller comprobó su eficacia contra un amplio espectro de insectos. Este hallazgo revolucionó el control de plagas y le valió a Müller el Premio Nobel de Medicina en 1948.

Inicio y finalidad de uso

Durante la Segunda Guerra Mundial, el DDT se utilizó masivamente para proteger a los soldados del tifus (transmitido por piojos) y de la malaria (transmitida por mosquitos). Su aplicación a gran escala resultó muy eficaz y redujo de forma drástica la incidencia de estas enfermedades en contextos militares.

En la posguerra, su popularidad se extendió a la agricultura. El DDT ofrecía ventajas notables frente a otros insecticidas: era barato, muy eficaz, de acción prolongada y podía aplicarse a gran escala. Durante las décadas de 1950 y 1960 se convirtió en la piedra angular del control de plagas en cultivos de algodón, maíz, frutas y vegetales, así como en programas de salud pública para el control de vectores.

Problemas asociados

Lo que en principio parecía un compuesto "milagroso" se reveló con el tiempo como un problema ambiental y sanitario de gran magnitud. El DDT es un contaminante orgánico persistente: no se degrada fácilmente, se acumula en los suelos, los cursos de agua y la cadena alimentaria.

En la década de 1960 comenzaron a acumularse evidencias de su impacto ecológico. El libro *Silent Spring* de Rachel Carson (1962) denunció los efectos en aves rapaces, donde provocaba el adelgazamiento de las cáscaras de los huevos y un colapso en sus poblaciones. Posteriormente, los estudios en humanos mostraron su capacidad como disruptor endocrino, al comportarse como un xenoestrógeno que interfiere con el sistema hormonal.

El término xenoestrógeno se refiere a cualquier sustancia química externa (xeno- = extraño) que imita la acción de los estrógenos endógenos, especialmente del estradiol(E2).

Esto ocurre porque:

- Puede unirse a los receptores de estrógeno (ERα y ERβ), activando la transcripción génica igual que el estradiol.
- Puede estimular la proliferación de células diana estrogénicas (ej. tejido mamario, endometrio).
- Puede alterar el equilibrio entre estrógenos y andrógenos, inclinando el sistema hacia una señalización estrogénica excesiva.

En el caso del DDT y su metabolito DDE, se ha demostrado afinidad por los receptores de estrógeno y actividad estrogénica débil, lo suficiente para alterar el desarrollo reproductivo y aumentar el riesgo de cáncer de mama.

Se ha relacionado su exposición con:

- Alteraciones tiroideas.
- Disminución de la fertilidad.
- Riesgo aumentado de parto prematuro y bajo peso al nacer.
- Mayor incidencia de cáncer de mama.

Situación actual

Las crecientes evidencias científicas llevaron a su prohibición progresiva en la mayoría de países durante las décadas de 1970 y 1980. Hoy en día, el DDT está incluido en el Convenio de Estocolmo sobre contaminantes orgánicos persistentes, que prohíbe su uso salvo en circunstancias muy concretas: el control de mosquitos en áreas endémicas de malaria.

Aunque su producción y utilización están prácticamente eliminadas, el DDT sigue detectándose en tejidos humanos, leche materna y ecosistemas de todo el mundo, debido a su gran persistencia.

Perspectiva futura

La tendencia global apunta a la sustitución definitiva del DDT por métodos alternativos de control vectorial, como mosquiteras impregnadas en piretroides o técnicas de control biológico. Sin embargo, su huella ambiental continuará siendo un problema durante décadas. Se prevé que, en el futuro, su relevancia sanitaria directa desaparezca, pero se mantenga como ejemplo paradigmático de los riesgos de confiar en exceso en compuestos químicos persistentes sin evaluar su impacto a largo plazo.

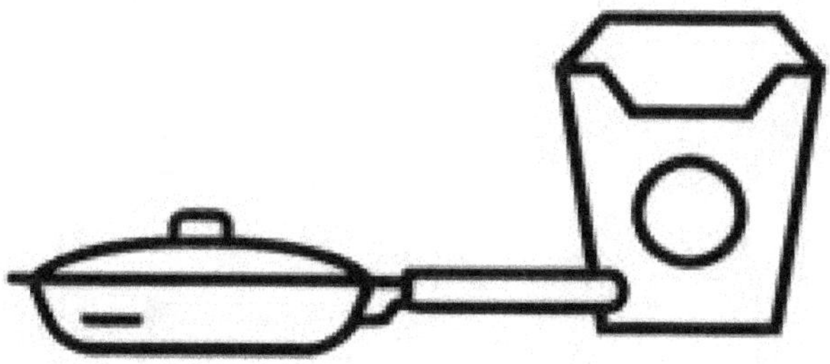

PFAs

(Sustancias PerFluoroAlquiladas)

PFAS

Las sustancias perfluoroalquiladas y polifluoroalquiladas, conocidas por sus siglas en inglés PFAS, constituyen una familia de miles de compuestos sintéticos desarrollados a partir de la década de 1940. Entre ellos, el más famoso es el politetrafluoroetileno (PTFE), comercializado bajo la marca Teflón, que revolucionó la cocina moderna al introducir las sartenes antiadherentes.

Inicio y finalidad de uso

Los PFAS se desarrollaron inicialmente por su resistencia química y térmica, y por su capacidad para repeler tanto el agua como la grasa. Estas propiedades los convirtieron en materiales muy atractivos para la industria y la vida cotidiana.

A lo largo de las décadas, se incorporaron a una gran variedad de productos:

- Recubrimientos antiadherentes en utensilios de cocina.
- Ropa impermeable, calzado técnico y textiles antimanchas.
- Envases alimentarios como bolsas de palomitas de microondas, cajas de pizza y envoltorios de comida rápida.
- Espumas contra incendios en aeropuertos y bases militares.

- Procesos industriales, componentes electrónicos y revestimientos protectores.

La clave de su éxito residía en lo mismo que hoy supone su mayor problema: su estabilidad extrema.

Problemas asociados

Los PFAS son compuestos prácticamente indestructibles: se los denomina "químicos eternos" porque no se degradan de forma natural en el medio ambiente. Una vez liberados, permanecen durante décadas en el agua, los suelos y los organismos vivos.

Hoy en día, se detectan en sangre y orina de prácticamente toda la población mundial, así como en animales salvajes de ecosistemas remotos. Este carácter ubicuo se debe a su uso masivo y a que son altamente solubles y móviles en el agua, lo que facilita su dispersión.

A partir de los años 90 comenzaron a acumularse estudios que vinculaban la exposición a PFAS con múltiples problemas de salud.

Mecanismos de disrupción endocrina

Los PFAS no imitan directamente ninguna hormona concreta, pero interfieren con varias rutas hormonales por mecanismos indirectos:

- Hormonas tiroideas:

    - Compiten con la tiroxina (T4) por su proteína transportadora en plasma (la transtiretina), desplazándola y reduciendo sus niveles circulantes.
    - Alteran la expresión de genes dependientes de hormona tiroidea (T3/T4) en tejidos diana.
- Hormonas sexuales y suprarrenales:
    - Algunos PFAS (como PFOA y PFOS) inhiben enzimas clave de la esteroidogénesis (CYP11A1, 3β-HSD, aromatasa), reduciendo la síntesis de testosterona y estradiol.
    - Receptores nucleares: pueden modular de forma inespecífica receptores de estrógeno (ER), andrógenos (AR) y PPARα/γ, lo que contribuye a disfunciones metabólicas /reproductivas.

En resumen: el efecto endocrino de los PFAS es multifocal, destacando su impacto sobre la tiroides y la producción de esteroides sexuales, sin ser miméticos hormonales directos como los xenoestrógenos (DDT).

Situación actual y diferencia entre los compuestos prohibidos y los aún presentes

Los compuestos más estudiados y preocupantes han sido el PFOA (ácido perfluorooctanoico) y el PFOS (sulfonato de perfluorooctano). Estos se empleaban, entre otras cosas, en la fabricación de teflón y en espumas contra incendios. Ambos están hoy prohibidos o fuertemente restringidos en la Unión Europea, Estados Unidos y muchos otros países, al haber demostrado una toxicidad significativa y una gran capacidad de bioacumulación.

La industria, sin embargo, ha sustituido el PFOA y el PFOS por PFAS de "cadena corta", como el GenX o el PFBS. Estas alternativas presentan cierta ventaja: se acumulan menos en el organismo y se eliminan algo más rápido. No obstante, siguen siendo compuestos persistentes y resistentes, y la evidencia sobre su seguridad a largo plazo es insuficiente. Por eso, actualmente existe un debate científico y regulatorio sobre si realmente representan una mejora o son "el mismo problema con otro nombre".

Y en las sartenes de hoy: ¿qué ocurre con el teflón?

El teflón que recubre la mayoría de sartenes antiadherentes es PTFE. Este material en sí mismo es químicamente inerte y seguro, siempre que se use de forma correcta. El problema histórico radicaba en que, durante su fabricación, se utilizaba PFOA como agente de polimerización. De ahí que muchas campañas de salud pública hicieran referencia a "sartenes con PFOA".

Hoy en día, cuando un producto se anuncia como "libre de PFOA" o "libre de PFAS", significa que en su proceso de fabricación no se ha empleado PFOA ni PFOS, y que se han utilizado otras técnicas o compuestos alternativos.

Es importante señalar:

- El PTFE final no contiene PFOA si se ha fabricado bajo normativas actuales.
- El PTFE es estable hasta alcanzar temperaturas muy altas (por encima de 260–300 °C). A partir de ese punto puede degradarse y liberar humos tóxicos, por lo que se recomienda no sobrecalentar la sartén vacía.

Por tanto, las sartenes antiadherentes modernas son seguras en condiciones de uso normal.

No obstante, más allá de las sartenes, los PFAS siguen presentes en muchos otros productos de consumo (textiles, envases, cosméticos) que representan una fuente continua de exposición.

Reflexión sobre el teflón en la actualidad

La sartén antiadherente es, probablemente, el producto más popular asociado a los PFAS. Prácticamente todos los hogares cuentan con alguna, y su comodidad en la cocina ha hecho que se convierta en un utensilio indispensable.

En los últimos años, la industria ha hecho un gran esfuerzo de comunicación anunciando productos "libres de PFOA". Es cierto que, desde mediados de la década de 2010, las normativas internacionales prohíben el uso de este compuesto en la fabricación de recubrimientos antiadherentes. Sin embargo, esto no significa necesariamente que el problema de los PFAS haya desaparecido:

1. El material sigue siendo un PFAS. El teflón es PTFE, y aunque el producto final es químicamente inerte y no contiene PFOA, forma parte de la misma familia de compuestos que preocupa a la comunidad científica por su persistencia.

2. Persisten las dudas sobre las alternativas. Para reemplazar al PFOA, la industria ha recurrido a otros PFAS de cadena corta (como GenX o PFBS). Estos compuestos tienen menos capacidad de bioacumularse, pero siguen siendo altamente persistentes y se desconoce su seguridad a largo plazo. Algunos estudios preliminares apuntan a que podrían tener efectos similares en menor medida, lo que plantea la incómoda pregunta de si se trata de una auténtica solución o simplemente de un "cambio de molécula" con riesgos diferidos.

3. El riesgo de uso inadecuado. Aunque el PTFE puro es estable a temperaturas habituales de cocina, cuando una sartén se calienta en vacío por encima de 260–300 °C, el material comienza a degradarse y liberar humos tóxicos (síndrome de la "fiebre del polímero" en trabajadores expuestos). Además, el deterioro progresivo de la superficie —con rayaduras o desgaste— aumenta la posibilidad de desprendimiento de partículas.

4. Alternativas poco extendidas. Existen sartenes de cerámica, acero inoxidable o hierro fundido que no dependen de PFAS, pero son menos prácticas y requieren un mayor mantenimiento y técnica de cocinado. Esto explica por qué el teflón sigue dominando el mercado.

En conclusión, aunque el uso actual de sartenes de teflón es considerado razonablemente seguro si se utilizan correctamente (no sobrecalentar, no rayar, no usar utensilios metálicos), la falta de evidencia a largo plazo sobre los nuevos compuestos utilizados en su fabricación mantiene un área de incertidumbre. Para el consumidor medio, la sartén antiadherente continúa siendo una solución práctica y aparentemente inocua, pero desde un punto de vista científico y sanitario persiste la duda de si dentro de unos años estaremos repitiendo la misma historia vivida con el PFOA y el PFOS.

Perspectiva futura

La tendencia internacional es clara: avanzar hacia una regulación estricta que limite no solo el PFOA y el PFOS, sino el conjunto de PFAS como clase química. En la Unión Europea ya se discute una prohibición generalizada que podría abarcar a miles de compuestos, salvo aquellos considerados imprescindibles y sin alternativas viables.

A corto plazo, veremos una transición progresiva hacia materiales alternativos más seguros. Sin embargo, debido a su persistencia ambiental y a la enorme producción de décadas pasadas, los PFAS seguirán presentes en aguas, suelos y organismos vivos durante muchos años.

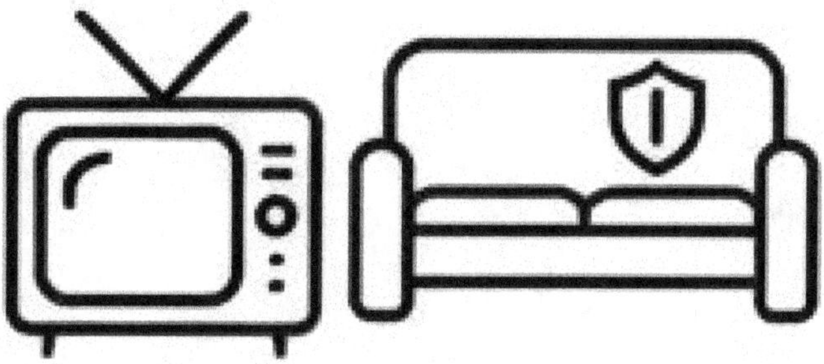

PBBs

(Bifenilos PoliBromados)

PBB

Los polibromobifenilos (PBB) son una familia de compuestos sintéticos que comenzaron a utilizarse en la década de 1970 como retardantes de llama. Su finalidad era clara: reducir la inflamabilidad de plásticos, textiles y aparatos eléctricos, en una época en la que el auge de la industria petroquímica y electrónica demandaba materiales más seguros frente al riesgo de incendios.

Inicio y finalidad de uso

Los PBB se añadían principalmente a:

- Plásticos utilizados en componentes eléctricos y electrónicos.
- Textiles resistentes al fuego.
- Espumas y materiales industriales.

Su papel era actuar como “barrera química” que ralentizaba la propagación de las llamas, ganando tiempo en caso de incendio. Esta innovación supuso un avance en la seguridad de productos de consumo masivo en hogares y entornos laborales.

Problemas asociados

El gran problema de los PBB salió a la luz en 1973 en el estado de Michigan (EE. UU.), donde ocurrió uno de los mayores desastres de contaminación química de la historia moderna. Por error, toneladas de PBB (comercializados bajo el nombre *FireMaster*) se mezclaron con pienso destinado a ganado. Como consecuencia, millones de animales quedaron contaminados y cientos de miles de personas estuvieron expuestas a través de la cadena alimentaria.

A raíz de este episodio y de investigaciones posteriores, se confirmó que los PBB son contaminantes orgánicos persistentes: no se degradan con facilidad, se acumulan en el tejido adiposo humano y animal, y pueden transmitirse a través de la leche materna.

Mecanismos de disrupción endocrina

Los polibromobifenilos (PBB) son estructuralmente parecidos a los bifenilos policlorados (PCB), y pueden:

- Unirse débilmente a receptores de estrógeno (ER), actuando como agonistas parciales (actividad xenoestrogénica).
- Bloquear el receptor de andrógenos (AR), actuando como antiandrógenos.
- Interferir en la secreción y el metabolismo de hormonas tiroideas al inducir enzimas hepáticas que aceleran su eliminación, provocando hipotiroidismo funcional.

Estos efectos combinados explican la asociación con infertilidad, alteraciones menstruales y del desarrollo sexual.

El accidente de Michigan se convirtió en un caso

paradigmático que puso de manifiesto los riesgos de introducir masivamente sustancias persistentes sin evaluar adecuadamente sus consecuencias a largo plazo.

Situación actual

A raíz de este escándalo, los PBB fueron prohibidos a finales de los años 70 en Estados Unidos y posteriormente en la mayoría de países. Hoy en día ya no se producen ni se utilizan en la industria. Sin embargo, debido a su persistencia, todavía pueden detectarse en el medio ambiente y en personas que estuvieron expuestas en aquel episodio o a través de la dieta durante los años posteriores.

Perspectiva futura

Los PBB no volverán a emplearse como retardantes de llama, ya que existen alternativas más seguras. La preocupación actual se centra en el seguimiento de las poblaciones que estuvieron expuestas históricamente, tanto en Michigan como en otros lugares donde se utilizaron ampliamente. Su legado tóxico persiste como un recordatorio de los riesgos asociados a los compuestos químicos persistentes y de la importancia de aplicar un principio de precaución más riguroso.

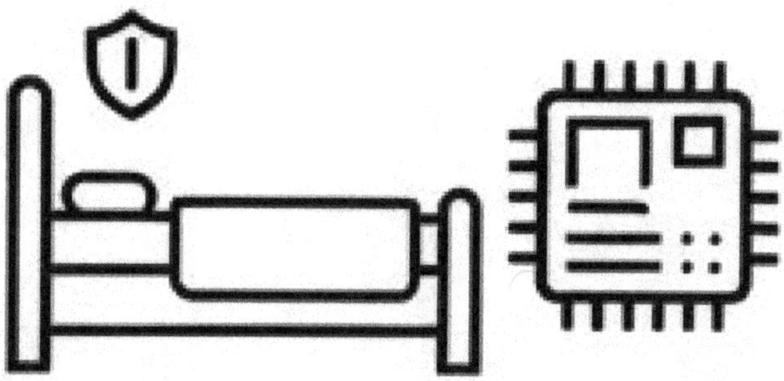

PBDEs

(PoliBromoDifenil Eteres)

PBDE

Los polibromodifenil éteres (PBDE) son una amplia familia de compuestos químicos desarrollados en los años 1970 como retardantes de llama. Su auge coincidió con el crecimiento de la industria del mueble, la electrónica y el automóvil, donde la demanda de materiales más seguros frente al fuego era cada vez mayor.

Inicio y finalidad de uso

Los PBDE se añadieron a un sinfín de productos de consumo habitual, con la finalidad de retrasar la ignición y la propagación de las llamas:

- Espumas de poliuretano utilizadas en sofás, colchones y sillones de automóviles.
- Aparatos electrónicos (ordenadores, televisores, electrodomésticos).
- Textiles, alfombras y moquetas.
- Plásticos de uso industrial y doméstico.

Al igual que los PBB, su razón de ser era aumentar la seguridad en caso de incendio, pero su adopción fue mucho más extensa y global. Durante las décadas de 1980 y 1990, los PBDE estaban presentes en prácticamente todos los hogares.

Problemas asociados

La alarma surgió cuando se comprobó que los PBDE no estaban químicamente ligados al material en el que se incorporaban, lo que facilitaba su liberación al entorno. Con el tiempo, se acumulaban en el polvo doméstico, en los alimentos y en el aire interior de viviendas y oficinas.

Al ser también contaminantes orgánicos persistentes, los PBDE se bioacumulan en la cadena alimentaria y en el tejido adiposo humano. Hoy en día, se detectan en sangre y leche materna de poblaciones de todo el mundo.

Mecanismos de disrupción endocrina

Desde el punto de vista sanitario, se comportan como disruptores endocrinos, con varios efectos documentados:

Los polibromodifenil éteres (PBDE) comparten propiedades con los PBB, pero su principal diana hormonal conocida es el eje tiroideo:

- Tienen una estructura similar a la tiroxina (T4).
- Compiten con T4 por la unión a la transtiretina y a la globulina transportadora de tiroxina (TBG), reduciendo su biodisponibilidad.
- Pueden inducir enzimas hepáticas (UGTs) que aceleran el metabolismo y eliminación de T4, reduciendo sus niveles plasmáticos.

- Esta disrupción tiroidea durante etapas críticas del desarrollo fetal e infantil puede alterar el neurodesarrollo y causar déficits cognitivos.

También se ha descrito cierta actividad estrogénica y antiandrogénica débil en estudios celulares, pero menos consistente que la tiroidea.

Situación actual

A partir de los años 2000, la evidencia acumulada sobre sus riesgos llevó a su inclusión en el Convenio de Estocolmo sobre contaminantes orgánicos persistentes, con prohibiciones y restricciones progresivas en la Unión Europea, Estados Unidos y otros países.

Sin embargo, el problema radica en que los PBDE ya estaban presentes en millones de productos fabricados antes de las prohibiciones. Esos productos (sofás, colchones, aparatos electrónicos) permanecen en uso en muchos hogares, y mientras tanto siguen liberando PBDE al polvo y al aire interior. Por eso, a pesar de la prohibición, la exposición humana continúa siendo significativa.

Perspectiva futura

Los PBDE están siendo sustituidos por otros retardantes de llama menos persistentes, aunque la seguridad de muchas de estas alternativas aún no se ha establecido por completo. Dada su persistencia y la presencia residual en productos antiguos, es previsible que los PBDE sigan detectándose en el ambiente y en humanos durante décadas.

La experiencia con los PBDE recuerda que incluso los compuestos diseñados para mejorar la seguridad (como reducir la inflamabilidad de los materiales) pueden terminar suponiendo un nuevo riesgo para la salud pública si no se evalúa su impacto a largo plazo.

Conclusión

La historia del DDT, los PFAS, los PBB y los PBDE refleja con claridad cómo la innovación química del siglo XX transformó la agricultura, la industria y la vida cotidiana, al tiempo que introdujo riesgos que solo se hicieron evidentes décadas después.

- El DDT ejemplifica la etapa inicial del optimismo químico: un insecticida considerado "milagroso" que salvó millones de vidas frente a la malaria y mejoró la productividad agrícola, pero cuyo impacto ambiental y sus efectos como disruptor endocrino llevaron a su prohibición en la mayoría de países.
- Los PBB y PBDE representan el capítulo de los retardantes de llama: compuestos introducidos para aumentar la seguridad de plásticos, textiles y aparatos electrónicos, pero que terminaron acumulándose en el polvo doméstico y en los tejidos humanos, alterando la función tiroidea y el neurodesarrollo infantil. Hoy ya están prohibidos,

pero su persistencia asegura que sigan presentes durante años.

- Los PFAS constituyen la cara más actual del problema. A diferencia del DDT y los polibromados, no se trata de un asunto histórico: los PFAS están aún hoy en nuestra cocina (sartenes antiadherentes), en nuestra ropa (chaquetas impermeables), en los envases de comida rápida, en cosméticos y en el agua de consumo. Se han prohibido algunos compuestos concretos (PFOA, PFOS), pero han sido sustituidos por moléculas similares cuya seguridad sigue siendo incierta.

En conjunto, estos ejemplos ponen de manifiesto varios elementos comunes:

1. Persistencia ambiental: todos son contaminantes orgánicos persistentes, capaces de permanecer en suelos, aguas y organismos durante décadas.
2. Exposición universal: de una u otra forma, todos han alcanzado a la población general, bien a través de la alimentación, el polvo, el agua o el aire interior.
3. Disrupción endocrina: aunque por mecanismos diferentes, todos interfieren con el sistema hormonal humano, afectando a la fertilidad, el desarrollo fetal e infantil, la función tiroidea y, en algunos casos, aumentando el riesgo de cáncer.
4. Desfase temporal: el entusiasmo inicial por sus ventajas tecnológicas se tradujo en décadas de uso masivo antes de que emergieran las evidencias de toxicidad, lo que genera un retraso inevitable entre la introducción del compuesto y su eventual retirada.

Mirando al futuro, es probable que el DDT, los PBB y los PBDE permanezcan como ejemplos históricos de sustancias que ya no se utilizan, pero cuya huella química persiste. En cambio, los PFAS representan un reto activo y urgente: la transición hacia su prohibición global y la búsqueda de alternativas seguras aún está en marcha, y sus efectos sobre la salud seguirán siendo objeto de investigación durante años.

La lección que se desprende de estos cuatro casos es clara: antes de introducir masivamente un nuevo compuesto químico, es imprescindible aplicar el principio de precaución, evaluando no solo su eficacia inmediata, sino también sus posibles consecuencias a largo plazo sobre la salud humana y el medio ambiente.

BIBLIOGRAFIA

1. Turusov V, Rakitsky V, Tomatis L. Dichlorodiphenyltrichloroethane (DDT): ubiquity, persistence, and risks. *Environ Health Perspect.* 2002;110(2):125–8.
2. U.S. Environmental Protection Agency. DDT – A Brief History and Status [Internet]. EPA; 2025 [citado 2025 Sep 10]. Disponible en: https://www.epa.gov/ingredients-used-pesticide-products/ddt-brief-history-and-status
3. Patisaul HB, Adewale HB. Long-term effects of environmental endocrine disruptors on reproductive physiology and behavior. *Front Behav Neurosci.* 2009;3:10.
4. Mokra K, Wozniak K, Namieśnik J, Hewitt N, Wąsowicz W. Endocrine-disrupting potential of perfluoroalkyl substances: a review. *Environ Int.* 2021;146:106164.
5. Coperchini F, Awwad O, Rotondi M, Santini F, Chiovato L. The long and winding road of endocrine disruptors and the thyroid: a focus on perfluorinated compounds. *Front Endocrinol (Lausanne).* 2021;11:612320.
6. Vollmar AK, Koch HM, Fromme H. Per- and polyfluoroalkyl substances (PFAS) and thyroid hormones: a review of epidemiological evidence. *Environ Health Perspect.* 2023;131(7):076001.
7. Du Z, Chen X, Chen X, Huang J. Effects of emerging PFAS alternatives on thyroid function: a comparative toxicology study. *Sci Total Environ.* 2024;916:170884.
8. Noyes PD, Stapleton HM. PFAS-induced disruption of thyroid hormone homeostasis. *Sci Rep.* 2025;15:3421.
9. Bali AP, Pandey P, Tiwari S, et al. Endocrine disrupting effects of perfluorooctane sulfonate (PFOS) in vitro and in vivo. *ACS Omega.* 2024;9(7):8923–32.
10. Hoffman K, Small CM, Blanck HM. The Michigan polybrominated biphenyl registry: a cohort for the study of chemical exposures and health. *Environ Health Perspect.* 2025;133(4):47004.
11. Hood J, Marcus M, Edwards S, et al. Elimination kinetics of polybrominated biphenyls (PBBs) in a cohort exposed in Michigan. *Environ Int.* 2022;160:107065.
12. Centers for Disease Control and Prevention (CDC). The Michigan polybrominated biphenyl (PBB) cohort: public health implications.

Atlanta: CDC; 2000. Disponible en: https://stacks.cdc.gov/view/cdc/3929/cdc_3929_DS1.pdf

13. Herbstman JB, Sjödin A, Apelberg BJ, et al. Birth delivery mode modifies the associations between prenatal PBDE exposure and neonatal thyroid hormones. *Environ Health Perspect.* 2008;116(10):1376–82.
14. National Research Council. Review of the Environmental Protection Agency's State-of-the-Science Evaluation of Nonmonotonic Dose–Response Relationships as They Apply to Endocrine Disruptors. Washington (DC): National Academies Press; 2020.
15. Siddiqi MA, Laessig RH, Reed KD. Polybrominated diphenyl ethers (PBDEs): new pollutants—old diseases. *Clin Med Res.* 2003;1(4):281–90.
16. Noyes PD, Stapleton HM. PBDE toxicity and thyroid hormone disruption in aquatic organisms. *Endocrine Disruptors.*2014;2(1):e29430.
17. Darbre PD. Endocrine disruptors and obesity. *Curr Obes Rep.* 2019;8:141–57.
18. European Parliament. Endocrine Disruptors: From Scientific Evidence to Human Health Protection. Brussels: Policy Department for Citizens' Rights and Constitutional Affairs; 2019.

CONTAMINANTES UBICUOS DE VIDA CORTA

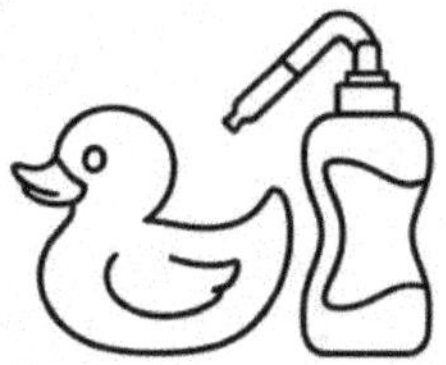

FTALATOS

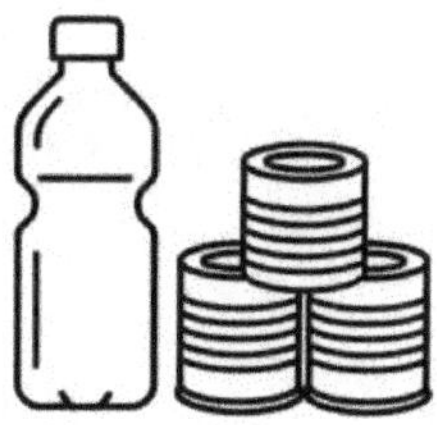

BISFENOL A

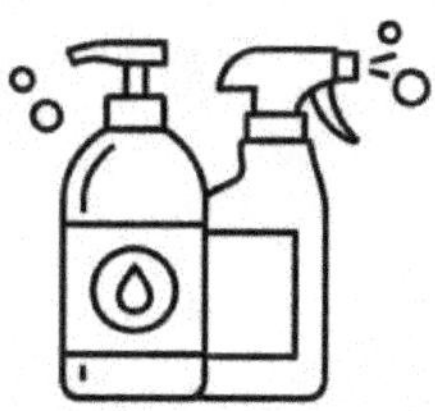

ALQUIFENOLES

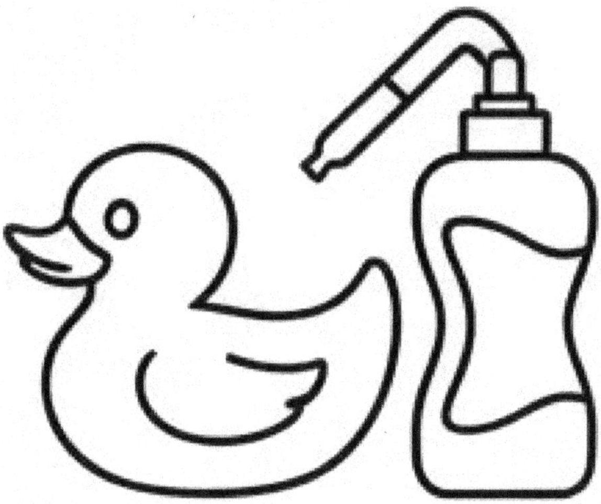

FTALATOS

FTALATOS

Dra. María Marcos Escartín

Introducción

Los Ftalatos son ésteres derivados del ácido ftálico (ácido1-2benzendicarboxílico). Son líquidos claros, de aspecto oleoso poco solubles en agua, aunque sí en la mayoría de los disolventes orgánicos que se emplean frecuentemente en la industria para mejorar la flexibilidad, transparencia y longevidad de los plásticos.

Los ftalatos de alto peso molecular se emplean frecuentemente como plastificantes proporcionando flexibilidad y maleabilidad principalmente en la producción de PVC y plásticos, además se usan en la fabricación de textiles, papel, repelente de insectos, pesticidas, productos de construcción y cosméticos. Aquellos de bajo peso molecular son usados en cosméticos, barnices y fragancias.

Cuando se emplean como plastificantes no se unen de forma covalente a los polímeros plásticos por lo que pueden liberarse al ambiente. A pesar de que su degradación por procesos abióticos es lenta la intervención del calor, agresiones físicas e interacción microbiana, bacterias y hongos, acelera la biodegradación de estos compuestos por lo que es frecuente hallarlos en el medio ambiente procedente de aguas industriales y de numerosos productos de uso doméstico.

Los humanos están expuestos diariamente a los ftalatos, a través de la ingesta de agua o alimentos envasados, inhalada o por vía cutánea en el caso de cosméticos. Los ftalatos tienen una vida media corta <24h, son inestables en la sangre, rápidamente transformados a metabolitos activos y aunque su acumulación en el organismo es muy baja, de hecho, se consideran disruptores endocrinos no acumulables, pueden ser medidos en sangre, orina, leche materna, meconio y líquido folicular. La mayoría de los estudios se realizan con la medición de los metabolitos urinarios.

Todas estas características limitan los estudios epidemiológicos por la dificultad de definir un umbral de toxicidad, de diferenciar una exposición puntual de continua, de aislar la influencia del medio ambiente en la cantidad de ftalatos presentes, la liberación de ftalatos durante la extracción y manipulación por estar presentes en dispositivos médicos, así como por la necesidad de valorar el efecto de la asociación de los ftalatos a otros disruptores endocrinos.

Los Ftalatos, en concreto DEHP, DBP, BBP y DIBP se encuentran dentro de la lista de sustancias altamente preocupantes (SVHC) y recogidas por la normativa europea (REACH) que limita el uso de sustancias por ser carcinogénicas, tóxicas para la reproducción, persistentes bioacumulativas o de especial preocupación. Numerosos estudios han demostrado su asociación con la disminución de fertilidad masculina por baja calidad seminal y disminución de distancia anogenital en varones como marcador antiandrogénico, así como asociación con capacidad obesogénica, alteraciones tiroideas, en el neurodesarrollo y potencial carcinogénesis.

Los efectos sobre la salud de las mujeres han tardado más en investigarse a pesar de que se conoce que los niveles de ftaltos y sus metabolitos son más altos en mujeres, normalmente asociados a uso de cosméticos y productos de limpieza de hogar, así como la capacidad de atravesar la barrera placentaria y el potencial daño embriológico/fetal.

En 1999 la Unión europea prohíbe su uso en mordedores y juguetes y desde entonces se legisla para regular la cantidad de ftalatos en productos de uso corriente.

Principales tipos de Ftalatos y sus usos frecuentes

Nombre	Abreviatura	Metabolismo Urinario	Estructura molecular[2]	Uso
Bajo peso molecular				
Dimetil ftalato	DMP	MMP	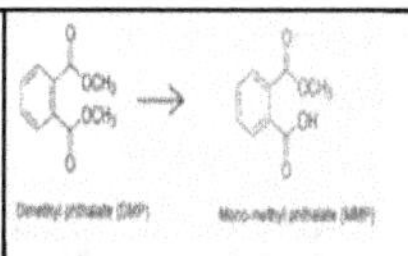	Agroquímicos, insecticidas y repelentes
Dietil ftalato	DEP	MEP	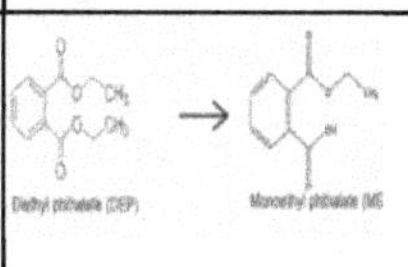	Perfumes, champús, lociones dermatológicas
Dibutil ftalato	DBP	MBP	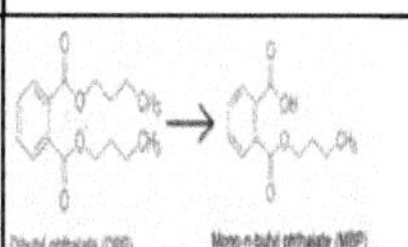	Cosméticos, tintes, insecticidas, plásticos, adhesivos
Alto peso molecular				
Benzilbutil ftalato	BzBP	MBzP	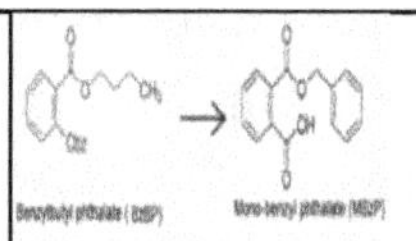	Cinturones, productos adhesivos, productos del automóvil.

Di-2-etilhexil ftalato	DEHP	MEHP MEHHP MEOHP MECP MCMHP	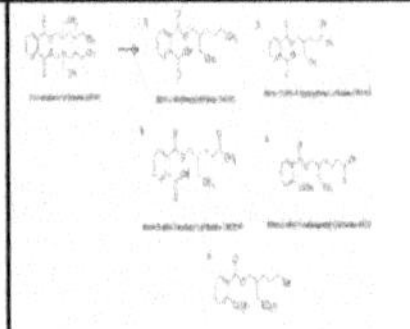	Perfumes, productos flexibles de PVC (pañales, envoltorios de alimentos, utensilios médicos como bolsas para sangre, catéteres, guantes...)
Di-isononil ftalato	DINP	MiNP MCIOP	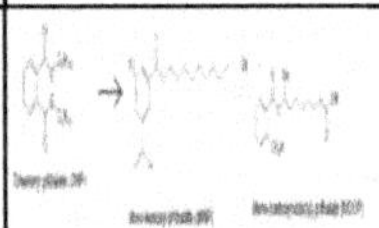	Mangueras de agua, suelas de zapatos, juguetes, materiales de construcción

Ftalatos como disruptores endocrinos en ginecología

La Agencia de Protección Ambiental de los Estados Unidos define un disruptor endocrino (DE) como un agente que interfiere con la síntesis, secreción, transporte, unión o eliminación de hormonas naturales presentes en el organismo que son responsables del mantenimiento de la homeostasis, la reproducción, el desarrollo y/o el comportamiento, es decir, se trata de productos químicos que interfieren con la función hormonal normal. Esto se puede hacer mimetizando la acción de las hormonas o bien antagonizándolas, modulando los receptores o alterando la síntesis, transporte, metabolismo y señalización hormonal.

Se ha demostrado que los ftalatos pueden actuar como antagonistas y/o agonistas de varios receptores hormonales, entre ellos el receptor de estrógenos alfa ERα, receptor de estrógenos beta Erβ , el receptor de andrógenos y el PPAR. Dada su similitud molecular con las hormonas esteroideas la mayoría de los ftalatos puede actuar con efecto estrogénico/antiestrogénico o androgénico/antiandrogénico en función de la longitud de la cadena lateral.

También pueden ejercer sus efectos mediante modificaciones epigenéticas, cambios en la expresión génica de diferentes tipos celulares sin cambiar el ADN sino a través de alteraciones de las histonas, metilación del ADN o expresión de ARN no codificantes que podrían ser transmitidos a la descendencia. Este efecto ha sido estudiado en DEHP y DBP.

DEHP, BBzP, DBP y MEHP se han relacionado con alteraciones en la activación, maduración, proliferación celular al aumentar el estrés oxidativo, así como modulación sobre la apoptosis celular vía MAPK/ERK.

Por último, DnBP aumenta los niveles de Ca2+ intracelular interfiriendo en la meiosis en células gonadales.

Conviene tener en cuenta que la mayoría de los efectos concretos estudiados por los ftalatos se hacen en estudios in vitro, in vivo en animales o por biosimulaciones por lo que, en muchos casos, es necesaria mayor evidencia para reproducir los efectos en humanos, así como las consecuencias de estas alteraciones en términos de salud.

En cualquier caso, aunque la demostración epidemiológica sea más controvertida, a la luz de los múltiples mecanismos por los que los disruptores endocrinos pueden interferir con los órganos ginecológicos es fácil entender la gran variedad de efectos secundarios que pueden producirse como consecuencia de la exposición a ftalatos.

EFECTOS A NIVEL DE UTERO

Endometriosis

La endometriosis es una enfermedad benigna caracterizada por la presencia de tejido endometrial en localizaciones extrauterinas principalmente en la cavidad pélvica, ovarios, trompas... pero que puede aparecer en localizaciones extrapélvicas como el pulmón. El tejido ectópico se comporta como tejido endometrial generando cambios cíclicos e inflamación crónica asociada a estrógenos. Es una de las enfermedades ginecológicas más comunes, afecta al 10-15% de las mujeres en edad fértil, llegando hasta el 30-50% en población subfértil. En función de la presentación (desde quistes ováricos a endometriosis profunda), varía en la clínica, evolución y respuesta al tratamiento, aunque de manera general se manifiesta como dolor pélvico crónico, dismenorrea progresiva, dispareunia e infertilidad. Es importante señalar que también presentan un riesgo aumentado de cáncer de ovario, especialmente de células claras.

Existen numerosas teorías para tratar de explicar la fisiopatología de la endometriosis, entre ellas la más aceptada es la de la menstruación retrógrada propuesta por Sampson. Otras teorías sugieren metaplasia de las células del peritoneo, implantación y diferenciación de células madre hacia células endometriales o persistencia de células embrionarias procedentes del conducto de Müller o Wolff. Ninguna de las teorías ha demostrado causalidad por lo que es necesario que otros factores hormonales, genéticos, inmunológicos y ambientales permitan al tejido endometrial sobrevivir fuera del útero.

De acuerdo a estudios in vitro y simulaciones el potencial mecanismo de los ftalatos implica tanto la actividad estrogénica de los mismos, como estrés oxidativo, enzimas inflamatorias y receptores hormonales en las membranas celulares que aumentan la viabilidad, resistencia y proliferación de las células endometriales tanto en el tejido endometrial como endometriósico.

Estudios in vitro han demostrado que el DEHP aumenta la proliferación, migración y viabilidad de las células endometriales:

- Aumenta la resistencia a peróxido de hidrógeno.
- Aumenta el estrés oxidativo por la formación de ROS y la disminución de enzimas antioxidantes.
- Aumenta la actividad de MAPk.
- Aumenta el nivel de expresión de receptores de estrógenos α.
- Aumenta la resistencia a la apoptosis aumentado la fosforilización de Erk.
- Interfiere en la regulación génica al unirse al PPAR.

La exposición crónica a baja dosis de BBP promueve la supervivencia de tejido endometriósico por la expresión de CD44 en las células dendríticas.

Niveles altos de DEHP y MEHP se relacionan con estados avanzados de la enfermedad.

Otros ftalatos como MOP, MCHp y MINP no presentan asociación con la endometriosis, lo que sugiere que tiene una menor actividad estrogénica.

No se han encontrado asociación entre los ftalatos y la adenomiosis

Con respecto a los estudios epidemiológicos la mayoría sugieren asociación entre los niveles de ftalatos y la endometriosis siendo más contradictoria en el caso de sus metabolitos donde presentan resultados dispares probablemente derivados del diseño del estudio, la inestabilidad y corta vida media de los ftalatos, así como la disparidad de diferentes metabolitos urinarios.

Cambios histológicos

Numerosos estudios in vitro han demostrado que los ftalatos pueden tener efectos en la morfología y la función uterina.

El DEHP afecta a la activación nuclear de los receptores de hormonas esteroideas, aumentando el nivel de ER, PR y PPAR que pueden inducir cambios histológicos de forma dosis dependiente y tener efectos adversos en la función uterina. Se ha demostrado que las dosis bajas generan aumento de tamaño en el útero, la exposición a dosis medias aumenta el número de glándulas y la proliferación de células del estroma mientras que a alta dosis genera debilidad en el endometrio.

Además, la exposición a los ftalatos tiene también efectos a largo plazo en las generaciones sucesivas. Se ha reportado una disminución en la expresión de genes reguladores como HoxA11, VEGF A, IHH, LIFR, EP4, PTCH, NR2F2, BMP2, y WNT4 en el útero de descendientes de ratas expuestas a DEHP, así como atrofia y fibrosis en el caso de larga exposición materna a DEHP.

La exposición a ftalatos puede alterar la expresión del ARN mensajero que actúa a nivel de genes reguladores como Esr1, Esr2, Prg, Lox, Egr1 y Muc alterándolos. Igualmente se ha demostrado que el DEHP cambia el estado de proliferación de las células endometriales modificando la traslocación de ESR1, ESR2 y PGR. Estos cambios sugieren relación con la hiperplasia endometrial y posible carcinogénesis, aunque no se ha demostrado causalidad.

Miomas

Los miomas uterinos son el tumor benigno más frecuente en ginecología pudiendo llegar a afectar hasta al 70% de las mujeres a lo largo de la vida. Aunque en muchos casos los miomas son asintomáticos, pueden afectar a la calidad de vida de las mujeres produciendo sangrado abundante, dolor, subfertilidad y complicaciones en el embarazo. Se considera la primera causa de histerectomía.

El principal factor de riesgo es la raza negra, otros factores conocidos son la edad, historia familiar, obesidad y factores hormonales. El desarrollo de los miomas depende de las hormonas esteroideas estrogénos y progestágenos, lo que explica porqué se producen durante la edad fértil e involucionan en la menopausia, por tanto, muchos de los tratamientos farmacológicos suprimen o modulan estas hormonas.

Aunque el mecanismo fisiopatológico de los miomas es incierto, las investigaciones apoyan la hipótesis de que se originan en la transformación patológica de las células madre a células miometriales alteradas que se consideran las precursoras de los miomas.

Durante el periodo reproductivo las células musculares del útero están en continuo remodelamiento exponiéndose a un riesgo elevado de inestabilidad genómica y mutaciones del DNA. La conversión de las células madre precursoras de miomas a células miomatosas se debe a una o varias mutaciones genéticas entre las más prevalentes MED12, presente hasta en el 70% de los miomas esporádicos que puede ser inducida por ftalatos. También pueden inducir cambios epigenéticos en las células miomatosas, con un papel clave del miARN en la regulación de la expresión genética.

Por otra parte, los ftalatos pueden actuar en las células miomatosas diferenciadas estimulando su proliferación y potenciando mecanismos antiapoptóticos que favorecen el crecimiento. Así se ha demostrado que el MEHHP, metabolito del DEHP promueve la supervivencia celular de las células miomatosas activando la vía del receptor de triptófano-quineurina-aryl

Los estudios epidemiológicos no son concluyentes por las limitaciones explicadas previamente sin embargo coinciden en la relación entre el aumento de metabolitos urinarios MCOP, MCNP, MEHP, MEHHP, MEOHP con el volumen uterino.

EFECTOS SOBRE EL OVARIO

Dada la ubicuidad de los ftalatos, las mujeres están expuestos a los ftalatos en todas las etapas de la vida. Recientemente se han hallado metabolitos de los ftalatos en el líquido folicular, lo que evidencia su toxicidad también a nivel de ovarios. Esta exposición puede provocar alteración de la función ovárica (insuficiencia ovárica prematura, anovulación, infertilidad y disminución de la esteroidogénesis) pero dado el papel del ovario como regulador en el organismo puede tener efectos sobre la salud reproductiva, cardiovascular, anímica, cerebral y esquelética.

Los ftalatos pueden ejercer toxicidad ovárica alterando la foliculogénesis. Tanto a nivel de los folículos primordiales, primarios, preantrales, antrales o a nivel del cuerpo lúteo puede generarse atresia, agotamiento o aceleración de los mismos por los mecanismos descritos previamente (acción agonista/antagonista hormonal, inflamación, apoptosis, modulaciones epigenéticas...) así como interferir directamente en la esteroidogénesis.

La atresia a nivel de los folículos primordiales genera fallo ovárico prematuro. A nivel del folículo antral una deficiencia de estrógenos y ciclos anovulatorios y en la luteinización disminuye la producción de progesterona interfiriendo en la implantación y el embarazo.

Numerosos estudios in vitro/ in vivo en animales han demostrado la acción directa de algunos ftalatos a nivel de la foliculogénesis:

- La exposición a DEHP y su metabolito bioactivo el MeHP acelera el reclutamiento del folículo primordial a través de un mecanismo que implica la sobreactivación de la vía de la fosfatidilinositol 3-quinasa (PI3K).
- La exposición a DBP inhibe la expresión de Ccnd2 , ciclina E1 (Ccne1), ciclina A2 (Ccna2) y ciclina B1 (Ccnb1) y aumenta la expresión del inhibidor de la cinasa dependiente de ciclina 1A interrumpiendo el ciclo celular e inhibiendo el crecimiento de los folículos antrales.
- La exposición a DEHP induce un aumento en las células de la granulosa apoptóticas generando atresia folicular

- MEHP induce estrés oxidativo al aumentar los niveles de especies reactivas de oxígeno e interrumpir la expresión y actividad de los antioxidantes superóxido dismutasa 1 (SOD1) y glutatión peroxidasa (GPX) inhibiendo el crecimiento del folículo antral.
- Se ha demostrado que BBP (1 μM) reduce la viabilidad de las células de la granulosa humana, muy probablemente al aumentar los niveles de ARNm.

Las enzimas esteroidogénicas en los cuerpos lúteos también pueden verse afectadas de manera similar, disminuyendo la producción hormonal de estradiol vía ARNm por alteración de la actividad de las enzimas responsables de generar estradiol y progesterona o aumentan su degradación al aumentar el ARNm en las enzimas metabolizadoras de estradiol y progesterona necesarios para mantener el embarazo y el ciclo menstrual normal.

La falta de hormonas esteroides derivadas de los ovarios alterará el eje hipotálamo-hipófisis-ovárico, lo que provocará ciclos anovulatorios u oligoovulatorios infértiles al inhibir el pico de LH y/o alterar los niveles de FSH que son responsables de reclutar una cohorte de folículos antrales para la ovulación.

Estudios in vivo/vitro han demostrado:

- La exposición al DEHP disminuye los niveles séricos de estradiol como resultado de la disminución de la expresión de Cyp19a1
- La exposición al MEHP disminuyó los niveles de testosterona, estrona y estradiol

en folículos antrales al inhibir la expresión de Cyp17a1 , Hsd17b1 y Cyp19a1
- La exposición a DBP reduce significativamente la cantidad de estradiol acumulado en folículos antrales.

En conjunto, es
tos estudios proporcionan evidencia de que la exposición a ftalatos altera la foliculogénesis y esteroidogénesis ovárica.

Con respecto a la relación directa tóxico/enfermedad se ha relacionado el contacto de los ftalatos con el desarrollo de síndrome de ovario poliquístico, pubertad precoz, fallo ovárico prematuro e infertilidad. Sin embargo, se necesita más investigación para asociarlo a otros efectos adversos, como enfermedades cardiovasculares y osteoporosis. Además, habría que definir el rango de dosis biológicamente relevantes y discernir el efecto de los ftalatos aislados de la exposición a mezclas de ftalatos, así como a mezclas de otros tóxicos comunes.

EFECTOS DURANTE EL EMBARAZO Y DESARROLLO FETAL

A pesar de que el embarazo y la infancia son periodos de mayor vulnerabilidad frente a la exposición de químicos dada la gran regulación hormonal del embarazo por un lado y la menor capacidad del hígado fetal de metabolizar los disruptores endocrinos, se han encontrado ftalatos en el 98% de las embarazadas. La exposición de ftalatos en este periodo puede conducir a disfunciones metabólicas en la madre e interferir en el desarrollo fetal, acarreando consecuencias a largo plazo, tanto en la madre como en la descendencia.

Los ftalatos como la mayoría de los disruptores endocrinos pueden atravesar la placenta, así como pasar al recién nacido a través de la leche materna.

A las limitaciones de los estudios epidemiológicos comentadas previamente, hay que añadir la dificultad de estratificar la medida de los ftalatos en función de los diferentes momentos de la gestación y la variabilidad de la medida en muestras maternas o fetales.

Parto pretérmino

Se considera un parto prematuro aquel que se produce antes de la semana 37 de gestación, lo que supone del 6-12% de los partos y es una causa de morbimortalidad neonatal. Entre los factores de riesgo para el parto prematuro (IMC, edad, multiparidad, TRA...) se encuentran los tóxicos ambientales y los estados inflamarios

Los datos epidemiológicos sugieren que la relación entre el parto pretérmino y la exposición a ftalatos es dosis dependiente y más fuerte si se produce en el segundo y tercer trimestre

Se ha encontrado asociación para MBP, DEHP y MCPP y el parto pretérmino. La mayor relación se establece para el DEHP que genera estrés oxidativo e inflamación. Varios metabolitos del DEHP se asocian con aumento en los niveles de IL-6 e IL-10.

Con respecto a los mecanismos epigenéticos en cultivos de citotrofoblastos se ha evidenciado una posible inducción de genes que genran efecto pro-parto vía un mecanismo RelB/p52 inducida por MEHP.

Los estudios de cohortes han encontrado

diferencias entre el sexo fetal siendo mayor la relación entre el MiBP y MHiBP en fetos varones y MBP y MHBP en fetos femeninos

Estados hipertensivos de la gestación

Se han propuesto numerosos mecanismos para explicar el efecto de los ftalatos sobre la presión sanguínea, la mayoría de ellos son más importantes durante el primer trimestre de la gestación período en el que tiene lugar la organogénesis y el desarrollo de la placenta. La exposición a ftalatos en este período conlleva alteración placentaria que puede generar estados hipertensivos en fases más avanzadas de la gestación.

De forma específica los ftalatos pueden actuar a nivel del principal regulador de la presión arterial, el sistema renina-angiotensina-aldosterona inhibiéndolo, así como modulando la secreción de cortisol y provocando la disrupción del eje hipotálamo-hipófisis-adrenal.

Se ha evidenciado relación entre los ftalatos y el desarrollo placentario. Además de a nivel directo, de forma epigenética la exposición a DEHP reduce el nivel de mRNA en genes reguladores para la angiogénesis placentaria, otros estudios han demostrado una relación entre DEHP y la metilación placentaria, aunque aún no se conoce el efecto de esta metilación sobre la preeclampsia.

También se ha demostrado el aumento de estrés oxidativo y efectos proinflamatorios que deriva en la elevación de factores angiogénicos relacionados con los trastornos hipertensivos en la gestación. Así se ha estudiado la relación de DEHP con niveles disminuidos de PIGF y aumento en la ratio Flt-1/PIGF que es actualmente el principal biomarcador de preeclampsia.

Por último, existe también relación entre la función tiroidea materna, alterada por los ftalatos, y su efecto sobre la presión sanguínea durante la gestación.

Aunque la mayoría de las investigaciones miden el efecto del DEHP también se ha demostrado en estudios epidemiológicos que el MBzP, monobencil ftalato y MEHP se asocian con cambios en la presión sanguínea y el MEP monoetilftalato en concreto se asocia con estados hipertensivos de la gestación. EL efecto de estos ftalatos en la hipertensión parece prolongarse al periodo postarto.

Diabetes gestacional y función tiroidea

La placenta presenta numerosas moléculas que promueven la resistencia a la insulina. En condiciones normales durante el segundo trimestre de embarazo se observa una caída progresiva en la sensibilidad a la insulina que se ve compensada por un aumento de secreción en las células β del páncreas. En los casos en los que esta compensación no es suficiente, añadido a un cierto grado de estado proinflamatorio se desarrolla diabetes gestacional.

Los ftalatos pueden influir en varios mecanismos de la diabetes gestacional, estando asociados a la ganancia ponderal, la resistencia a la insulina y la disfunción pancreática. Se ha demostrado que su efecto es mayor en exposiciones durante el 1 trimestre de la gestación.

El principal mecanismo de estos disruptores hormonales es la activación de los receptores activados por el proliferador de peroxisomas PPARs que modulan los lípidos celulares, el metabolismo de la glucosa y disminuye la expresión del receptor de insulina. Los PPARα/β desempeñan un papel importante en el catabolismo hepático y muscular de los ácidos grasos, y los PPARY en la adipogénesis y el almacenamiento de lípidos. La unión de estos receptores a algunos disruptores endocrinos aumenta el almacenamiento de grasa en los adipocitos maduros, lo que conduce a la resistencia a la insulina.

También se ha estudiado la disfunción de las células β del pancreas, el estrés oxidativo, la actividad estrogénica, y mecanismos epigenéticos que alteran la vía de la glucosa en la descendencia.

La exposición crónica a DEHP a través de la vía de los PPARα, puede causar un flujo anormal de metabolitos de glucosa en el hígado y el músculo esquelético, con reducción de la glucólisis hepática y alteración de la producción de lactato en el músculo esquelético.

El MEHP disminuyó la proliferación de las células de Sertoli, que poseen propiedades antiandrogénicas. Afectando al balance energético y la homeostasis de la glucosa.

La administración de DEP ha demostrado disminución en las proteínas de los transportadores de glucosa GLUT2 y GLUT4 reduciendo la captación celular de glucosa. EL DBP altera la expresión de p13K disminuyendo los GLUT-2.

Con respecto a la función tiroidea hay que señalar que durante el primer trimestre el feto depende exclusivamente de la función tiroidea materna, y una alteración de la misma puede afectarlo negativamente. Se han propuesto varios mecanismos para explicar cómo los ftalatos pueden alterar la función tiroidea materna al afectar el eje hipotálamo-hipófisis-tiroideo y/o interferir con la biosíntesis y el biotransporte de la tiroides, la conversión periférica, así como la función del receptor. Sin embargo, los datos de los estudios epidemiológicos aún son inciertos

Crecimiento fetal

La restricción de crecimiento fetal, aumenta la morbilidad y mortalidad infantil, la enfermedad cardiovascular, diabetes y genra alteraciones en el comportamiento a largo plazo.

Al igual que con el parto pretérmino y otros resultados obstétricos desfavorables el bajo peso al nacer tiene un origen multifactorial que incluye entre otros la edad materna, nivel socioeconómico, tabaquismo, estados hipetensivos de la gestación... Muchos productos químicos, entre ellos los ftalatos han sido reconocidos como potenciales factores independientes. Hay que añadir que la exposición materna a disruptores endocrinos con efecto estrogénico y antiandrogénico, entre ellos a los ftalatos puede interferir en la regulación hormonal del embarazo, también induce inflamación y estrés oxidativo mecanismos conocidos como mediadores en la activación endotelial de la preeclamsia, insuficiencia placentaria y ruptura prematura de membranas.

A pesar de las limitaciones ya descritas que presentan los estudios epidemiológicos se ha identificado una relación entre la exposición prenatal a ftalatos y el parto prematuro. En el caso del bajo peso fetal el efecto del DEHP como factor independiente no se ha conseguido cuantificar de manera genérica, aunque sí sobre fetos varones

Afectación fetal.

Dado el paso transplacentario y la mayor

vulnerabilidad del feto a la exposición de disruptores endocrinos es lógico pensar que los ftalatos interfieran en el desarrollo fetal, sobre todo en el primer trimestre. La complejidad de diseño de estudios poblacionales dificulta hallar relaciones significativas con malformaciones concretas.

Sin embargo, se ha demostrado relación entre la exposición fetal a ftalatos efectos sobre el desarrollo neurológico (nivel CI, autismo y TDAH) y sobre cambios en la distancia anogenital en fetos varones. Existe una menor relación con alteraciones metabólicas, cardiovasculares y el desarrollo de cáncer.

Por todo ello es necesario desarrollar más estudios, así como seguir durante más tiempo a las poblaciones estudiadas.

EFECTOS EN LA REPRODUCCIÓN HUMANA

Teniendo en cuenta la toxicidad de los ftalatos a nivel de útero, ovario y placenta descrita previamente es razonable inferir la existencia de alteraciones a nivel reproductivo.

Existe una relación estadísticamente significativa entre la alteración de la espermatogénesis y la exposición a ftalatos.

En cuanto a la fertilidad femenina, estudios in vitro e in vivo han demostrado la interrupción de la ovogénesis y la foliculogénesis, la inducción de daño al ácido desoxirribonucleico en los ovocitos, la expresión alterada de los receptores de gonadotropina y hormona liberadora de hormona gonadotropina, esteroidogénesis alterada y señalización alterada del receptor de estrógeno/andrógeno como causas de fertilidad alterada.

Además, los ftalatos se asocian con mayores tasas de aborto espontáneo, así como menores tasas de fertilización e implantación de embriones y se considera que algunos de ellos disminuyen el número de embriones de alta calidad en los embarazos de reproducción asistida (TRA).

Numerosos estudios han descrito los efectos de la exposición al DEHP en la ovogénesis y la foliculogénesis.

En estudios con animales se ha visto que el DEHP indujo el desarrollo alterado de las células germinales primordiales, la supervivencia de las células germinales, la progresión meiótica y el aumento de la atresia folicular. Además, alteró la maduración y activación de los ovocitos antes de la fertilización a través de la inhibición de la maduración meiótica y el estrés oxidativo

La exposición prenatal a una mezcla de DEP, DEHP, DnBP, DiNP, DiBP y BBzP también afectó a la ovulación y la síntesis de estradiol.

El desequilibrio del eje hipotálamo-hipofisario-ovárico afecta negativamente al desarrollo y función del sistema reproductivo también de los descendientes observándose en la segunda y tercera generación. Por lo tanto, podemos asumir que la exposición al ftalato tiene un efecto transgeneracional y multigeneracional sobre la fertilidad en modelos animales hembras.

Por último, estudios epidemiológicos han hallado una correlación negativa entre los niveles urinarios de DHEP con la producción de ovocitos, el embarazo clínico y la tasa de nacidos vivos después de la TRA.

FTALATOS Y TUMORES GINECOLÓGICOS

La relación entre los disruptores endocrinos, y en concreto los ftalatos con la aparición de cáncer ha sido fruto de numerosos estudios no siempre concluyentes que en sí mismos precisarían un capítulo para detallarlos, voy a resumir por tanto los efectos más destacados.

Como se ha comentado anteriormente algunos ftalatos presentan propiedades estrogénicas, aumentando los niveles de estradiol que estimulan la proliferación y el crecimiento celular, lo que puede conducir a la aparición y proliferación de tipos de cáncer hormonodependientes, como el de ovario, útero y mama, así como facilitar el de cuello uterino.

Por otra parte, los mediadores inflamatorios, la disminución de la apoptosis y los cambios epigenéticos son en si mismos mecanismos carcinogénicos.

Más allá de los mecanismos fisiopatológicos conocidos de los disruptores endocrinos, que hacen pensar en el potencial papel de los ftalatos como oncogénicos, numerosos estudios in vitro han sido diseñados para buscar la relación entre la exposición a ftalatos y un mayor riesgo de tumores en las células y órganos reproductores femeninos.

- Choi et al. observaron el efecto estimulante de la exposición a DnBP en la proliferación de células de cáncer de ovario humano BG-1.
- Yang et al. mostraron que MEHP desencadenó la proliferación de líneas celulares de cáncer cervical humano HeLa y SiHa. Los estudios epidemiológicos notaron resultados consistentes.

- Como se ha comentado previamente existe relación entre los niveles de MECPP y mBB con leiomiomas.
- El DEHP y sus metabolitos se asocia con aumento de fibromas y cáncer de ovario.

Cáncer de mama

Se trata de la primera causa de mortalidad por tumores a nivel mundial, con una incidencia más alta en países desarrollados. Esto puede deberse a alguno de los factores de riesgo conocidos tales como menarquia temprana, edad tardía del primer parto, menopausia y otros posibles antecedentes reproductivos y familiares. Sin embargo, existe un creciente interés en si ciertas sustancias ambientales, especialmente aquellas con evidencia de ser hormonalmente activas, juegan un papel en el riesgo de cáncer de mama, como es el caso de los ftalatos con actividad estrogénica conocida.

La relación entre los ftalatos y el riesgo de cáncer de mama no siempre es clara, de hecho, como sucede en la patogenia de otras enfermedades ginecológicas, a pesar de estudios in vivo e in vitro concluyentes varios metanálisis de estudios epidemiológicos no han encontrado diferencias significativas para la relación ftalato cáncer de mama. Así se ha demostrado que los metabolitos de ftalato MBzP y MiBP se asociaron pasivamente con el riesgo de cáncer de mama. Sin embargo, MEP, MEHHP, MEHP, MEOHP, MCPP, MBP y BPA no se asociaron estadísticamente con el cáncer de mama.

Las nuevas líneas de investigación sugieren que la genética podría desempeñar un papel vital, y los genotipos podrían determinar si la exposición a EDCs afecta la susceptibilidad y los riesgos del huésped. Un ejemplo es el polimorfismo del gen CYP1A1, responsable del metabolismo de los estrógenos. Dos estudios de casos y controles informaron la asociación del genotipo CYP1A1 con la susceptibilidad a un mayor riesgo de cáncer de mama tras la exposición a disruptores endocrinos.

Conclusiones

Los ftalatos son sustancias ubicuas en nuestro medio al hallarse en numerosos productos de uso cotidiano. El ser humano se ve expuesto al efecto de los ftalatos en su día a día, de hecho, se han descrito series de mujeres con un nivel de exposición del 100%. Por su efecto como disruptores endocrinos los ftalatos producen consecuencias sobre la salud al actuar directamente a nivel de receptores hormonales o modulando la respuesta biológica. Por mecanismos epigenéticos el efecto de los ftalatos puede transmitirse a las siguientes generaciones.

Existe relación estadísticamente significativa entre la exposición a ftalatos y enfermedad en la mujer, en este capítulo hemos descrito los principales mecanismos y alteraciones concretas generadas por la exposición a nivel uterino, ovárico, placentario y fetal, así como su implicación en la fertilidad y la carcinogénesis.

Por todos estos efectos los ftalatos están reconocidos como sustancias especialmente preocupantes y se ha legislado para regular su uso estableciendo prohibiciones en productos de uso infantil, así como concentraciones límites en otra serie de productos de uso corriente, sobre todo en el caso del DEHP cuyo efecto como disruptor endocrino está ampliamente probado. Sin embargo, son necesarios más estudios sobre los plastificantes sustitutos de los ftalatos antes de considerarlos libres de riesgo.

Las características de los ftalatos, escasa acumulación, vida media corta e inestabilidad, así como la asociación a otros tóxicos pueden alterar los resultados de estudios por lo que se necesita un mejor diseño, mayor número muestral y mejor definición de dosis umbral para conseguir encontrar relaciones estadísticamente significativas.

En cualquier caso, existen suficientes evidencias para intentar limitar la exposición a ftalatos en beneficio de nuestra salud, sobre todo en mujeres en edad fértil, sustituyendo los plásticos por vidrio en el caso de envases de alimentos, potenciando el uso de fibras naturales y promoviendo la regulación e investigación de los disruptores endocrinos.

BIBLIOGRAFIA

1. Kabir ER, Rahman MS, Rahman I. A review on endocrine disruptors and their possible impacts on human health. Environ Toxicol Pharmacol 2015;40:241-258. .doi: https://doi.org/10.1016/j.etap.2015.06.009.
2. Manuel Pombo Arias, Lidia Castro-Feijóo, Jesús Barreiro Conde, Paloma Cabanas Rodríguez Una revisión sobre los disruptores endocrinos y su posible impacto sobre la salud de los humanos.10.3266/RevEspEndocrinolPediatr.pre2020.Nov.619
3. Eleftheria M. Panagiotou MSc (PhD student) a,Venla Ojasalo BSc (Researcher) b c, Pauliina Damdimopoulou PhD (Senior researcher), Phthalates, ovarian function and fertility in adulthood, Best Practice & Research Clinical Endocrinology & Metabolism. Volume 35, Issue 5, September 2021, 101552
4. Shinji Takeuchi a, Mitsuru Iida b, Satoshi Kobayashi a, Kazuo Jin a, Tadashi Matsuda c, Hiroyuki Kojima a. Differential effects of phthalate esters on transcriptional activities via human estrogen receptors α and β, and androgen receptor. Toxicology. Volume 210, Issues 2–3, 1 June 2005, Pages 223-233
5. Carlos Alberto Gómez-Mercado, Natalia Escobar,María C. González, Manuela Lince, María C. Vásquez, Catalina María Arango-Alzate, Angela M. Segura-Cardona, Gregory Mejía-Sandobal, Albino Barraza-Villareal. Intrauterine exposure to endocrine disruptors (phthalates): sources of exposure and quantification of urinary metabolites. Univ. Salud vol.24 no.3 Pasto Sep./Dec. 2022 Epub Aug 31, 2022
6. Maria Puche-Juarez, Juan M Toledano, Jorge Moreno-Fernandez, Yolanda Gálvez-Ontiveros, Ana Rivas, Javier Diaz-Castro, Julio J Ochoa. The Role of Endocrine Disrupting Chemicals in Gestation and Pregnancy Outcomes Nutrients. 2023 Nov 3;15(21):4657. doi:10.3390/nu15214657
7. Henrieta Hlisníková, Ida Petrovičová, Branislav Kolena, Miroslava Šidlovská, Alexander Sirotkin. Effects and Mechanisms of Phthalates' Action on Reproductive Processes and Reproductive Health: A Literature Review. Int J Environ Res Public Health. 2020 Sep 18;17(18):6811. doi:10.3390/ijerph17186811
8. Bárbara Ribeiro, Melissa Mariana, Margarida Lorigo, Denise Oliani, Ana Cristina Ramalhinho, Elisa Cairrao. Association between the Exposure to Phthalates and the Risk of Endometriosis: An Updated Review. Biomedicines. 2024 Aug 22;12(8):1932. doi: 10.3390/biomedicines12081932
9. Shuhong Yang 1, Shuhao Yang 1, Aiyue Luo 1. Phthalates and uterine disorders. Review Rev Environ Health. 2024 Mar

8;40(1):97-114. doi: 10.1515/reveh-2023-0159. Print 2025 Mar 26.

10. Wingfield, M, Macpherson, A, Healy, DL, Rogers, PA. Cell proliferation is increased in the endometrium of women with endometriosis. Fertil Steril 1995;64:340–6
11. Kim, SH, Cho, S, Ihm, HJ, Oh, YS, Heo, SH, Chun, S, et al.. Possible role of phthalate in the pathogenesis of endometriosis: in vitro, animal, and human data. J Clin Endocrinol Metab 2015;100:E1502–11
12. Weuve, J, Hauser, R, Calafat, AM, Missmer, SA, Wise, LA. Association of exposure to phthalates with endometriosis and uterine leiomyomata: findings from NHANES, 1999–2004. Environ Health Perspect 2010;118:825–32. https://doi.org/10.1289/ehp.0901543.
13. Lee, G, Kim, S, Bastiaensen, M, Malarvannan, G, Poma, G, Caballero Casero, N, et al.. Exposure to organophosphate esters, phthalates, and alternative plasticizers in association with uterine fibroids. Environ Res 2020;189:109874.
14. Hong Zhang, Hanlin Zhou, Xinwang Chen, Hangting Guo, Qiong Lin, Xiangqi Chen. Phthalate exposure as a hidden risk factor for uterine leiomyoma in adult women: Accumulated evidence from observational studies. Ecotoxicology and Environmental Safety Volume 285, 15 October 2024, 117069
15. Roosa Neuvonen, Marjo Huovinen, David C. Dorman, Heikki Laitinen, Heidi Sahlman- Phthalates and polycystic ovary syndrome – Systematic literature review. Reproductive Toxicology Volume 121, October 2023, 108473
16. Shreya Patel, Changqing Zhou, Saniya Rattan, Jodi A Flaws. Effects of Endocrine-Disrupting Chemicals on the Ovary1. Biol Reprod. 2015 Jul 1;93(1):20, 1-9. doi: 10.1095/biolreprod.115.130336
17. Leonardo Trasande, Morgan E Nelson, Akram Alshawabkeh, Emily S Barrett, Jessie P Buckley, Dana Dabelea, Anne L Dunlop, Julie B Herbstman, John D Meeker, Mrudula Naidu, Craig Newschaffer, Amy M Padula, Megan E Romano, Douglas M Ruden, Sheela Sathyanarayana, Susan L Schantz, Anne P Starling, Ghassan B Hamra. Prenatal phthalate exposure and adverse birth outcomes in the USA: a prospective analysis of births and estimates of attributable burden and costs. Lancet Planet Health. 2024 Feb;8(2):e74–e85. doi: 10.1016/S2542-5196(23)00270-X
18. Cécile Marie, Françoise Vendittelli, Marie-Pierre Sauvant-Rochat. Obstetrical outcomes and biomarkers to assess exposure to phthalates: A review. Environment International Volume 83, October 2015, Pages 116-136
19. Rima Hajjar 1, Sana Hatoum 2, Serge Mattar 3, Gaby Moawad 4, Jean Marc Ayoubi 5, Anis Feki 6, Labib Ghulmiyyah 7. Endocrine

Disruptors in Pregnancy: Effects on Mothers and Fetuses-A Review. Review J Clin Med . 2024 Sep 19;13(18):5549. doi: 10.3390/jcm13185549.

20. Wang, X.; Wang, L.-L.; Tian, Y.-K.; Xiong, S.-M.; Liu, Y.-J.; Zhang, H.-N.; Shen, X.-B.; Zhou, Y.-Z. Association between exposures to phthalate metabolites and preterm birth and spontaneous preterm birth: A systematic review and meta-analysis. Reprod. Toxicol. 2022, 113, 1–9.
21. Zhang, M.; Qiao, J.; Xie, P.; Li, Z.; Hu, C.; Li, F. The Association between Maternal Urinary Phthalate Concentrations and Blood Pressure in Pregnancy: A Systematic Review and Meta-Analysis. Metabolites 2023, 13.
22. Werner, E.F.; Braun, J.M.; Yolton, K.; Khoury, J.C.; Lanphear, B.P. The association between maternal urinary phthalate concentrations and blood pressure in pregnancy: The HOME Study. Environ. Health 2015, 14, 75.
23. Laura Almeida-Toledano, Elisabet Navarro-Tapia, Giorgia Sebastiani, Sílvia Ferrero-Martínez, Patricia Ferrer-Aguilar, Óscar García-Algar, Vicente Andreu-Fernández, María Dolores Gómez-Roig. Effect of prenatal phthalate exposure on fetal development and maternal/neonatal health consequences: A systematic review. Science of The Total Environment Volume 950, 10 November 2024, 175080
24. Tiziana Filardi, Francesca Panimolle, Andrea Lenzi, Susanna Morano. Bisphenol A and Phthalates in Diet: An Emerging Link with Pregnancy Complications.Nutrients. 2020 Feb 19;12(2):525. doi: 10.3390/nu12020525
25. Despina Mavrogianni, Chryssi Christodoulaki, Eirini Drakaki. Effects of endocrine disrupting compounds on female fertility. Best Practice & Research Clinical Obstetrics & Gynaecology Volume 88, June 2023, 102347
26. Georgios Chrelias, Dimitrios Panagiotopoulos , Anastasios Potiris, Peter Drakakis, Sofoklis Stavros Effects of endocrine disrupting compounds on female fertility. J Clin Res Pediatr Endocrinol. 2020 Nov 25;12(4):393-400. doi: 10.4274/jcrpe.galenos.2020.2020.0037. Epub 2020 May 20.
27. Leyla Akın, Mustafa Kendirci, Figen Narin, Selim Kurtoğlu, Nihal Hatipoğlu, Ferhan Elmalı Endocrine Disruptors and Polycystic Ovary Syndrome: Phthalates J Clin Res Pediatr Endocrinol. 2020 Nov 25;12(4):393-400. doi:0.4274/jcrpe.galenos.2020.2020.0037. Epub 2020 May 20.
28. Blake Vessa , Barry Perlman, Peter G McGovern , Sara S Morelli Disruptores endocrinos y fertilidad femenina: una revisión de los efectos de los pesticidas y plastificantes. Representante de

FS. 15 de abril de 2022;3(2):86–90. doi: 10.1016/j.xfre.2022.04.003

29. Henrieta Hlisníková, Ida Petrovičová, Branislav Kolena, Miroslava Šidlovská, Alexander Sirotkin-Effects and Mechanisms of Phthalates' Action on Reproductive Processes and Reproductive Health: A Literature Review. Int J Environ Res Salud Pública. 18 de septiembre de 2020;17(18):6811. doi: 10.3390/ijerph17186811
30. Ge Liu, Wei Cai, Huan Liu, Haihong Jiang, Yongyi Bi, Hong Wang. The Association of Bisphenol A and Phthalates with Risk of Breast Cancer: A Meta-Analysis. Int J Environ Res Public Health. 2021 Mar 1;18(5):2375. doi: 10.3390/ijerph18052375

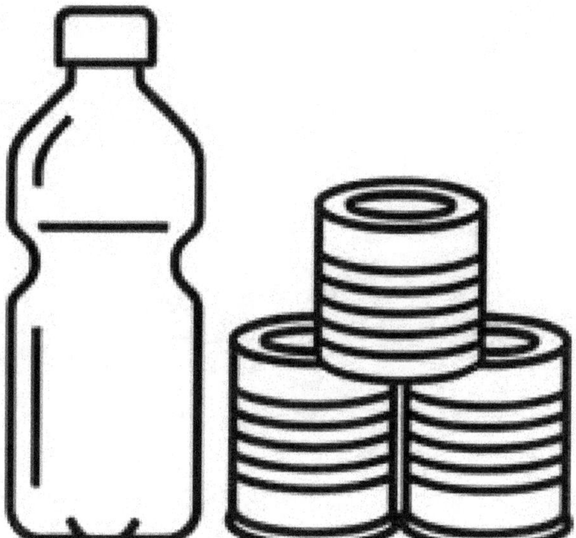

BISFENOL A

BISFENOL A

Dra. Rocío Ortiz Domínguez

Resumen

El Bisfenol A (BPA) es uno de los disruptores endocrinos más estudiados y prevalentes en el medioambiente humano. Utilizado extensamente en la producción de policarbonatos y resinas epoxi, su capacidad de mimetizar la acción del estrógeno endógeno lo convierte en una amenaza para el equilibrio hormonal, especialmente en poblaciones vulnerables como mujeres en edad fértil, gestantes y neonatos. Este artículo revisa la evidencia actual sobre los mecanismos de acción del BPA, su presencia en el entorno cotidiano, sus efectos sobre la fisiología humana, y en particular sobre la salud reproductiva femenina, así como las estrategias de mitigación basadas en evidencia científica.

Introducción

El **Bisfenol A (BPA)** es un compuesto orgánico de síntesis industrial ampliamente utilizado desde mediados del siglo XX, principalmente en la fabricación de **plásticos de policarbonato** y **resinas epoxi**. Su estructura química, 2,2-bis(4-hidroxifenil) propano, le confiere la capacidad de interactuar con los **receptores nucleares de estrógeno (ERα y ERβ)**, alterando funciones fisiológicas dependientes de las hormonas esteroideas [Vandenberg et al., 2012].

El BPA fue inicialmente evaluado como un posible estrógeno farmacológico en los años 30, pero posteriormente se desestimó para uso clínico. Paradójicamente, hoy es omnipresente en productos de consumo masivo, y su acción endocrina se ha convertido en un motivo de preocupación sanitaria a escala global.

Fuentes de exposición y vías de absorción

El BPA se encuentra en numerosos objetos de uso cotidiano:

- Botellas plásticas reutilizables.
- Recipientes alimentarios.
- Latas con recubrimiento epoxi.
- Papeles térmicos (tickets de compra).
- Equipos médicos y odontológicos.

La principal vía de exposición en humanos es **oral**, por migración del BPA a los alimentos, particularmente en presencia de calor o acidez [Geens et al., 2012]. Otras rutas incluyen la **exposición dérmica**, especialmente relevante en personal de cajas registradoras, y la **inhalación de polvo ambiental** [Calafat et al., 2008].

Estudios de biomonitoreo han detectado BPA en la mayoría de las muestras de orina poblacionales, incluyendo mujeres embarazadas, lactantes y recién nacidos [Woodruff et al., 2011; Braun et al., 2011].

Mecanismos de acción endocrina

El BPA es considerado un agonista parcial de los receptores de estrógeno, aunque también puede actuar como antagonista, dependiendo del contexto celular y del subtipo de receptor implicado [Rochester, 2013]. Se ha demostrado que el BPA:

- Activa transcripción génica a través de ERα y ERβ.
- Interactúa con receptores de andrógenos (AR), glucocorticoides (GR) y tiroideos (TR).
- Modula la expresión de genes mediante alteraciones epigenéticas como metilación del ADN e histonas [Kundakovic & Champagne, 2011].
- Induce estrés oxidativo y activas rutas inflamatorias, especialmente a nivel del endometrio y ovario [Peretz et al., 2014].

Además, presenta un patrón no monótonico de respuesta a la dosis, lo que significa que dosis bajas pueden producir efectos significativos no predichos por las dosis más altas, cuestionando los paradigmas clásicos de evaluación toxicológica [Vandenberg et al., 2012].

Efectos sobre la salud humana

Efectos generales:

- Alteraciones del eje hipotálamo-hipófisis-gónadas [Rubin, 2011].
- Disregulación de la función tiroidea [Zoeller et al., 2005].
- Aumento de la resistencia a la insulina, obesidad y alteraciones lipídicas [Alonso-Magdalena et al., 2011].

- Posible contribución a trastornos del neurodesarrollo como autismo y TDAH [Mustieles et al., 2015].

Efectos específicos sobre la salud de la mujer

- **Infertilidad y disfunción ovárica**

  El BPA interfiere con la maduración ovocitaria, reduciendo la calidad de los ovocitos y la tasa de fecundación. Estudios han demostrado alteraciones en el número y la morfología de los folículos antrales en modelos murinos expuestos a BPA durante el desarrollo [Peretz et al., 2014].

- **Síndrome de ovario poliquístico** (SOP)

Un metaanálisis reciente encontró niveles significativamente más altos de BPA en mujeres con SOP en comparación con controles sanos, sugiriendo un papel etiopatogénico del compuesto en el hiperandrogenismo funcional [Kandaraki et al., 2011].

- **Endometriosis**

El BPA promueve la proliferación de células endometriales mediante la activación de señales estrogénicas y proinflamatorias. Se ha propuesto que su acción favorece la implantación ectópica del endometrio y la angiogénesis asociada [Cobellis et al., 2009].

- **Alteraciones menstruales y dismenorrea**

La exposición a BPA puede alterar el eje gonadotrófico, reduciendo los niveles de LH y FSH, lo que se traduce en ciclos menstruales irregulares y anovulación crónica [Caserta et al., 2013].

- **Cáncer de mama**

El BPA induce proliferación de células mamarias in vitro y promueve carcinogénesis en modelos animales. Se ha demostrado que activa rutas como MAPK y PI3K/Akt en líneas celulares de cáncer de mama ER-positivo [Seachrist et al., 2016].

- **Exposición prenatal y transgeneracional**

La exposición fetal al BPA durante periodos críticos del desarrollo puede provocar alteraciones persistentes en la diferenciación sexual del cerebro, el comportamiento reproductivo y la función ovárica en la descendencia [Vom Saal et al., 2007].

Evaluación de riesgos y límites normativos

La Agencia Europea de Seguridad Alimentaria (EFSA) ha revisado en 2023 su evaluación del BPA, reduciendo drásticamente la ingesta diaria tolerable (TDI) de 4 µg/kg/día **a 0,2 ng/kg/día**, basándose en datos recientes sobre inmunotoxicidad [EFSA, 2023].

Este cambio refleja una preocupación creciente por los efectos crónicos a dosis extremadamente bajas, que no eran consideradas en los modelos de riesgo tradicionales.

Prevención y recomendaciones clínicas

Desde el punto de vista clínico y de salud pública, es fundamental **reducir la exposición al BPA** en pacientes, especialmente en mujeres embarazadas o con trastornos endocrinos. Se recomienda:

- Evitar envases plásticos no etiquetados como "**BPA Free**".
- No calentar alimentos en recipientes plásticos.
- Minimizar el consumo de **alimentos enlatados**.
- Sustituir el papel térmico en comercios por **recibos digitales**.
- Lavado frecuente de manos tras manipular materiales contaminados.
- Revisión de antecedentes ocupacionales (trabajadores expuestos a plásticos, tintas o tickets).

El **asesoramiento clínico personalizado** puede ser útil en mujeres con infertilidad, SOP, endometriosis o pacientes oncológicas, para orientar cambios conductuales que reduzcan el riesgo endocrino-ambiental.

Conclusiones

El Bisfenol A representa uno de los desafíos más importantes en toxicología ambiental contemporánea. Su ubicuidad, junto con su capacidad para inducir efectos adversos a dosis bajas, obliga a repensar los marcos normativos y a adoptar medidas preventivas desde la atención primaria, la ginecología, la pediatría y la salud pública.

Para las profesionales sanitarias, el conocimiento actualizado de los efectos del BPA permite intervenir de forma más efectiva en la promoción de salud reproductiva y endocrina, especialmente en mujeres jóvenes y gestantes.

BIBLIOGRAFIA

1. Alonso-Magdalena, P., et al. (2011). Bisphenol A exposure during pregnancy disrupts glucose homeostasis in mothers and adult male offspring. *Environmental Health Perspectives*, 119(4), 510–515.
2. Braun, J. M., et al. (2011). Prenatal bisphenol A exposure and early childhood behavior. *Environmental Health Perspectives*, 119(8), 1176–1181.
3. Calafat, A. M., et al. (2008). Exposure to bisphenol A and other phenols in neonatal intensive care unit premature infants. *Environmental Health Perspectives*, 116(5), 639–644.
4. Caserta, D., et al. (2013). The influence of endocrine disruptors in a selected population of infertile women. *Gynecological Endocrinology*, 29(5), 444–447.
5. Cobellis, L., et al. (2009). High levels of bisphenol A induce oxidative stress and apoptosis in human granulosa cells. *Toxicology*, 264(1–2), 94–102.
6. EFSA Panel on Food Contact Materials, Enzymes and Processing Aids. (2023). Re-evaluation of the risks to public health related to the presence of bisphenol A (BPA) in foodstuffs. *EFSA Journal*, 21(4):7976.
7. Geens, T., et al. (2012). A review of dietary and non-dietary exposure to bisphenol-A. *Food and Chemical Toxicology*, 50(10), 3725–3740.
8. Kandaraki, E., et al. (2011). Endocrine disruptors and polycystic ovary syndrome (PCOS): elevated serum levels of bisphenol A in women with PCOS. *Journal of Clinical Endocrinology & Metabolism*, 96(3), E480–E484.
9. Kundakovic, M., & Champagne, F. A. (2011). Epigenetic perspective on the developmental effects of bisphenol A. *Brain, Behavior, and Immunity*, 25(6), 1084–1093.
10. Peretz, J., et al. (2014). Bisphenol A and reproductive health: Update of experimental and human evidence, 2007–2013. *Environmental Health Perspectives*, 122(8), 775–786.
11. Rochester, J. R. (2013). Bisphenol A and human health: A review of the literature. *Reproductive Toxicology*, 42, 132–155.
12. Rubin, B. S. (2011). Bisphenol A: An endocrine disruptor with widespread exposure and multiple effects. *The Journal of Steroid Biochemistry and Molecular Biology*, 127(1–2), 27–34.

13. Seachrist, D. D., et al. (2016). A review of the carcinogenic potential of bisphenol A. *Reproductive Toxicology*, 59, 167–182.
14. Vandenberg, L. N., et al. (2012). Hormones and endocrine-disrupting chemicals: Low-dose effects and nonmonotonic dose responses. *Endocrine Reviews*, 33(3), 378–455.
15. Vom Saal, F. S., et al. (2007). Chapel Hill bisphenol A expert panel consensus statement: Integration of mechanisms, effects in animals and potential to impact human health at current levels of exposure. *Reproductive Toxicology*, 24(2), 131–138.
16. Woodruff, T. J., et al. (2011). Environmental chemicals in pregnant women in the US: NHANES 2003–2004. *Environmental Health Perspectives*, 119(6), 878–885.
17. Zoeller, R. T., et al. (2005). Bisphenol A, thyroid hormone and brain development. *Endocrinology*, 146(11), 4477–4479.

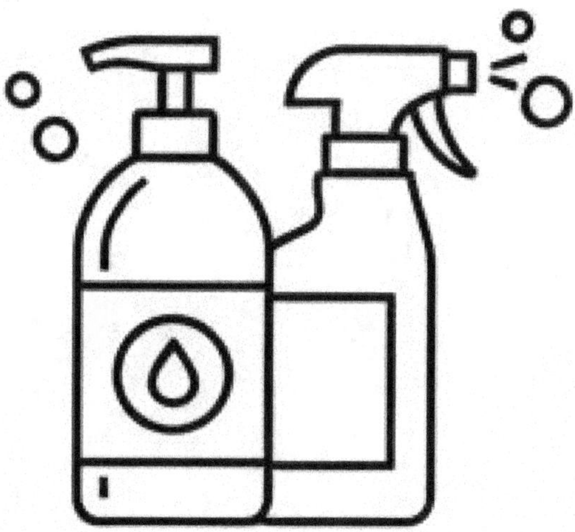

ALQUIFENOLES

ALQUIFENOLES

Dra. Aida Encinas Romero

¿Qué son los alquifenoles?

Son compuestos químicos no halogenados que contienen un grupo fenol unido a un grupo alquilo. Con ellos se producen los alquilfenoles etoxilados (AFE), un grupo de surfactantes no iónicos. Los AFE más usados son los nonilfenoles etoxilados (NFE) y, en menor grado, los octilfenoles etoxilados (OFE), sustancias mucho más persistentes y tóxicas. Tienen la capacidad de imitar o bloquear las hormonas naturales del cuerpo, como los estrógenos, pudiendo alterar el equilibrio hormonal, afectando a procesos como la reproducción, el desarrollo sexual y el metabolismo. Cuando estas sustancias alteran estas funciones, pueden causar problemas de salud a corto y largo plazo. Su actividad estrogénica depende de que posean un grupo hidroxilo (-OH) en posición para del anillo bencénico y de que la cadena alquílica tenga al menos cuatro átomos de carbono.

Un poco de historia

La primera evidencia de que los alquilfenoles podrían ser estrogénicos fue publicada en 1936 por Dodds and Lawson. Sir Charles Dodds y Wilfrid Lawson fueron químicos ingleses que trabajaban en el *Courtauld Institute of Biochemistry* de Londres. En 1930 buscando alternativas terapéuticas al estradiol natural, demostraron que ciertos compuestos no esteroides, poseían actividad estrogénica;

descubriendo que tanto el 4-nonilfenol como el 4-terc-butilfenol, imitaban los efectos del estrógeno natural en animales.

Posteriormente, Mueller y Kim en 1978 concluyeron que ciertos alquilfenoles eran capaces de unirse o desplazar al estradiol del receptor de estrógeno, interfiriendo en procesos del sistema reproductivo femenino como el ciclo menstrual, ovulación o la receptividad endometrial.

Durante la década de los 90, John P. Sumpter, un biólogo de la Universidad británica de Brunel, fue pionero en demostrar que contaminantes químicos presentes en aguas residuales pueden alterar el sistema endocrino de los organismos acuáticos. Fue uno de los primeros en estudiar los peces macho con características femeninas. Llevaba años alertando del intersex (características sexuales tanto masculinas como femeninas en sus gónadas) en los peces de los ríos ingleses. Investigó cuántos residuos de estas sustancias había en el agua y sedimentos de ciertos ríos y pudo comunicar a la comunidad científica que este compuesto químico era el que causaba tal efecto sobre la fauna piscícola.

Años después, en el laboratorio de Ana M. Soto y Carlos Sonnenschein, de Boston, se identificó que el nonilfenol, era un estrógeno ambiental. Durante sus trabajos con células estrógeno sensibles, advirtieron que estas células proliferaban aún en ausencia de esta hormona. El responsable de ese efecto proliferativo era el nonilfenol, componente utilizado en la fabricación de los tubos de plástico de poliestireno modificado donde se almacenaba el medio de cultivo celular.

Cinta Porte, una bióloga afincada en Barcelona, describió la feminización de peces debido a la exposición a contaminantes estrogénicos por primera vez en España en el año 2000, en el río LLobregat. El hallazgo tuvo lugar en el curso de un programa de vigilancia de la calidad de las aguas. Los niveles medidos en este fluido y sus sedimentos se relacionaron con efectos de tipo estrogénico en algunas especies de peces, incluyendo la presencia de concentraciones anormalmente elevadas de vitelogenina plasmática (proteína precursora de la yema de los huevos) en carpas macho y la existencia de peces intersex, es decir, peces con órganos reproductores masculinos y femeninos simultáneamente. Esta feminización en peces se ha observado en otros ríos españoles como el Ebro, Guadarrama, Henares y Jarama.

¿Dónde se encuentran?

Son utilizados en la industria para la fabricación de productos como:

- Detergentes y limpiadores: usados como surfactantes no iónicos para ayudar a eliminar la suciedad. El uso está restringido en Europa.
- Plásticos: utilizados como aditivos en la producción de ciertos polímeros. Se añaden nonilfenoles al poliestireno y al PVC, como antioxidante para darles estabilidad y que sean menos frágiles. Un estudio informaba del hallazgo de contaminación por nonilfenol en agua que había pasado por cañerías de PVC.

- Productos de higiene personal.
- En los productos textiles y calzado, por lo que el lavado de estos tejidos es una de las principales fuentes de contaminación de las aguas superficiales en Europa. Se encuentran muy dispersos en agua dulce, en agua marina y en sedimentos, en los que estos compuestos persistentes se acumulan. Se convierten también en componentes comunes en los lodos de aguas residuales.
- En el hogar y ambiente doméstico. Diversas mediciones han puesto de manifiesto niveles más elevados en las casas nuevas y aquellas que tienen materiales como PVC. También se han realizado cuantificaciones que han podido evaluar la asociación existente entre su presencia y el uso de determinados productos del hogar.

Mecanismo de acción

- Interferencia con el receptor estrogénico de manera:
    - Agonista: uniéndose a los receptores de estrógeno activándolos, lo que lleva a un desarrollo sexual o reproductivo anómalo.
    - Antagonista: también pueden unirse a estos receptores impidiendo que las hormonas naturales se conecten y ejerzan su acción normal.
- Modulación de receptores hormonales: alteran su número, disminuyéndolos o aumentándolos.

- Transcripción de genes dependientes de estrógeno, como:
  - PR (progesteron receptor)
  - pS2 (TFF1)
  - Cyclin D1
- Acciones sobre otros sistemas hormonales: la acción se extiende más allá del sistema estrogénico, pudiendo afectar a la síntesis y función de hormonas de otros ejes, como el tiroideo.

¿Cómo afectan los alquifenoles al funcionamiento hormonal?

En la fauna silvestre produce:

- Feminización y masculinización de organismos acuáticos
- Disminución de la fertilidad masculina
- Disminución de la supervivencia juvenil
- Alteración de los niveles de hormonas naturales En peces (machos) la exposición a AFE está relacionada con intersex, bajos niveles de testosterona, producción de vitelogenina, cambios histológicos en gónadas y fertilidad reducida. En invertebrados (moluscos/insectos) el OFE afecta a la producción de huevos y maduración sexual, y está relacionado con imposex (inducción del desarrollo de órganos sexuales masculinos en hembras) o intersex

La mayoría de las investigaciones se han realizado en animales, aunque hay evidencia que sugiere que la exposición prolongada o en altas cantidades puede tener efectos similares en las personas, sobre todo en niños, mujeres embarazadas y personas expuestas en su trabajo. Exponemos a continuación los efectos en el ser humano:

- Estrogénico: En hombres provocan reducción del peso de los testículos, de las vesículas seminales, del epidídimo y de la próstata.
- Sobre la fertilidad/reproducción: El octilfenol causa mala calidad seminal y también está ligado a cambios hormonales y alteraciones del tiempo de maduración sexual. La exposición prenatal y postnatal a octilfenoles durante un período de tiempo relativamente corto causa una disminución en la capacidad reproductiva, la cual se caracteriza por reducción de la tasa de producción diaria de espermatozoides. El nonilfenol ha sido clasificado por la UE como una sustancia tóxica de categoría 3 para el sistema reproductor, respecto a la fertilidad y el desarrollo en humanos.
- Las quimioquinas son proteínas del sistema inmunológico cuya función principal es dirigir la migración de células inmunitarias hacia lugares de inflamación, infección o lesión; y algunas de ellas, como la IL-8 y MCP-1, regulan procesos como la implantación embrionaria, la endometriosis y ciertos cánceres ginecológicos. En células endometriales y miometriales, se ha observado que NFE y OFE alteran la secreción de algunas de estas proteínas pudiendo producir mayor riesgo de endometriosis (por disbalance de quimioquinas

proinflamatorias), fallos de implantación, inflamación crónica uterina, y parto prematuro o preeclampsia (por cambios en la respuesta inflamatoria).

- Sobre el sistema inmunológico: Se han realizado estudios in vitro con células mamarias humanas que muestran que el nonilfenol inhibe la producción de una quimioquina de monocitos alterando la quimiotaxis (movimiento célular hacia o lejos de un estímulo).
- Sobre el metabolismo: aumenta el riesgo de enfermedades metabólicas como la diabetes y la obesidad.

¿Qué podemos hacer para reducir la exposición a estos compuestos?

- Elegir productos de limpieza y detergentes libres de alquilfenoles buscando alternativas con ingredientes más seguros. Preferir productos naturales o libres de químicos dañinos.
- Los alquilfenoles polietoxilados fueron utilizados durante años en detergentes domésticos, pero hoy afortunadamente están prohibidos en Europa. No obstante, aún se usan en detergentes industriales que contaminan los ríos y el agua para consumo humano. Exige agua de calidad en tu grifo.
- Evitar el uso de ciertos ambientadores
- Controlar la composición de las pinturas. Elige la ecoetiqueta.

- Utilizar envases de vidrio en lugar de plástico: Esto puede ayudar a evitar la transferencia de sustancias químicas a los alimentos.
- Tener precaución con los productos de higiene personal: es recomendable leer las etiquetas de los productos y evitar ciertos códigos. Pueden encontrarse en productos para el pelo (tintes) y la piel, así como en productos de baño y de afeitado
- Evitar los preservativos, diafragmas, cremas y óvulos con el espermicida nonoxynol-9 o N-9.
- El polvo de casa es una fuente importante de alquilfenoles. Para evitar que se suspendan en el aire de tu hogar usa la aspiradora —si es posible con un filtro HEPA—, y utiliza un trapo húmedo para atrapar el polvo de los muebles.
- Airear la casa al menos dos veces al día, diez minutos por la mañana y diez por la noche, evitando las horas de mayor circulación.
- Lavar la fruta y verdura para eliminar en algún grado los pesticidas y tratamientos químicos a que se han sometido. Los alquilfenoles se utilizan como aditivos en pesticidas para favorecer la absorción y el contacto de las materias sobre la planta, por lo que pueden encontrarse sobre las hojas y la piel. Opta por alimentos de producción local. Busca el sello de agricultura y producción ecológica.
- Elegir el calzado que vas a usar. Los alquilfenoles se emplean con frecuencia en la industria de la piel.
- Apoyar regulaciones que limiten el uso de alquifenoles en productos de consumo puede marcar una diferencia.

BIBLIOGRAFIA:

1. DR. NICOLÁS OLEA LIBÉRATE DE TÓXICOS GUÍA PARA EVITAR LOS DISRUPTORES ENDOCRINOS. Septiembre de 2019. REF.: ODBO577; ISBN: 9788491875208

2. DISRUPTORES ENDOCRINOS Nuevas respuestas para nuevos retos. Octubre de 2012. Autora: Dolores Romano Mozo

3. Dodds EC, Lawson W. "Molecular structure in relation to oestrogenic activity. Compounds without a phenanthrene nucleus." *Proc. R. Soc. Lond. B Biol. Sci.* 1936;121(823):222–232.
4. Dodds EC, Goldberg L, Lawson W, Robinson R. "Estrogenic activity of certain synthetic compounds." *Nature.* 1938;141(3562):247–248.
5. *Displacement of Estradiol from Estrogen Receptors by Simple Alkyl Phenols"* (1978) por Mueller G.C. & Kim U.H. OUP Academic. Revista: Endocrinology, Vol. 102, Issue 5, pp. 1429-1435.
6. Soto, A. M., & Sonnenschein, C. (1991). *p-Nonyl-phenol: an estrogenic xenobiotic released from «modified» polystyrene.* Environ Health Perspect, 92, 167-173.
7. Soto, A. M., Sonnenschein, C. (2009). *Interpreting endocrine disruption from an integrative biology perspective.* Mol Cell Endocrinol, 304(0):3-7. PMC
8. Soto, A. M., Sonnenschein, C. (2015). *Endocrine Disruptors: DDT, endocrine disruption and breast cancer.* Nature Reviews Endocrinology, 11(9):507-508
9. Ribó M., López de Alda M. "Analysis and occurrence of alkylphenols and bisphenol A in a European river basin and an evaluation of their importance as priority pollutants." *Sci Total Environ.* 2000; 257(1-3): 113-127. doi:10.1016/S0048-9697(00)00371-1. PubMed

10. Valenzuela LM., et al. "Reproductive Alterations in Chronically Exposed Female Mice to Environmentally Relevant Doses of a Mixture of Phthalates and Alkylphenols." *Endocrinology.* 2018;159(2):1050-1061. doi:10.1210/en.2017-00614. OUP Academic

11. Schjenken JE., et al. "Endocrine disrupting chemicals and maternal immune tolerance." *Front Endocrinol.* 2021; 12:607539. doi:10.3389/fendo.2021.607539. Frontiers

12. Hou Y., et al. "Exposure to alkylphenols during early pregnancy and the risk of gestational diabetes mellitus: fetal sex-specific effects." *Environ Int.* 2024; (artículo). PubMed

13. Arrebola J.P., Fernández M.F., et al. "Exposición humana a compuestos con actividad disruptora endocrina en la población española." *Ars Pharm.* 2010;51(Suplemento 3):811-822. Digibug

14. Endocrine Disrupting Compounds (Nonylphenol and Bisphenol A) – Sources, Harmfulness and Laccase-Assisted Degradation in the Aquatic Environment." *Microorganisms.* 2022;10(11):2236. doi:10.3390/microorganisms10112236. MDPI

15. Systematic review: "Endocrine-disrupting chemicals and the risk of gestational diabetes mellitus: a systematic review and meta-analysis." *Environ Health.* 2022; 21:53. doi:10.1186/s12940-022-00858-8. BioMed Central

PRODUCTOS COSMÉTICOS Y DE HIGIENE

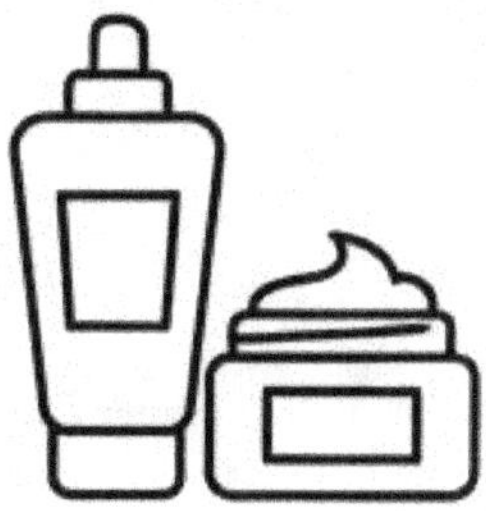

PARABENOS

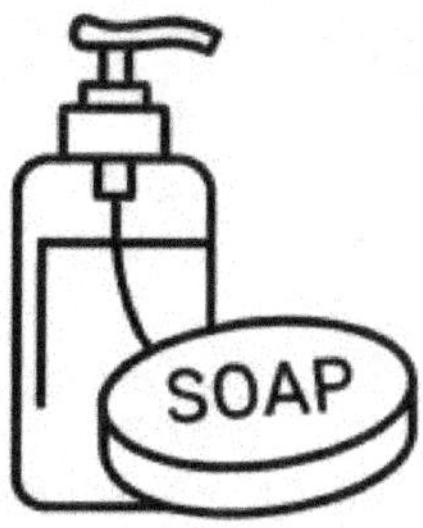

TRICLOSÁN

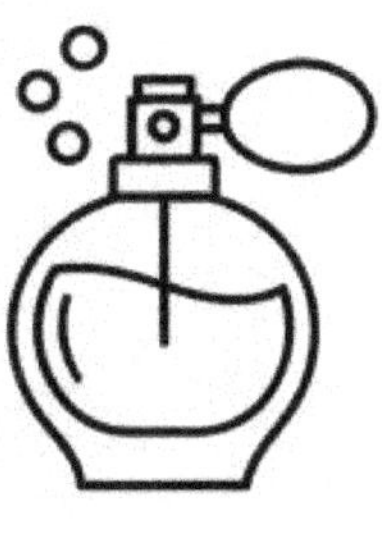

ALMIZCLES

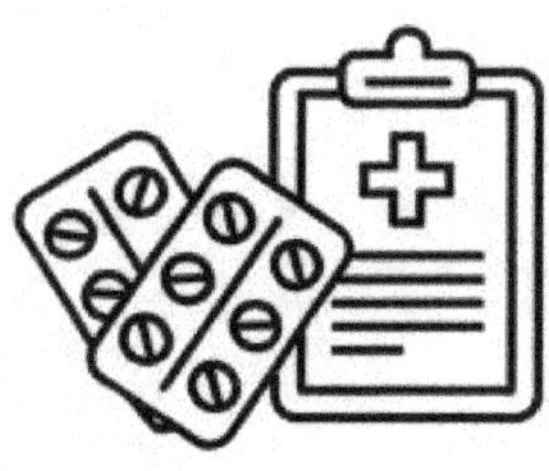

MEDICAMENTOS

PRODUCTOS COSMÉTICOS Y DE HIGIENE

Dra. Miren Meléndez Zalduegi

Cada día es más habitual encontrar productos de cosmética como champú, cremas hidratantes y productos similares anunciando en sus portadas que son productos ¨sin parabenos¨, estando a la vista de todos, y en mayor o menor medida en conocimiento de la mayoría de la población, por lo que también serán los protagonistas principales de este capítulo.

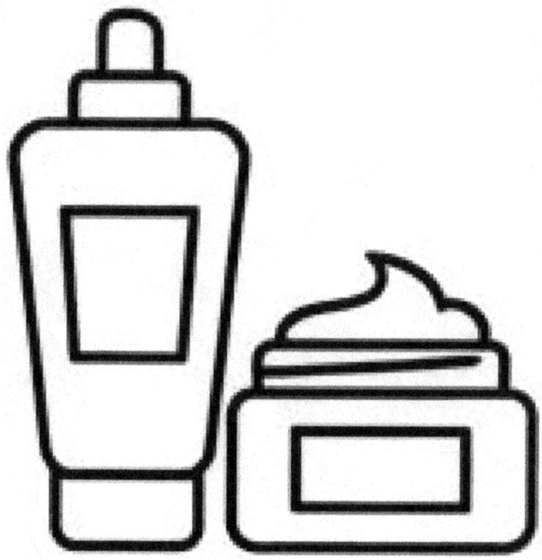

PARABENOS

PARABENOS

¿Qué son los parabenos?

Los parabenos son un grupo de compuestos químicos, de la familia de ésteres del ácido p-hidroxibenzoico.

Su estructura química se caracteriza por tener un anillo aromático con un grupo hidroxilo (-OH) en posición para y un grupo éster (-COOR), donde R es una cadena alquilo corta (metilo, etilo, propilo, butilo, etc.).

Debido a su composición y estructura bioquímica es un compuesto lo bastante similar a los estrógenos (E2) como para interactuar con receptores hormonales.

Un poco de historia

Los parabenos fueron descubiertos a comienzos del siglo XX como derivados del ácido p-hidroxibenzoico. Desde la década de 1920 comenzaron a utilizarse ampliamente como conservantes antimicrobianos y antifúngicos en cosméticos, medicamentos y alimentos. Su bajo coste, alta eficacia y estabilidad los convirtieron rápidamente en una solución casi universal para alargar la vida útil de cremas, maquillajes, champús, jarabes y hasta productos de panadería. Durante décadas se consideraron seguros y su presencia se normalizó en la vida cotidiana.

Sin embargo, a partir de los años noventa comenzaron a acumularse evidencias científicas que los relacionaban con la capacidad de interferir en el sistema endocrino, es decir, de imitar o bloquear la acción de hormonas naturales como los estrógenos. Esto abrió un intenso debate en la comunidad médica y científica, especialmente en áreas sensibles como la ginecología, dado que el equilibrio hormonal es esencial para la salud reproductiva y el desarrollo de enfermedades como la endometriosis, los trastornos menstruales o incluso el cáncer de mama.

En la actualidad, aunque muchos organismos reguladores permiten su uso en bajas concentraciones, existe un consenso creciente en que la exposición acumulada puede ser problemática, sobre todo en mujeres embarazadas, adolescentes y niñas, por lo que se recomienda reducir su contacto en la medida de lo posible.

¿Dónde se encuentran?

Los parabenos se encuentran de forma natural en frutas y verdura.

A nivel industrial son utilizados de forma muy extendida en productos cosméticos, productos para el cuidado personal, alimentos y medicamentos ya que son conservantes muy eficaces y baratos.

Por sus propiedades antimicrobianas ayudan a prevenir el crecimiento de bacterias, hongos y moho, extendiendo así la vida útil de los productos.

Sus primeras aplicaciones se documentan a mediados de la década de 1920 como conservantes en productos farmacéuticos.

Tipos de parabenos

Parabenos de uso más común:

Metilparabeno (methylparaben, E218)

- El más utilizado.
- Alta solubilidad en agua.
- Bajo peso molecular → se absorbe fácilmente.
- Usado en champús, cremas, maquillaje y medicamentos.

Etilparabeno (ethylparaben, E214)

- Similar al metilparabeno, pero con cadena más larga.
- Usado en cosmética, productos de higiene personal y algunos alimentos.

Propilparabeno (propylparaben, E216)

- Más lipofílico → se acumula con mayor facilidad.
- Efectos estrogénicos más marcados en estudios in vitro/in vivo.
- Común en cremas, desodorantes, geles de baño.

Butilparabeno (butylparaben)

- Muy lipofílico, con mayor potencia como disruptor endocrino.
- Asociado en estudios con alteraciones reproductivas y metabólicas.
- Se usa en menor medida hoy, pero aún presente en algunos cosméticos.

Otros parabenos menos frecuentes

Isopropilparabeno

Isobutilparabeno

Bencilparabeno

Estos se emplean menos por preocupaciones de seguridad, aunque se detectan como contaminantes ambientales y en biomonitoreo humano.

Mecanismo de acción

A nivel molecular, los parabenos presentan la capacidad de unirse a distintos receptores endocrinos debido a su semejanza estructural con el estradiol. Cuando interactúan con los receptores de estrógeno (ERα y ERβ), pueden acoplarse al sitio de unión del ligando y activar el dominio de activación AF-2, lo que desencadena la transcripción de genes regulados por estrógenos, tales como la vitelogenina o genes implicados en la proliferación de células mamarias. Sin embargo, la afinidad de los parabenos es mucho menor que la del estradiol natural (E2, considerado como 100%): el metilparabeno muestra una afinidad inferior al 0.001%, el propilparabeno alcanza aproximadamente un 0.03% y el butilparabeno alrededor de un 0.1%.

En cuanto a los receptores androgénicos (AR), algunos parabenos actúan como antagonistas débiles, es decir, pueden unirse al receptor, pero bloquean parcialmente la acción de hormonas como la testosterona y la dihidrotestosterona (DHT). Como consecuencia, se observa una inhibición parcial de la transcripción de genes androgénicos, entre ellos los relacionados con la diferenciación masculina.

Respecto a los receptores tiroideos (TRα y TRβ), estudios in vitro han demostrado que los parabenos pueden competir con la triyodotironina (T3) en el sitio de unión. Esta interacción genera una alteración en la expresión de genes dependientes de hormonas tiroideas, lo cual repercute en el metabolismo y el desarrollo. En modelos de pez cebra, por ejemplo, se han descrito menores tasas de eclosión y la aparición de malformaciones embrionarias tras la exposición a parabenos.

Además de estas interacciones directas con receptores nucleares, los parabenos influyen en otras dianas moleculares relevantes. Se ha demostrado que algunos de ellos inhiben parcialmente la actividad de la aromatasa (CYP19A1), enzima encargada de la conversión de andrógenos en estrógenos, lo que puede modificar el balance hormonal. Asimismo, son capaces de interferir con la sulfotransferasa SULT1E1, reduciendo la sulfatación del estradiol y aumentando la fracción de estrógeno libre en circulación. Finalmente, se han descrito efectos epigenéticos asociados a la exposición prenatal, en particular la hipermetilación del promotor del gen POMC, implicado en la regulación del apetito, tras la exposición a butilparabeno en modelos animales.

Motivos de preocupación

Como se ha expuesto en este y anteriores capítulos, y con evidencia científica que demuestra la actividad como disruptor endocrino de este conjunto de sustancias, y, aunque su potencia es baja en comparación con el estradiol, la exposición diaria y acumulada a través de cosméticos, alimentos y fármacos genera inquietud, sobre todo en mujeres embarazadas, adolescentes y niños.

Además, se han detectado parabenos en sangre, orina, leche materna y tejido mamario, lo que confirma que entran y permanecen en el organismo. Algunas investigaciones los han vinculado con alteraciones en la fertilidad, cambios en hormonas tiroideas, endometriosis e incluso con un posible papel en el cáncer de mama, aunque aún no existe consenso definitivo.

A ello se suma su impacto ambiental: al llegar a aguas residuales y ríos, pueden afectar la reproducción de peces y otros organismos acuáticos, actuando como contaminantes persistentes.

En resumen, la preocupación por los parabenos

surge de una combinación de factores: capacidad de alterar el sistema hormonal, presencia constante en nuestro entorno y exposición crónica en la vida diaria, lo que impulsa a buscar alternativas más seguras para la salud y el medio ambiente.

Cómo evitarlos en la vida diaria

La buena noticia es que la exposición a parabenos puede reducirse fácilmente en la vida cotidiana siguiendo algunas recomendaciones:

- Leer las etiquetas: los parabenos aparecen identificados con nombres como *methylparaben, ethylparaben, propylparaben, butylparaben*.
- Optar por cosméticos y productos de higiene "paraben free": cada vez más marcas ofrecen alternativas con conservantes naturales o más seguros.
- Priorizar envases pequeños: al reducir el tiempo de uso, se limita la necesidad de altas concentraciones de conservantes.
- Ser conscientes de que elegir productos con mayor caducidad, aunque más ventajoso para nuestro bolsillo, puede ser menos saludable.
- Intentar ajustar la compra al gasto real de productos de higiene, siendo conscientes de la indicación de caducidades.

- Elegir productos ecológicos o certificados: suelen evitar parabenos y otras sustancias catalogadas como disruptores endocrinos.

Los parabenos son un ejemplo claro de cómo un ingrediente químico, considerado seguro durante décadas, puede ser replanteado a la luz de nuevos hallazgos científicos. Ante la evidencia disponible, que sugiere que, aunque su efecto es débil en comparación con las hormonas naturales, su presencia constante en cosméticos, productos de higiene y alimentos puede tener consecuencias en la salud reproductiva, tiroidea y metabólica, especialmente en mujeres, embarazadas y niños, ese ha activado la mirada crítica y desde la industria como desde los profesionales se ha comenzado un cambio en las recomendaciones.

En definitiva, no se trata de generar alarma, sino de informar y empoderar a las personas para que puedan tomar decisiones más seguras. Elegir conscientemente qué aplicamos en nuestra piel o consumimos es una forma de cuidar nuestra salud ginecológica y general, al mismo tiempo que protegemos el entorno.

BIBLIOGRAFIA

1. Routledge, E. J., Parker, J., Odum, J., Ashby, J., & Sumpter, J. P. (1998). Some alkyl hydroxy benzoate preservatives (parabens) are estrogenic. *Toxicology and Applied Pharmacology*, 153(1), 12–19. https://doi.org/10.1006/taap.1998.8544

2. Darbre, P. D., & Harvey, P. W. (2014). Paraben esters: review of recent studies of endocrine toxicity, absorption, esterase and human exposure, and discussion of potential human health risks. *Journal of Applied Toxicology*, 34(7), 695–709. https://doi.org/10.1002/jat.3027

3. Kloprogge, E., et al. (2021). Assessment of thyroid endocrine disruption effects of parabens using in vivo, in vitro, and in silico approaches. *Environmental Science & Technology*, 55(23), 15919–15929. https://doi.org/10.1021/acs.est.1c06562

4. Sanchís, J., Yusà, V., & Ballester, F. (2020). Parabens and their mixtures: State of the art on exposure, human health effects, and regulation. *Environmental Research*, 186, 109495. https://doi.org/10.1016/j.envres.2020.109495

5. Boberg, J., Taxvig, C., Christiansen, S., & Hass, U. (2010). Possible endocrine disrupting effects of parabens and their metabolites. *Reproductive Toxicology*, 30(2), 301–312. https://doi.org/10.1016/j.reprotox.2010.03.011

6. Vo, T. T. B., Yoo, Y. M., Choi, K. C., & Jeung, E. B. (2010). Potential estrogenic effect(s) of parabens at the prepubertal stage of a postnatal female rat model. *Reproductive Toxicology*, 29(3), 306–316. https://doi.org/10.1016/j.reprotox.2009.12.010

7. Hu, P., Chen, X., Whitener, R. J., Boder, E. T., Jones, J. O., Porollo, A., Chen, J., & Zhao, L. (2013). Effects of parabens on adipocyte differentiation. *Toxicological Sciences*, 131(1), 56–70. https://doi.org/10.1093/toxsci/kfs256

8. Tavares, R. S., Martins, F. C., Oliveira, P. J., Ramalho-Santos, J., & Peixoto, F. P. (2009). Parabens in male infertility—Is there a mitochondrial connection? *Reproductive Toxicology*, 27(1), 1–7. https://doi.org/10.1016/j.reprotox.2008.10.002

9. Oishi, S. (2002). Effects of butylparaben on the male reproductive system in rats. *Toxicology and Industrial Health*, 18(1), 23–29. https://doi.org/10.1191/0748233702th127oa

10. Guo, Y., & Kannan, K. (2013). A survey of phthalates and parabens in personal care products from the United States and its implications for human exposure. *Environmental Science & Technology*, 47(24), 14442–14449. https://doi.org/10.1021/es4042034

11. Dorota Błędzka, et all. Parabenos. De los estudios ambientales a la salud humana. Departamento de Toxicología y Carcinogénesis, Instituto Nofer de Medicina del Trabajo, Polonia

12. European Commission (SCCS). (2014). Opinion on parabens (methyl-, ethyl-, propyl-, isopropyl-, butyl-, isobutylparaben). Scientific Committee on Consumer Safety. https://health.ec.europa.eu

13. National Institute of Environmental Health Sciences (NIEHS). Endocrine Disruptors. https://www.niehs.nih.gov/health/topics/agents/endocrine

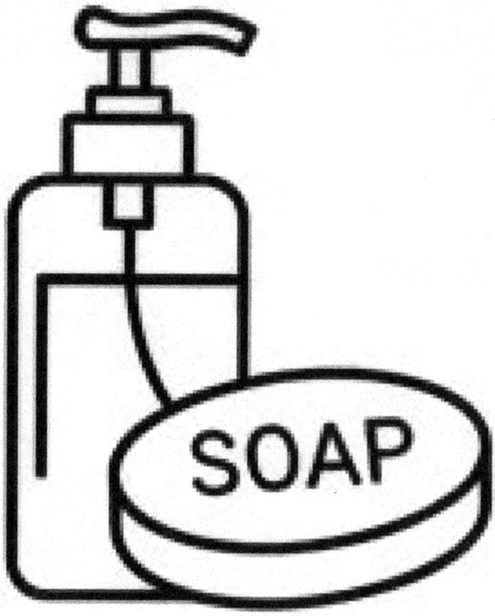

TRICLOSAN

TRICLOSÁN

¿Qué es el triclosán?

El triclosán es un compuesto químico sintético, derivado fenólico clorado, con reconocidas propiedades antibacterianas y antifúngicas. Se desarrolló originalmente para uso hospitalario como antiséptico y posteriormente se incorporó masivamente a productos de consumo cotidiano por su capacidad de reducir la proliferación de microorganismos. Es menos frecuente su aparición en los componentes de productos cosméticos que los parabenos, y su uso tiene mayores restricciones, aún así está presente con cierta frecuencia.

El más estudiado y utilizado es el triclosán propiamente dicho (*5-cloro-2-(2,4-diclorofenoxi) fenol*). Existe un compuesto relacionado, el triclocarbán, empleado con fines similares en jabones y productos antibacterianos, que comparte algunas propiedades y también está bajo escrutinio por sus posibles efectos como disruptor endocrino.

Un poco de historia

El triclosán fue sintetizado en la década de 1960 y comenzó a utilizarse en hospitales como agente desinfectante. A partir de los años setenta y ochenta, su popularidad creció al incluirse en jabones, pastas dentales, desodorantes y cosméticos. Se promocionaba como ingrediente "antibacteriano" que ofrecía un valor añadido frente a los productos de higiene tradicionales. Sin embargo, desde finales de los noventa y especialmente en la última década, las investigaciones científicas empezaron a relacionar su uso continuado con riesgos para la salud y el medio ambiente, lo que ha llevado a restricciones y prohibiciones en varios países.

¿Dónde se encuentra?

Durante años, el triclosán estuvo presente en una gran variedad de artículos:

- Cosméticos e higiene personal: jabones líquidos, pastas de dientes, enjuagues bucales, desodorantes, cremas y maquillaje.
- Productos de uso doméstico: detergentes, limpiadores, utensilios de cocina con recubrimientos antibacterianos.
- Textiles y plásticos: ropa deportiva, juguetes y materiales tratados para prevenir el crecimiento de bacterias y hongos.

Aunque su presencia se ha reducido tras las restricciones regulatorias, todavía puede encontrarse en algunos productos.

Mecanismo de acción

El triclosán actúa principalmente inhibiendo la

enzima enoyl-acyl carrier protein reductasa (ENR), esencial para la síntesis de ácidos grasos en bacterias. Al bloquear esta vía, impide la formación de membranas celulares bacterianas, ejerciendo su efecto antimicrobiano.

En organismos superiores, como los humanos, esta enzima no es crítica, pero el triclosán puede interactuar con receptores hormonales y alterar la regulación de genes relacionados con el sistema endocrino.

Motivos de preocupación

El interés científico y sanitario en torno al triclosán se debe a varios factores:

- Disrupción endocrina: se ha vinculado con alteraciones en la función tiroidea y en el sistema reproductivo.
- Resistencias bacterianas: su uso excesivo puede favorecer la aparición de cepas de bacterias resistentes, lo que representa un problema de salud pública.
- Exposición humana: se ha detectado triclosán en orina, sangre y leche materna, lo que refleja una exposición crónica a través de productos de uso diario.
- Impacto ambiental: se acumula en aguas residuales y puede transformarse en derivados tóxicos como dioxinas, afectando ecosistemas acuáticos y especies marinas.

Cómo evitarlos

- Revisar las etiquetas: buscar "triclosán" o "triclocarbán" en la lista de ingredientes y optar por alternativas libres de estos compuestos.
- Preferir cosméticos y productos de higiene certificados como "libres de antibacterianos añadidos".
- Usar jabones tradicionales: el lavado con agua y jabón normal es igual de eficaz para la higiene diaria sin necesidad de triclosán.
- Reducir el número de productos antibacterianos en casa y optar por alternativas más seguras y biodegradables.

BIBLIOGRAFIA

1. SCCS (Scientific Committee on Consumer Safety). *Scientific advice on the safety of Triclocarban and Triclosan as substances with potential endocrine disrupting properties in cosmetic products*. Opinión final, 2022. Comisión Europea. Public Health+1
2. Homburg, M., Rasmussen, Å. K., Ramhøj, L., & Feldt-Rasmussen, U. (2022). *The Influence of Triclosan on the Thyroid Hormone System in Humans – A Systematic Review.* Frontiers in Endocrinology. Frontiers+1
3. Marques, A. C., Mariana, M., & Cairrao, E. (2022). *Triclosan and Its Consequences on the Reproductive, Cardiovascular and Thyroid Levels.* International Journal of Molecular Sciences. mdpi.com
4. Estudio "Triclocarban, Triclosan, Bromochlorophene, Chlorophene, and Climbazole Effects on Nuclear Receptors: An in Silico and in Vitro Study" (Environmental Health Perspectives)

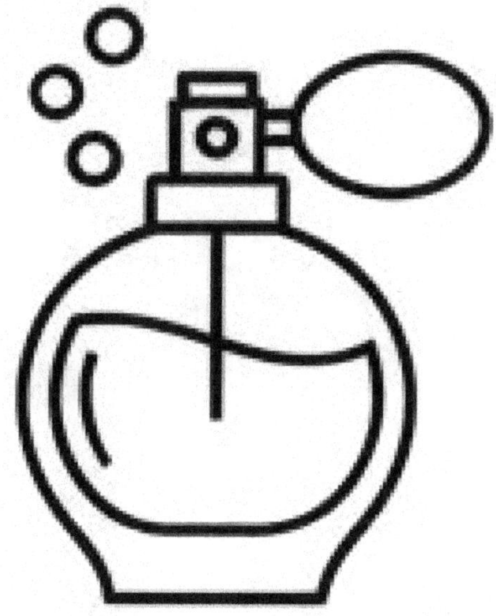

ALMIZCLES

ALMIZCLES SINTETICOS

¿Qué son los almizcles?

Los almizcles son compuestos aromáticos empleados como fijadores de fragancia en perfumes, cosméticos, detergentes y productos de cuidado personal. Su función principal es aportar un olor persistente y aumentar la durabilidad de las fragancias. Originalmente, el término "almizcle" hacía referencia a la secreción natural de la glándula abdominal del ciervo almizclero macho (*Moschus moschiferus*), pero su obtención implicaba la caza del animal, por lo que pronto se buscaron sustitutos sintéticos.

Un poco de historia

El uso del almizcle natural tiene siglos de tradición. Procedía de una glándula del ciervo almizclero macho, un recurso escaso, costoso y obtenido a costa de la vida del animal. Durante siglos fue un ingrediente exclusivo y rodeado de misticismo. Era muy valorado en perfumería y medicina tradicional, considerado un ingrediente exótico y afrodisíaco.

Con el avance de la química en el siglo XIX, se buscó una alternativa más accesible y ética. Fue entonces cuando aparecieron los almizcles sintéticos, capaces de imitar el olor del almizcle natural. Primero surgieron los almizcles nitrados, muy populares hasta finales del siglo XX, y después, a medida que se descubrían sus problemas de toxicidad y persistencia, fueron sustituidos por otros tipos más modernos. Estos son por ejemplo los almizcles policíclicos y macrocíclicos, desarrollados para mejorar la seguridad y el olor, convirtiéndose en los más usados en la actualidad.

¿Dónde se encuentran?

Actualmente, los almizcles sintéticos están presentes en:

- Perfumes, colonias y desodorantes, donde aportan la base duradera de la fragancia.
- Cremas, geles de ducha y champús, para prolongar la sensación de frescor.
- Detergentes, suavizantes y limpiadores del hogar, donde se busca que el olor agradable perdure en la ropa y en los espacios.
- Ambientadores y velas aromáticas, responsables de la fijación de los aromas en el aire.

Debido a su uso masivo, no solo se encuentran en productos, sino también en el medio ambiente y en el organismo humano, lo que ha generado preocupación.

Tipos de compuestos de la familia

- **Almizcles nitrados**: fueron los primeros en desarrollarse, con ejemplos como el *musk xylene* y el *musk ketone*. Hoy están en gran medida prohibidos en Europa, ya que se acumulan en el organismo y en el ambiente.

- **Almizcles policíclicos**: como el *galaxolide (HHCB)* y el *tonalide (AHTN)*. Son los más comunes en la actualidad, especialmente en cosméticos y detergentes, aunque también son muy persistentes y se han detectado en tejidos humanos.
- **Almizcles macrocíclicos**: son la generación más reciente. Resultan más caros de producir, pero se consideran menos problemáticos porque tienden a degradarse con mayor facilidad y bioacumular menos.

Mecanismo de acción

El problema de los almizcles no está solo en el olor que proporcionan, sino en lo que ocurre una vez entran en contacto con el organismo. Se ha visto que algunos de ellos pueden comportarse como disruptores endocrinos, interfiriendo en receptores hormonales relacionados con estrógenos y andrógenos. Esto podría alterar procesos vinculados con la fertilidad, el desarrollo y el metabolismo.

Además, tienen la capacidad de bioacumularse en el tejido adiposo y permanecer durante largos periodos, aumentando la exposición interna. También influyen en enzimas del hígado que metabolizan hormonas y medicamentos, lo que sugiere posibles interacciones a nivel fisiológico más complejo.

Motivos de preocupación

La inquietud sobre los almizcles sintéticos se debe a varias razones. En primer lugar, son compuestos muy persistentes: una vez liberados en el ambiente, se acumulan en ríos y lagos, donde afectan a peces y organismos acuáticos. En segundo lugar, se ha demostrado su presencia en humanos, incluso en leche materna y sangre, lo que indica una exposición continua y generalizada. Finalmente, la sospecha de que algunos actúan como disruptores endocrinos refuerza la necesidad de limitar su uso, especialmente en productos de consumo masivo.

Cómo evitarlos

Aunque los almizcles están presentes en muchos productos, es posible reducir la exposición con medidas sencillas:

- **Leer las etiquetas**: nombres como *galaxolide, tonalide, musk xylene* o *musk ketone* son pistas claras de su presencia.
- **Preferir productos sin fragancias añadidas**, especialmente en cremas, jabones y detergentes.
- **Optar por cosmética natural o ecológica**, que suele prohibir los almizcles sintéticos en su formulación.
- **Reducir el número de productos perfumados** que usamos a diario: a menudo menos, es más, también en términos de salud.

- **Ventilar los espacios interiores**, para evitar la acumulación de compuestos volátiles de ambientadores o productos de limpieza.

Los almizcles sintéticos nos recuerdan cómo una fragancia, aparentemente inocua, puede tener efectos más allá del placer sensorial. Son parte de nuestra vida cotidiana, pero también un ejemplo de por qué debemos apostar por un consumo más informado y consciente.

BIBLIOGRAFIA

1. ANSES – Agence nationale de sécurité sanitaire de l'alimentation, de l'environnement et du travail (2025). *ANSES propone clasificar el galaxolide como tóxico para la reproducción en la regulación CLP de la UE.*

2. Correia, P., Cruz, A., Santos, L., & Alves, A. (2015). *Risk of Children's Dermal Exposure to Galaxolide through Personal Care Products. Cosmetics*, 2(2), 93-109.

3. SCCNFP / European Commission – *Opinion of The Scientific Committee on Cosmetic Products and Non-Food Products Intended for Consumers Concerning Musk Ketone.*

4. Effects and Risk Assessment of the Polycyclic Musk Compounds Galaxolide® and Tonalide® on Marine Microalgae, Invertebrates, and Fish (Ehiguese et al., 2021). *Processes* 9(2):371.

5. Li, M., Wang, R., Wang, P., et al. (2023). *Adverse effect of environmental androgenic compounds Galaxolide and Irgacure 369 on the male reproductive system. Chemosphere.*

6. Marine Environmental Research (2020). *Potential of environmental concentrations of the musks galaxolide and tonalide to induce oxidative stress and genotoxicity in the marine environment.*

7. IFRA / European Commission – historia regulatoria del musk xylene.

MEDICAMENTOS

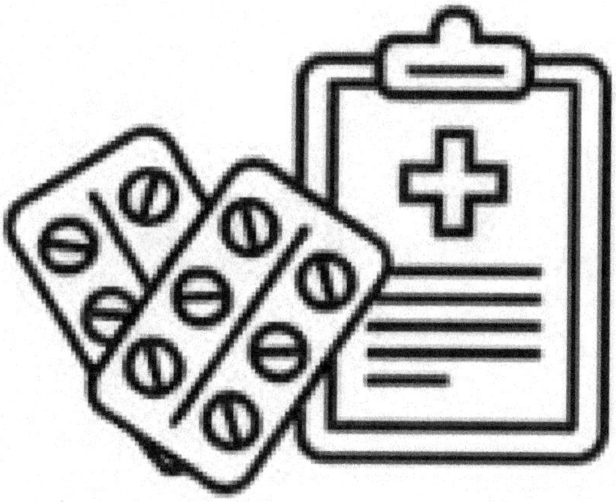

MEDICAMENTOS

Cuando hablamos de disruptores endocrinos solemos pensar en pesticidas, plásticos o contaminantes industriales. Sin embargo, algunos medicamentos también han dejado huella en esta categoría, al interferir de manera no deseada con el delicado equilibrio hormonal del organismo. Uno de los ejemplos más célebres y trágicos es el dietilestilbestrol (DES).

El caso del dietilestilbestrol (DES)

El DES fue sintetizado en 1938 como un estrógeno sintético barato, estable y potente. Durante décadas se recetó a mujeres embarazadas con la esperanza de prevenir abortos espontáneos, nacimientos prematuros y complicaciones del embarazo. Entre los años 40 y 70, millones de mujeres recibieron este fármaco en Estados Unidos y Europa.

El gran golpe llegó en 1971, cuando se demostró que las hijas expuestas en el útero al DES presentaban un riesgo significativamente mayor de desarrollar un raro tipo de cáncer de vagina (adenocarcinoma de células claras), además de malformaciones uterinas y problemas de fertilidad. Desde entonces, el DES se convirtió en un símbolo de cómo un medicamento puede actuar como disruptor endocrino a gran escala.

Otros medicamentos con potencial disruptor endocrino

Existen otros medicamentos, históricos o actuales, con capacidad de alterar el sistema hormonal:

- Etinilestradiol: un estrógeno sintético utilizado en anticonceptivos orales. No tiene el dramatismo del DES en cuanto a toxicidad, pero su presencia en aguas residuales genera preocupación ambiental, pues afecta la reproducción de peces y anfibios.
- Tamoxifeno: modulador selectivo de los receptores de estrógeno, usado en cáncer de mama. Aunque terapéuticamente útil, puede tener efectos disruptores al comportarse como agonista o antagonista estrogénico según el tejido.
- Clomifeno: empleado en infertilidad femenina, actúa sobre el eje hipotálamo-hipófisis-gónadas. Su acción de "engaño hormonal" lo coloca también dentro de los fármacos con capacidad disruptora.
- Andrógenos sintéticos (ej. mesterolona, nandrolona): usados en el pasado para hipogonadismo y también en dopaje, con potentes efectos de alteración endocrina.
- Tibolona: un esteroide sintético con actividad estrogénica, progestagénica y androgénica, indicado para síntomas de la menopausia, que puede producir efectos complejos en el equilibrio hormonal.

Familias químicas implicadas

Estos medicamentos se agrupan en varias familias:

- Estrógenos sintéticos (DES, etinilestradiol).
- Antiestrógenos y moduladores selectivos (tamoxifeno, clomifeno).
- Andrógenos sintéticos y esteroides anabólicos.
- Compuestos con actividad mixta (tibolona).

Todas estas familias comparten un punto: la capacidad de interactuar con receptores hormonales y alterar cascadas biológicas críticas.

Mecanismo de acción

El mecanismo más común es la unión a receptores hormonales nucleares (estrógeno, andrógeno, progesterona), modulando la expresión de genes sensibles a hormonas. Pueden actuar como agonistas, antagonistas o moduladores parciales. Esta interferencia en momentos críticos del desarrollo —como la vida intrauterina o la pubertad— es lo que explica sus consecuencias a largo plazo.

Motivos de preocupación

- Efectos transgeneracionales: el caso del DES mostró que los efectos no se limitaban a la madre, sino también a sus hijas e incluso nietas.

- Exposición ambiental: metabolitos de anticonceptivos y terapias hormonales se encuentran en aguas superficiales, con impacto en fauna acuática.
- Uso indebido: en dopaje o en prácticas veterinarias, los esteroides sintéticos pueden entrar en la cadena alimentaria.

Cómo evitarlos

- Regulación estricta: retirar del mercado medicamentos con riesgo comprobado (como el DES).
- Uso responsable: prescripción de fármacos hormonales solo cuando el beneficio supera claramente el riesgo.
- Depuración de aguas: mejorar el tratamiento de residuos farmacéuticos para evitar acumulación ambiental.
- Información al paciente: comprender que un medicamento hormonal no es inocuo y requiere seguimiento médico.

Esto nos hace plantearnos como los disruptores endocrinos no son solo contaminantes invisibles del ambiente, sino también medicamentos que en su momento se diseñaron con la mejor de las intenciones, pero cuyo legado científico es una advertencia.

BIBLIOGRAFIA

1. Herbst, A. L., Ulfelder, H., & Poskanzer, D. C. (1971). *Adenocarcinoma of the vagina: Association of maternal stilbestrol therapy with tumor appearance in young women.* New England Journal of Medicine, 284(16), 878–881.
2. Giusti, R. M., Iwamoto, K., & Hatch, E. E. (1995). *Diethylstilbestrol revisited: A review of the long-term health effects.* Annals of Internal Medicine, 122(10), 778–788.
3. Newbold, R. R. (2004). *Lessons learned from perinatal exposure to diethylstilbestrol.* Toxicology and Applied Pharmacology, 199(2), 142–150.
   Diamanti-Kandarakis, E., et al. (2009). *Endocrine-disrupting chemicals: An Endocrine Society scientific statement.* Endocrine Reviews, 30(4), 293–342.
   Zoeller, R. T., et al. (2012). *Endocrine-disrupting chemicals and public health protection: A statement of principles from The Endocrine Society.* Endocrinology, 153(9), 4097–4110.
4. Colborn, T., Dumanoski, D., & Myers, J. P. (1996). *Our Stolen Future.* Dutton, New York.
   Ramos, J. L., & Hernández, A. F. (2019). *Disruptores endocrinos: un reto científico y regulatorio.* Revista de Toxicología, 36(1), 1–12.

PESTICIDAS

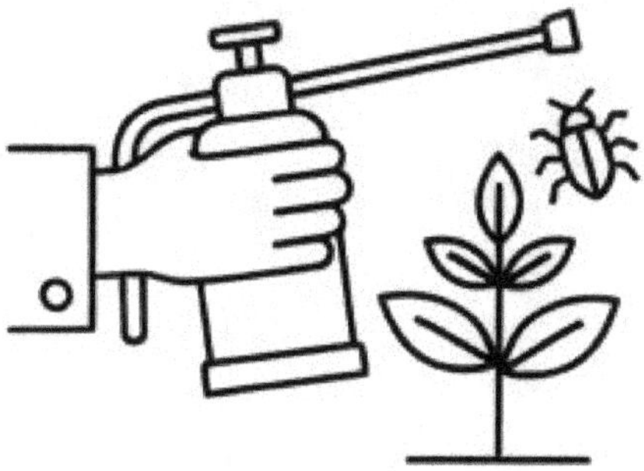

PLAGUICIDAS

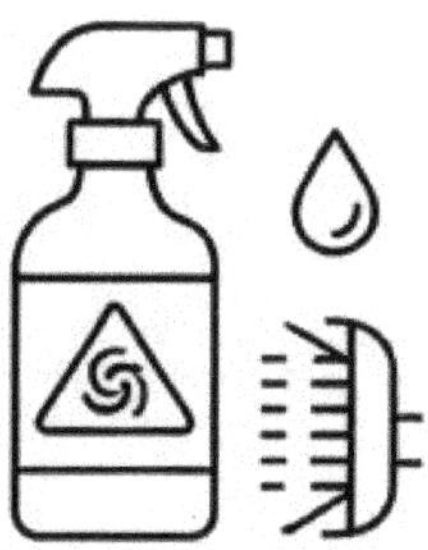

BIOCIDAS

HERBICIDAS

PESTICIDAS: PLAGUICIDAS, BIOCIDAS, HERBICIDAS

Dra. Virginia Canales Arrasate

Introducción

Un pesticida es una sustancia utilizada para el control de plagas incluidos los insecticidas, herbicidas, raticidas y fungicidas.

Según la definición de la Organización de las Naciones Unidas para la Alimentación y la Agricultura (FAO), un plaguicida o pesticida es cualquier sustancia destinada a prevenir, destruir, atraer, repeler o combatir cualquier plaga, incluidas las especies indeseadas de plantas o animales, durante la producción, almacenamiento, transporte, distribución y elaboración de alimentos, productos agrícolas o alimentos para animales o que pueda administrarse a los animales para combatir ectoparásitos. El término incluye las sustancias destinadas a utilizarse como reguladores del crecimiento de las plantas, defoliantes, desecantes, agentes para reducir la densidad de fruta o inhibidores de la germinación y las sustancias aplicadas a los cultivos antes o después de la cosecha para proteger el producto contra el deterioro durante el almacenamiento y el transporte. El término no suele incluir los fertilizantes, los nutrientes de origen vegetal o animal, los aditivos alimentarios ni los medicamentos para animales.

En la definición de plaga se incluyen insectos, hierbas, pájaros, mamíferos, moluscos, peces, nemátodos o microbios, que compiten con los seres humanos para conseguir alimento, destruyen la propiedad, propagan enfermedades o son vectores de estas o causan molestias. Los plaguicidas no son necesariamente venenos, pero pueden ser tóxicos para los humanos o para otros animales.

De acuerdo con la Convención de Estocolmo sobre contaminantes orgánicos persistentes, nueve de los doce más peligrosos y persistentes compuestos orgánicos son plaguicidas.

El término plaguicida está más ampliamente difundido que el nombre genérico exacto: biocida (literalmente: "asesino de lo vivo"). El término plaguicida sugiere que las plagas pueden distinguirse de los organismos no nocivos, que los plaguicidas no lo matarán, y que las plagas son totalmente indeseables.

Durante los años 1980, la aplicación masiva de plaguicidas fue considerada, generalmente, como una revolución de la agricultura. Eran relativamente económicos y altamente efectivos. Su aplicación llegó a ser una práctica común como medida preventiva aun sin ningún ataque visible. Desde entonces, la experiencia ha demostrado que este método no solo perjudica el medio ambiente, sino que a la larga es también ineficaz. Donde se han utilizado los plaguicidas de manera indiscriminada, las especies de las plagas se han vuelto resistentes y difíciles o imposibles de controlar. En algunos casos se ha creado resistencia en los vectores principales de las enfermedades (p.ej. los mosquitos de la malaria), o han surgido nuevas plagas agrícolas. Por ejemplo, todos los ácaros fueron fomentados por los plaguicidas, porque no abundaban antes de su empleo. Sobre la base de esta experiencia, los especialistas en la protección de cultivos han desarrollado un método más diversificado y duradero: el manejo integrado de plagas.

España, dentro de la UE, es líder en la utilización de plaguicidas, y se sabe que el 41.69% de las frutas y verduras que se consumen tienen restos de plaguicidas. En Europa se ha establecido como objetivo la reducción del uso de plaguicidas para el año 2030 en un 50%.

Es cierto que múltiples plaguicidas, pesticidas, fungicidas, insecticidas... se utilizan para optimizar la producción agrícola, pero se ha visto, que tienen gran facilidad de crear efectos nocivos sobre nuestra salud, incluso a dosis bajas. Algunos, como el DDT, el endosulfán y el lindano, ya han sido prohibidos. Aun así, siguen apareciendo en niveles importantes en sangre. Requiere una mención aparte el endosulfán, de amplio uso en agricultura española y en Latinoamérica, que posee una gran capacidad disruptora endocrina dada su acción estrogénica.

Tipos

La terminología puede variar en función de diferentes aspectos, así se pueden encontrar:

- Pesticidas: Es un término más amplio que incluye a los biocidas y fitosanitarios, y se utiliza para controlar plagas en diversos contextos, como la agricultura y la salud pública.

- Plaguicidas: Se refiere específicamente a sustancias o mezclas utilizadas para prevenir, destruir, repeler o combatir cualquier plaga, tanto animal como vegetal, durante la producción, almacenamiento, transporte, elaboración y distribución de productos agrícolas.

- Fitosanitarios: Son plaguicidas que se utilizan específicamente para proteger cultivos y productos vegetales, incluyendo herbicidas, insecticidas, fungicidas, etc.

- Herbicidas: Son un tipo específico de plaguicida o pesticida que se utiliza para controlar o eliminar plantas no deseadas (malezas).

- Insecticidas: Son plaguicidas diseñados para controlar o eliminar insectos.

Clasificación general

Plaguicidas

A: Pesticidas

- Acaricidas.
- Arboricidas.
- Avicidas.
- Graminicidas.

- Herbicidas.
- Insecticidas.
- Molusquicidas
- Nematicidas.
- Ovicidas
- Rodenticidas

B: Microbicidas y antimicrobianos

- Alguicidas.
- Bactericidas.
- Fungicidas.
- Virucidas.

Además, los plaguicidas pueden clasificarse atendiendo a diversos aspectos:

Según el destino de su aplicación pueden considerarse:

- Plaguicidas de uso fitosanitario, productos fitosanitarios: destinados a su utilización en el ámbito de la sanidad vegetal o el control de vegetales.
- Plaguicidas de uso ganadero: destinados a su utilización en el entorno de los animales o en actividades relacionadas con su explotación.
- Plaguicidas de uso en la industria alimentaria: destinados a tratamientos de productos o

dispositivos relacionados con la industria alimentaria.

- Plaguicidas de uso ambiental: destinados al saneamiento de locales o establecimientos públicos o privados.
- Plaguicidas de uso en higiene personal: preparados útiles para la aplicación directa sobre el ser humano.
- Plaguicidas de uso doméstico: preparados destinados para aplicación por personas no especialmente calificadas en viviendas o locales habitados, es el más peligroso, ya que alrededor de 10 millones de personas mueren a causa de vectores.

Según su acción específica pueden considerarse:

1. Insecticida
2. Acaricida
3. Fungicidas
4. Desinfectante y Bactericida
5. Herbicida
6. Fitorregulador y productos afines
7. Rodenticida y varios
8. Específicos post-cosecha y simientes
9. Protectores de maderas, fibras y derivados
10. Plaguicidas específicos varios

Según el estado de presentación o sistema utilizado en la aplicación:

- Gases o gases licuados.
- Fumigantes y aerosoles.
- Polvos con diámetro de partícula inferior a 50 µm.
- Sólidos, excepto los cebos y los preparados en forma de tabletas.
- Líquidos.
- Cebos y tabletas.

Según su constitución química, los plaguicidas pueden clasificarse en varios grupos, los más importantes son:

- Arsenicales.
- Carbamatos.
- Derivados de cumarina.
- Derivados de urea.
- Dinitrocompuestos.
- Organoclorados.
- Organofosforados.
- Organometálicos.
- Piretroides.
- Tiocarbamatos.
- Triazinas.

- Neonicotinoides
- Benzoilureas

Algunos de estos grupos engloban varias estructuras diferenciadas, por lo que, en caso de interés, es posible efectuar una subdivisión de los mismos.

Según su grado de peligrosidad para las personas, los plaguicidas se clasifican de la siguiente forma:

1. De baja peligrosidad: los que por inhalación, ingestión o penetración cutánea no entrañan riesgos apreciables.
2. Nocivos: los que por inhalación, ingestión o penetración cutánea puedan entrañar riesgos de gravedad limitada.
3. Tóxicos: los que por inhalación, ingestión o penetración cutánea puedan entrañar riesgos graves, agudos o crónicos, e incluso la muerte.
4. Muy tóxicos: los que por inhalación, ingestión o penetración cutánea puedan entrañar riesgos extremadamente graves, agudos o crónicos, e incluso la muerte.

La clasificación toxicológica de los plaguicidas en las categorías de baja peligrosidad, nocivos, tóxicos o muy tóxicos se realiza atendiendo básicamente a su toxicidad aguda, expresada en DL50 (dosis letal al 50%) por vía oral o dérmica para la rata, o en CL 50 (concentración letal al 50%) por vía respiratoria para la rata, de acuerdo con una serie de criterios que se especifican en las normas y leyes competentes, atendiendo principalmente a las vías de acción más importantes de cada compuesto.

Como ya se ha mencionado, la vía de contaminación en los humanos varía en función del uso que se les haya dado a los diferentes productos. Así, los pesticidas químicos han sido utilizados ampliamente para la producción de comida en agricultura, y es por eso, que la primera vía de exposición en humanos es a través de la ingesta de residuos de pesticidas mediante los alimentos de la dieta. El uso de los pesticidas, además, está presente en los hogares para el control de diferentes plagas, por lo que también se crea una exposición de forma inhalada, transdérmica e ingerida, a través de productos a los que directamente ha caído el producto una vez pulverizado. La contaminación directa de los agricultores y sus familias se considera una exposición laboral. Dado que los estudios más importantes están realizados analizando los efectos de los insecticidas, nos centraremos en estos.

Los insecticidas clásicamente se clasifican según su mecanismo de acción y la persistencia en el medio ambiente.

Efectos sobre la salud

También es importante mencionar, que cada tipo de pesticida tiene efectos diferentes, tanto en la salud, como en el medio ambiente.

Los organoclorados fueron los primeros insecticidas sintetizados e incluyen compuestos como el diclorodifeniltricloroetano (DDT), clordano y metoxicloro.

Estos interfieren en los canales de sodio del sistema nervioso y fueron ampliamente utilizados contra los insectos a mediados del siglo XX y fue cuando se empezó a ver su neurotoxicidad, no sólo en los mosquitos, sino también en otros organismos vivos.

El DDT (organoclorado) se usaba en algunos países para el control de mosquitos en contra de la malaria. Pero su uso fue prohibido en muchos países, incluido EEUU en 1972, debido a sus efectos negativos en la vida silvestre y su acumulación en los tejidos grasos de los seres vivos a través de la cadena alimenticia. La exposición al DDT puede causar problemas de salud, como efectos en el sistema nervioso, el hígado y un mayor riesgo de cáncer.

La investigación respecto a los receptores demostró que hay sustancias químicas como el DDT que se unen al receptor estrogénico de los tejidos, creando efectos estrogénicos sobre las personas expuestas.

Por ejemplo, en estudio en 2007 parece involucrar al DDT en el cáncer de mama cuando se sufre exposición al mismo antes de la pubertad. También puede ocurrir envenenamiento por DDT y otros compuestos clorados cuando entran en la cadena alimentaria. Los síntomas incluyen excitación nerviosa, temblores, convulsiones y muerte. En un estudio epidemiológico transversal (en personas expuestas al medio ambiente), analizando efectos del DDT, se observó disminución del porcentaje de espermatozoides móviles y de espermatozoides con defectos morfológicos en su cola, además de defectos genéticos. También mayor riesgo de cáncer de mama.

El problema fue parcialmente resuelto al retirar el

pesticida en 1972, pero posteriormente se constató que el DDT y otros organoclorados continuaban impregnando a las poblaciones expuestas debido a su persistencia en el medio ambiente, su bioacumulación tisular y la transmisión del mismo dentro de la cadena alimentaria.

Su uso está actualmente prohibido por el **Convenio de Róterdam** que involucra un gran número de países.

- Los organofosfatos y los carbamatos fueron introducidos como alternativa a los organoclorados. A pesar de que también tienen efecto neurotóxico, su mecanismo de acción es a través de la inhibición de la acetilcolinesterasa, y se mantienen por menor tiempo que los organoclorados en el medio ambiente.

Los organosoforados y carbamatos son potentes inhibidores de la colinesterasa capaces de causar toxicidad colinérgica grave tras la exposición cutánea, inhalación o ingestión.

Los organofosforados se absorben bien a través de la piel, los pulmones y el tracto gastrointestinal.

Los carbamatos se absorben rápidamente a través de todas las vías de exposición, y a diferencia de los organofosforados, son inhibidores transitorios de la colinesterasa.

Los organofosforados se han utilizado como insecticidas desde la década de 1950. Su uso ha ido disminuyendo desde el año 2000 por la aparición de otros insecticidas con menor efecto tóxico para los humanos (piretroides). Hay aplicaciones médicas de los carbamatos reversibles y un organofosforado, que incluyen la reversión del bloqueo neuromuscular (neostigmina, piridostigmina, edrofonio) y el tratamiento del glaucoma, miastenia gravis y la enfermedad de Alzheimer (ecotiofato, piridostigmina, donepezilo).

La toxicidad asociada a los organofosforados o carbamatos es normalmente el resultado de la ingesta o la exposición a pesticidas agrícolas.

Los agentes específicos incluyen insecticidas carbamato (metomilo y aldicarb) y organofosforados (paratión, fentión, etión, malatión y diazinón). El clorpirifos, el agente organofosforado de Dursban, se encuentra en algunos aerosoles dométicos contra cucarachas y hormigas, incluidos Raid y Black flag.

- Los piretroides son otra clase de insecticidas químicos que interfieren con los canales de sodio; suelen usarse como componente de los agentes para el control de plagas. Nuevos insecticidas incluyen los neonicotinoides y los rianoides.
- El clorpirifós -y el metilclorpirifós- es un plaguicida utilizado en agricultura mundial desde 1965 y el más utilizado en España. La comisión europea, 55 años después, lo prohibió en 2020 por la amenaza que presentaba para los seres vivos. Se vio, que su exposición durante el embarazo asociaba pérdida de coeficiente de inteligencia, adelgazamiento en la corteza cerebral y aumento de riesgo de alteración en el desarrollo neurológico (TDHA,

autismo...).

- Dioxinas: Entre otras, se generan durante la fabricación de algunos plaguicidas y provocan una elevada toxicidad y pueden provocar problemas de reproducción y desarrollo, afectar al sistema inmunológico, interferir con hormonas y, así, producir cáncer.

- Bifenilos policlorinados (PCBs): Utilizados en múltiples aplicaciones industriales, en los años 60 la comunidad científica alertó sobre su peligrosidad, debido a su toxicidad ambiental y su persistencia. Su prohibición total para utilización, entre otras, como plaguicidas, se produjo en Europa en 1976. Se vio que eran contaminantes omnipresentes en el medio ambiente y se estimó que podían persistir en torno a 40 años, siendo capaces de acumularse en la cadena alimenticia. Hay informes que revelan que pescados grasos y salmonetes de piscifactoría de Escocia contenían altos niveles. Como efectos sobre la salud humana, se han observado alteración en función tiroidea, interferencia en la síntesis de esteroides gonadales y adrenales, obesidad infantil, diabetes... Ftalatos: Compuestos químicos derivados del ácido ftálico, empleados para aumentar la flexibilidad de los plásticos, se halla, entre otros, en insecticidas, y poseen actividad antiandrogénica y estrogénicas, por lo que pueden afectar en el desarrollo endocrino y del sistema reproductivo de los niños y fetos. Se ha demostrado que los ftalatos alteran el desarrollo del linaje de las células germinales y tienen efecto deletéreo sobre la fertilidad masculina en edad adulta. Además, producen alteraciones en los niveles de las hormonas infantiles, alteraciones en el neurocomportamiento de los niños, la disminución de la calidad del semen, endometriosis y relación con el cáncer.

- Alquifenoles: Antioxidantes presentes en el poliestireno modificado y en el PVC, podemos encontrar en diferentes plaguicidas.
- Trichlorfon: Insecticida. Puede crear anomalías congénitas cuando la madre gestante tiene contacto con él. Se observó en un estudio realizado en Hungría.
- Otras observaciones medioambientales han demostrado la relación entre la exposición accidental del Dicofol (pesticida) en caimanes del Lago Apopka en EEUU y el descenso en la población de estos caimanes 10 años después, el aumento de la mortalidad en los huevos y crías. Se encontraron además hembras adolescentes con problemas anatómicos en ovarios y presentaban niveles de estrógeno en sangre que duplicaban los valores normales.

En cuanto a su **repercusión y el impacto en la salud**, además de lo descrito anteriormente, podemos encontrar:

- **Efectos en salud reproductiva**: Aunque está menos estudiado que los efectos neurotóxicos, hay un impacto negativo en el peso del RN al nacer y mayor prematuridad. A parte de los efectos nocivos en las mujeres gestantes, también se ha visto relación con peor calidad seminal y reducción de la fertilidad de los varones.

- **Neurotoxicidad**: Hay evidencia en modelo animal y evidencia epidemiológica de que hasta los insecticidas no-DDT también tienen un impacto neurotóxico negativo. La evidencia es más fuerte para los pesticidas organofosforados con demostrados déficits cognitivos, memoria, comportamiento y reflejos motores; los mayores efectos se ven cuando el contacto ha ocurrido en periodo prenatal (respecto a exposición postnatal). Los insecticidas piretroides también han demostrado tener efecto en peor aprendizaje y comportamiento.
- La prevalencia de **gastrosquisis** parece ser mayor en áreas donde los niveles de productos químicos agrícolas en las aguas superficiales son altos y cuando la concepción ocurre en la primavera, el momento en que los productos químicos agrícolas (p ej., atrazina) se aplican comúnmente. El posible papel de estos productos en la patogénesis de la gastrosquisis requiere más estudios.
- Diferentes estudios demuestran relación entre los plaguicidas y el cáncer, alteraciones en el desarrollo neurológico, efectos reproductivos, entre otros. Se ha comunicado que de los 287 pesticidas comercializados en la actualidad, 101 afectan a nivel tiroideo. Otros 97 mostraron efectos neurotóxicos. También hay resultados que sugieren

firmemente que los pesticidas pueden iniciar la progresión de la patología de la enfermedad de Parkinson.

- Una revisión sistemática de la literatura científica encontró en 2007 que «la mayoría de los estudios sobre el linfoma y la leucemia no Hodgkin mostraron asociaciones positivas con la exposición a pesticidas» y por lo tanto concluyó que el uso de pesticidas se debería reducir.
- Según datos de la OMS, unas **10 personas mueren al año** por el uso de plaguicidas y 20 quedan intoxicadas de forma aguda por su utilización en la agricultura y la ganadería. Según la Convención de Estocolmo sobre Contaminantes Orgánicos Persistentes (2001), 9 de los 12 productos químicos más peligrosos y persistentes eran pesticidas, algunos de los cuales se han retirado de circulación

Otros efectos:

Aparte de los efectos en salud, cabe destacar los **efectos medioambientales**:

El uso de plaguicidas crea una serie de problemas para el medio ambiente. Más del 98% de los insecticidas aplicados y del 95% de los herbicidas llegan a un destino diferente del buscado, incluyendo especies vegetales y animales, aire, agua, sedimentos de ríos, mares y alimentos. La deriva de plaguicidas ocurre cuando las partículas de plaguicidas suspendidas en el aire son llevadas por el viento a otras áreas, pudiendo llegar a contaminarlas. Los plaguicidas son una de las causas principales de la contaminación del agua y ciertos plaguicidas son contaminantes orgánicos persistentes que contribuyen a la contaminación atmosférica.

La contaminación de aguas tiene dos orígenes: uno directo, por el uso de plaguicidas destinados a la higiene pública (lucha contra larvas de mosquitos en charcas y aguas estancadas, por ejemplo) y otro indirecto, por la movilización de contaminaciones de aire y suelos (deposición de plaguicidas, arrastres por aguas de lluvias y otros mecanismos). Esta contaminación propiamente dicha debe separarse de contaminaciones accidentales, pero puede alcanzar en ocasiones niveles de riesgo muy altos que se han hecho evidentes en ríos y lagos, por su trascendencia en la fauna agrícola y el riesgo que presenta el uso de tales aguas contaminadas a los seres humanos.

La contaminación de la biosfera puede ser también directa, a consecuencia de tratamientos, pero ello entra en el aspecto de residuos ya considerados aparte; e indirecta, constituyendo verdadera contaminación, por la movilización en la biósfera de las contaminaciones de aire, suelo y agua.

Los seres vivos contribuyen de modo poderoso a movilizar la contaminación y el ejemplo más claro de ello es el fenómeno de la *magnificación* de residuos y que quizá, con lenguaje más propio debiera denominarse *bioacumulación* y que se hace evidente a través de la "escalada" alimenticia de los seres vivos.

En adición, el uso de plaguicida reduce la biodiversidad, reduce la fijación de nitrógeno, contribuye al declive de polinizadores (reducción de los polinizadores en muchos ecosistemas, desde finales del siglo xx), destruye hábitats (especialmente para aves), y amenaza a especies en peligro de extinción.

También ocurre que algunas pestes se adaptan a los plaguicidas y no mueren. Lo que es llamado resistencia a plaguicidas, para eliminar la descendencia de esta peste, será necesario un nuevo plaguicida o un aumento de la dosis de plaguicida. Esto causara un empeoramiento del problema de contaminación del ambiente.

Usos

1.- **Agricultura**

Los plaguicidas pueden ahorrar dinero a los agricultores al prevenir las pérdidas de cosechas por insectos y otras plagas. En un estudio se calculó que los agricultores en los Estados Unidos ahorraron el equivalente de cuatro veces el coste de los plaguicidas. Otro estudio demostró que el no usar plaguicidas resultaba en una pérdida del 10% del valor de las cosechas. Otro estudio realizado en 1999 encontró que una prohibición de plaguicidas en los Estados Unidos puede resultar en un aumento del coste de los alimentos, pérdidas de empleos y aumento del hambre mundial.

Los herbicidas pueden proteger las frutas y verduras. Los herbicidas se usan para eliminar las malezas y también para controlar a las plantas invasoras que pueden infligir daños en el medio ambiente.

2.- **Salud pública**

Sus usos más comunes pueden ser matar ratas y

mosquitos que pueden transmitir enfermedades como la fiebre amarilla y la malaria. También pueden matar insectos que nos causan picaduras o que dañan a nuestros animales o a nuestras propiedades.

El DDT, ha sido usado fumigando las paredes de las casas para combatir la malaria desde la década de 1950. La Organización Mundial de la Salud ha apoyado estas medidas en algunas de sus declaraciones. Los científicos calculan que el DDT y otros compuestos químicos en la categoría de organofosfatos han salvado siete millones de vidas desde 1945 al prevenir enfermedades como la malaria, peste bubónica, tripanosomiasis y tifus. Sin embargo el DDT no siempre es efectivo, ya que los insectos desarrollan resistencia al mismo. Esta resistencia se empezó a notar desde 1955 y ya en 1972 diecinueve especies de mosquitos han llegado a ser resistentes al DDT. En 2000 un estudio en Vietnam demostró que los métodos de control que no usan DDT son más efectivos. El efecto ecológico del DDT en los organismos es un ejemplo de bioacumulación.

3.- **Mantenimiento de reservas de agua**

Los herbicidas también se usan en lagos y lagunas para controlar el crecimiento de algas y plantas acuáticas que puedan interferir con la natación, la pesca o que den malos olores. Se usan para controlar las termitas y el moho que pueden dañar las construcciones.

4.- **Industria**

En los lugares de almacenaje de alimentos se usan para controlar a los roedores e insectos que infectan los granos y otros alimentos. Cada plaguicida trae aparejados algunos riesgos; el uso adecuado de plaguicidas reduce esos riesgos a un nivel considerado aceptable por las agencias que regulan su uso, tales como la Agencia de Protección Ambiental de los Estados Unidos (EPA por sus siglas en inglés) y por la Agencia Reguladora del Manejo de Pestes (PMRA) de Canadá.

5.- **Domiciliario**

Los usos domiciliarios incluyen prevenir la aparición de plagas domésticas como ratas, cucarachas y mosquitos dentro del hogar, la prevención de aparición de plagas que afectan a los animales domésticos como pulgas y garrapatas en perros y gatos. También se incluyen los plaguicidas y herbicidas utilizados en la jardinería doméstica.

Regulación

En muchos países, los pesticidas deben estar aprobados para su venta y uso por una agencia gubernamental.

A nivel global, el 85% de los países cuentan con legislación sobre almacenamiento adecuado de plaguicidas y el 51% incluye disposiciones para garantizar la eliminación adecuada de todos los plaguicidas obsoletos.

Aunque las regulaciones sobre plaguicidas difieren de un país a otro, los plaguicidas y los productos en los que se utilizan se comercializan a través de fronteras internacionales. Para hacer frente a las inconsistencias en las regulaciones entre países, los delegados a una conferencia de la Organización de las Naciones Unidas para la Agricultura y la Alimentación adoptaron en 1985 un **Código Internacional de Conducta sobre la Distribución y**

Uso de Plaguicidas, para crear estándares voluntarios de regulación de plaguicidas en diferentes países. El Código se actualizó en 1998 y 2002. La FAO afirma que el código ha creado conciencia sobre los peligros de los plaguicidas y ha reducido el número de países sin restricciones sobre el uso de plaguicidas.

Otros esfuerzos para mejorar la reglamentación del comercio internacional de plaguicidas son las Directrices de Londres para el intercambio de información acerca de productos químicos objetos de comercio internacional y la **Comisión del Codex Alimentarius de las Naciones Unidas**. El primero busca implementar procedimientos para asegurar que exista consentimiento fundamentado previo entre los países que compran y venden plaguicidas, mientras que el segundo busca crear estándares uniformes para niveles máximos de residuos de plaguicidas en los alimentos entre los países participantes.

La educación sobre la seguridad de los plaguicidas y la regulación de los aplicadores de plaguicidas están diseñadas para proteger al público del uso indebido de plaguicidas, pero no eliminan todo uso indebido. Optar por controles alternativos como el manejo integrado de plagas, reducir el uso de plaguicidas y elegir plaguicidas menos tóxicos puede reducir los riesgos que el uso de plaguicidas representa para la sociedad y el medio ambiente.

El **Convenio de Róterdam** sobre el procedimiento de consentimiento fundamentado previo aplicable a ciertos plaguicidas y productos químicos peligrosos objeto de comercio internacional entró en vigor el 24 de febrero de 2004.

La primera reunión de la Conferencia de las Partes del Convenio de Róterdam tuvo lugar del 20 al 24 de septiembre de 2004 en Ginebra y la segunda del 27 al 30 de septiembre de 2005 en Roma.

El Convenio de Roterdam representa un paso importante para garantizar la protección de la población y el medio ambiente de todos los países de los posibles peligros que entraña el comercio de plaguicidas y productos químicos altamente peligrosos. Contribuirá a salvar vidas y proteger el medio ambiente de los efectos adversos de los plaguicidas tóxicos y otros productos químicos. Establecerá una primera línea de defensa contra las tragedias futuras impidiendo la importación no deseada de productos químicos peligrosos, en particular, en los países en desarrollo. Al dar a todos los países la capacidad de protegerse contra los riesgos de las sustancias tóxicas, habrá puesto a todos en pie de igualdad y elevado las normas mundiales de protección de la salud humana y el medio ambiente.

La **Convención de Estocolmo** fue firmada el 23 de mayo de 2001 en Estocolmo y entró en vigor el 17 de mayo de 2004. Inicialmente el convenio regulaba doce productos químicos incluyendo productos producidos intencionadamente, tales como: pesticidas, PCB; dioxinas y furanos. Actualmente hay 186 países que han ratificado el convenio.

BIBLIOGRAFIA

1. Uptodate revisión 2025: Gastrosquisis. Autores: Courtney D Stephenson, DO, FACOG, Charles J Lockwood, MD, MHCM, Andrew P MacKenzie, MD. Editor de sección: Dra. Louise Wilkins-Haug.. Subeditor: Vanessa A Barss, MD, FACOG.
2. Uptodate revisión 2025: Riesgos ocupacionales y ambientales para la reproducción en hembras: exposiciones específicas e impactos. Autores: Rose H Goldman, MD, MPH, Blair J Wylie, MD, MPH. Editor de sección: Dra. Louise Wilkins-Haug. Subeditor: Kristen Eckler, MD, FACOG.
3. Revisión Especialista Endocrinología Pedriatrica 2020; Volumen 11. Nº2. Una revisión sobre los disruptores endocrinos y su posible impacto sobre la saud de los humanos. Manuel Pombo Arias, Lidia Castro-Feijóo, Jesús Barreiro Conde, Paloma Cabanas Rodríguez.
4. UpToDate Sustancias Disruptoras endocrinas. Autores: Dra Julianne M Hall, Dr Kenneth S Korach, Dra Janet E Hall.
5. UpToDate Intoxicación por Organofosforados y Carbamatos (abril 2025). Autor: Steven Bird, MD, FACEP
6. https://es.wikipedia.org/wiki/Plaguicida

PRODUCTOS DE USO INDUSTRIAL

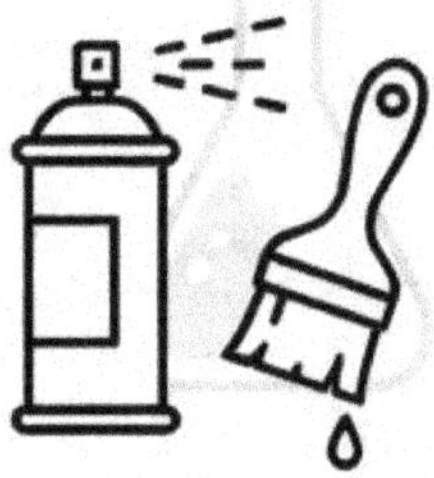

DISOLVENTES

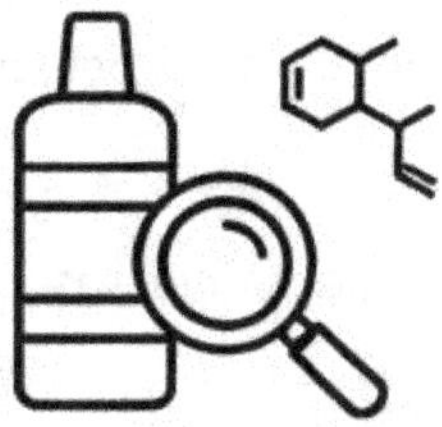

RESORCINOL

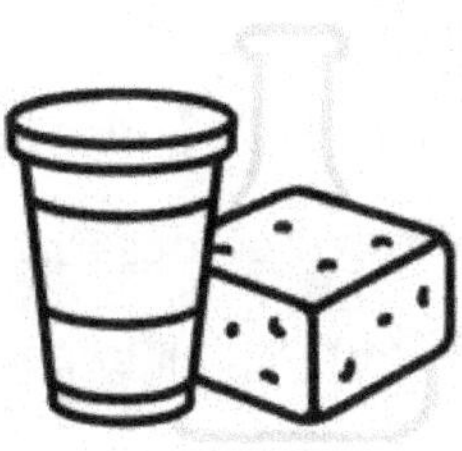

ESTIRENO

PARAFINAS CLORADAS

PRODUCTOS DE USO INDUSTRIAL

Dra. Leire Pascual Díez

Los compuestos industriales con potencial de disrupción endocrina incluyen grupos químicos ampliamente utilizados en procesos productivos y formulaciones técnicas. Estos compuestos presentan perfiles toxicológicos diversos y han sido objeto de evaluación por su capacidad para interferir en rutas hormonales, tanto en humanos como en organismos expuestos ambientalmente.

Se describen sus propiedades fisicoquímicas, aplicaciones industriales, clasificación normativa y mecanismos de toxicidad con implicaciones endocrinas en el marco regulatorio europeo, considerando aspectos como la persistencia, la bioacumulación y los criterios de identificación como sustancias preocupantes. También se presentan alternativas de uso disponibles o en desarrollo, orientadas a reducir la exposición y mitigar el impacto sobre la salud humana y el medio ambiente.

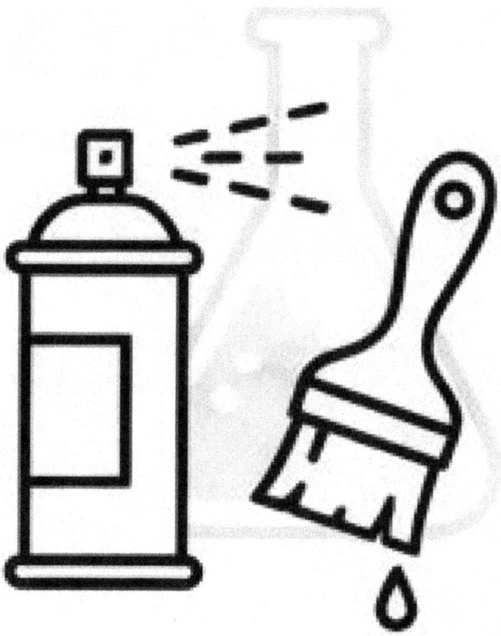

DISOLVENTES

DISOLVENTES INDUSTRIALES

Los disolventes industriales constituyen una familia heterogénea de compuestos volátiles utilizados en múltiples sectores productivos. Su elevada lipofilia y volatilidad les confiere una capacidad significativa para atravesar membranas biológicas, lo que los convierte en agentes de riesgo en contextos laborales y domésticos. En mujeres, especialmente durante el embarazo, su exposición ha sido asociada con efectos adversos sobre la salud reproductiva y el desarrollo fetal.

Clasificación y características generales

Los disolventes industriales pueden abordarse desde distintos enfoques (estructural, funcional y toxicológico), aunque lo más frecuente es clasificarlos según su estructura química y propiedades, quedando estratificados en los siguientes grupos:

1. Disolventes hidrocarbonados

- Alifáticos: derivados del petróleo, como el hexano y el heptano. Son menos reactivos, pero altamente volátiles.

- Aromáticos: como el benceno, tolueno y xileno. Poseen estructuras cíclicas con alta lipofilia y capacidad de atravesar membranas biológicas. El tolueno, por ejemplo, ha sido asociado con disfunción ovárica y alteraciones menstruales.

2. Disolventes oxigenados

- Alcoholes: etanol, isopropanol. Tienen buena solubilidad en agua y menor toxicidad relativa.

- Cetonas: acetona, metil-etil-cetona. Volátiles y de rápida absorción dérmica e inhalatoria.

- Éteres y ésteres: como el acetato de etilo. Usados en cosmética y limpieza, con toxicidad variable.

3. Disolventes halogenados: Incluyen compuestos como el tricloroetileno y el tetracloroetano. Son altamente lipofílicos, persistentes y con potencial carcinogénico. Su uso está restringido en la UE por su toxicidad reproductiva y ambiental.

4. Disolventes mixtos o formulaciones comerciales

- Mezclas de varios tipos de disolventes, como los utilizados en pinturas, adhesivos o productos de limpieza. Su toxicidad puede ser sinérgica y difícil de evaluar individualmente.

Por otro lado, los disolventes industriales comparten varias propiedades que determinan su comportamiento toxicológico y ambiental:

- Volatilidad: facilita la exposición por inhalación, especialmente en espacios cerrados.
- Lipofilia: favorece la acumulación en tejidos grasos, incluyendo el tejido mamario y ovárico.
- Baja polaridad: permite atravesar membranas celulares y la barrera placentaria.
- Capacidad de bioacumulación: especialmente en compuestos halogenados y aromáticos.
- Metabolismo hepático: muchos se biotransforman en metabolitos reactivos que pueden interferir con enzimas endocrinas o inducir estrés oxidativo.

Estas propiedades explican su potencial como disruptores endocrinos, capaces de alterar la síntesis, liberación, transporte y acción de hormonas sexuales. En mujeres, se ha documentado su asociación con irregularidades menstruales, infertilidad, abortos espontáneos y efectos teratogénicos.

Presencia natural y persistencia ambiental

Los disolventes industriales, debido a su uso masivo y su elevada volatilidad, constituyen una fuente importante de contaminación ambiental. Su presencia se ha documentado en aire, agua, suelos y tejidos biológicos, tanto en entornos urbanos como rurales. Esta ubicuidad, unida a su capacidad de bioacumulación y persistencia, los convierte en contaminantes de interés prioritario desde el punto de vista toxicológico y regulatorio.

Los disolventes se liberan al medio ambiente principalmente a través de emisiones atmosféricas (durante procesos industriales, aplicación de pinturas, limpieza con productos volátiles o evaporación de residuos); vertidos líquidos, en aguas residuales industriales o domésticas, especialmente cuando no se realiza un tratamiento adecuado; y filtraciones al suelo por derrames accidentales o almacenamiento inadecuado, lo que puede contaminar acuíferos subterráneos.

Una vez liberados, los disolventes pueden dispersarse por el aire, disolverse en agua o adsorberse a partículas del suelo, dependiendo de sus propiedades fisicoquímicas (presión de vapor, solubilidad, coeficiente de partición octanol/agua).

Por otro lado, los disolventes orgánicos volátiles (COV) son componentes habituales del aire interior, especialmente en viviendas recién pintadas, oficinas con mobiliario nuevo o espacios donde se utilizan productos de limpieza o cosmética. Estudios realizados en ambientes de trabajo han detectado concentraciones significativas de tolueno, xileno y acetona en el aire ambiente de guarderías, hospitales y peluquerías.

En relación con la persistencia y bioacumulación de los disolventes, variará según el compuesto y sus propiedades físico-químicas (presión de vapor, solubilidad, coeficiente de partición octanol/agua), pudiendo tener una vida media en aire de horas con baja bioacumulación, como puede ser la acetona, a una vida media de meses en medio acuoso, con una alta bioacumulación, como el tricloroetileno.

Usos y aplicaciones

Los disolventes industriales son sustancias

químicas con una capacidad excepcional para disolver, diluir o extraer otros compuestos sin alterar su estructura química. Esta propiedad los convierte en herramientas versátiles y omnipresentes en múltiples sectores productivos, desde la industria pesada hasta el ámbito doméstico. Sin embargo, esta ubicuidad también implica una exposición constante, muchas veces inadvertida, especialmente en mujeres en edad fértil, embarazadas o trabajadoras en sectores de alto riesgo.

En el ámbito industrial, los disolventes se utilizan en:

- Fabricación de pinturas, barnices y adhesivos: compuestos como el tolueno, xileno y acetato de etilo son esenciales para lograr la viscosidad y evaporación deseadas.
- Procesos de limpieza y desengrase: el tricloroetileno y otros halogenados se emplean para eliminar residuos en maquinaria, componentes electrónicos y superficies metálicas.
- Síntesis química y farmacéutica: muchos disolventes actúan como medios de reacción o extracción en la producción de principios activos, incluyendo hormonas sintéticas y antibióticos.
- Industria textil y del cuero: se utilizan en tintes, acabados y tratamientos impermeabilizantes.

- Producción de plásticos y resinas: los disolventes permiten moldear y estabilizar polímeros como el PVC o el poliestireno.

En el entorno doméstico y cosmético, los disolventes están presentes en:

- Productos de limpieza: como el amoníaco, alcoholes y cetonas, que facilitan la eliminación de grasa y suciedad.
- Tintes capilares y esmaltes de uñas: el resorcinol, acetona y tolueno son componentes habituales, con capacidad de penetración dérmica.
- Perfumería y cosmética: se emplean como vehículos para fragancias y principios activos, especialmente en colonias, cremas y aerosoles.
- Ambientadores y productos de ambientación: los disolventes permiten la dispersión de compuestos volátiles en el aire.

En contextos clínicos y biomédicos, los disolventes se utilizan en:

- Laboratorios de análisis clínico: como medios de extracción, limpieza de instrumental y preparación de reactivos.

- Formulación farmacéutica: algunos medicamentos tópicos, inyectables o inhalados contienen disolventes como excipientes.
- Desinfección hospitalaria: el alcohol isopropílico y otros disolventes se emplean en la limpieza de superficies y equipos médicos

Toxicidad y efectos en el organismo

La exposición crónica a disolventes industriales representa una preocupación creciente en el ámbito de la salud ginecológica, no solo por su toxicidad directa, sino por su capacidad de interferir con el sistema endocrino femenino. Estos compuestos, ampliamente utilizados en sectores como la cosmética, la limpieza, la industria química y la fabricación de productos farmacéuticos, poseen propiedades fisicoquímicas que les permiten atravesar barreras biológicas, acumularse en tejidos grasos y alterar procesos hormonales esenciales para la función reproductiva.

Numerosos estudios han documentado que ciertos disolventes, especialmente los hidrocarburos aromáticos como el tolueno, el xileno y el benceno, pueden actuar como disruptores endocrinos al mimetizar o antagonizar la acción de hormonas sexuales. Esta interferencia puede manifestarse en forma de irregularidades menstruales, disfunción ovárica, alteraciones en la ovulación e incluso infertilidad. En mujeres expuestas ocupacionalmente, como trabajadoras de limpieza, peluquería o laboratorios, se ha observado una mayor prevalencia de ciclos anovulatorios, amenorrea secundaria y disminución de la reserva ovárica, lo que sugiere una relación directa entre la exposición prolongada y la alteración del eje hipotálamo-hipófisis-gónada.

Además de los efectos sobre la función ovárica, algunos disolventes como el resorcinol y los compuestos halogenados han demostrado capacidad para interferir con la síntesis de hormonas tiroideas. El resorcinol, por ejemplo, inhibe la peroxidasa tiroidea, lo que puede inducir hipotiroidismo subclínico. Esta alteración, aunque aparentemente leve, puede tener consecuencias significativas en mujeres en edad fértil, afectando la regularidad del ciclo menstrual, la fertilidad y el desarrollo embrionario en caso de embarazo. La disfunción tiroidea inducida por disolventes también se ha vinculado con trastornos de la esfera mental, fatiga crónica y alteraciones metabólicas, que pueden complicar el abordaje clínico en pacientes con sintomatología ginecológica inespecífica.

Durante el embarazo, la exposición a disolventes

industriales adquiere una dimensión especialmente crítica. Diversos estudios epidemiológicos han señalado un aumento del riesgo de aborto espontáneo, restricción del crecimiento intrauterino y parto prematuro en mujeres expuestas a disolventes como el tricloroetileno o el tetracloroetano. Estos compuestos, debido a su elevada lipofilia, atraviesan la barrera placentaria y pueden interferir con el desarrollo fetal, afectando la diferenciación sexual, el neurodesarrollo y la programación endocrina del recién nacido. La exposición prenatal a disolventes también se ha asociado con alteraciones en el desarrollo puberal y la función reproductiva en la descendencia femenina, lo que plantea implicaciones transgeneracionales aún poco exploradas.

Por otro lado, la exposición crónica a mezclas de disolventes, como ocurre en ambientes laborales o domésticos con productos de limpieza y cosmética, puede generar efectos sinérgicos difíciles de predecir. La interacción entre compuestos con actividad estrogénica, antiandrogénica o tiroidea puede amplificar la disrupción hormonal, especialmente en mujeres con susceptibilidad genética, enfermedades endocrinas previas o en etapas de vulnerabilidad como la pubertad, el embarazo o la perimenopausia.

En términos clínicos, el reconocimiento de los disolventes industriales como disruptores endocrinos exige una revisión de los protocolos de evaluación de riesgo en ginecología. La anamnesis laboral y ambiental debería incluir preguntas específicas sobre el uso de productos químicos, la ventilación de espacios de trabajo y el contacto con cosméticos o limpiadores industriales. Asimismo, la monitorización de biomarcadores de exposición (como metabolitos urinarios de tolueno o xileno) y de función endocrina (hormonas sexuales, tiroideas) puede facilitar el diagnóstico precoz y la intervención preventiva.

Desde una perspectiva de salud pública, resulta imprescindible reforzar la regulación del uso de disolventes con potencial disruptor endocrino, especialmente en productos de consumo dirigidos a mujeres. La legislación europea, a través del reglamento REACH, ha avanzado en la identificación y restricción de sustancias reprotóxicas, pero aún persisten lagunas en la evaluación de mezclas y en la protección de trabajadoras embarazadas o en edad fértil. La educación sanitaria, tanto en el ámbito clínico como comunitario, debe incluir información sobre los riesgos asociados a la exposición crónica a disolventes y promover alternativas más seguras en cosmética, limpieza y formulación farmacéutica.

En definitiva, la exposición crónica a disolventes industriales constituye un factor de riesgo relevante en ginecología, con implicaciones clínicas, reproductivas y transgeneracionales. Su reconocimiento como disruptores endocrinos exige una respuesta multidisciplinar que combine investigación toxicológica, vigilancia ambiental, regulación normativa y educación sanitaria, con el objetivo de proteger la salud hormonal de las mujeres en todas las etapas de la vida

Alternativas y estrategias de sustitución

La sustitución de disolventes industriales con perfil toxicológico adverso constituye una estrategia clave en la prevención de riesgos químicos, especialmente en contextos ginecológicos y reproductivos. Siguiendo los principios de la química verde y la normativa europea (REACH, Reglamento 1223/2009), se han desarrollado alternativas que permiten mantener la funcionalidad técnica requerida, minimizando la exposición a compuestos con potencial disruptor endocrino.

Entre los disolventes considerados más seguros destacan los alcoholes de bajo peso molecular (etanol, isopropanol), los ésteres derivados de ácidos grasos (como el etil lactato), y el dióxido de carbono supercrítico, utilizado en procesos de extracción sin residuos tóxicos. El agua, empleada como disolvente principal en formulaciones cosméticas y farmacéuticas, ha recuperado protagonismo gracias a tecnologías de solubilización asistida.

Estas alternativas presentan menor volatilidad, baja toxicidad dérmica e inhalatoria, y mejor perfil ambiental (biodegradabilidad, baja persistencia). Su aplicación es especialmente relevante en productos de higiene íntima, cosmética capilar, formulaciones vaginales y entornos clínicos, donde la exposición mucosa o dérmica puede tener implicaciones endocrinas significativas.

BIBLIOGRAFIA::

1. Agencia Europea de Sustancias y Mezclas Químicas (ECHA). (2006). Reglamento (CE) nº 1907/2006 REACH: Registro, Evaluación, Autorización y Restricción de sustancias químicas. Diario Oficial de la Unión Europea. Recuperado de https://www.miteco.gob.es/es/calidad-y-evaluacion-ambiental/temas/productos-quimicos/reglamento-reach.html
2. Belab Services. (2023). REACH: UE limita el uso de dos disolventes reprotóxicos en aplicaciones industriales. Recuperado de https://www.belabservices.com/post/reach-ue-limita-uso-disolventes-reprotoxicos-aplicaciones-industriales
3. Barriocanal-Gómez, P., González-González, M. I., & Martínez-González, C. (2021). Efectos derivados de la exposición laboral en mujeres embarazadas: revisión sistemática. Archivos de Prevención de Riesgos Laborales, 24(3), 263–275. https://scielo.isciii.es/pdf/aprl/v24n3/1578-2549-aprl-24-03-263.pdf
4. Instituto Nacional de Seguridad y Salud en el Trabajo (INSST). (2001). Los disolventes y nuestra salud. Cuadernos de divulgación técnica. Recuperado de https://www.insst.es/documents/94886/375259
5. Gil Hernández, F. (Coord.). (2018). Toxicología industrial (II): Toxicidad de los disolventes. En Tratado de Medicina del Trabajo *(pp. 704–716). Madrid: Editorial Médica Panamericana.*
6. ISTAS – Instituto Sindical de Trabajo, Ambiente y Salud. (s.f.). Base de datos RISCTOX: sustancias peligrosas y alternativas seguras. Recuperado de http://risctox.istas.net/
7. Fundación Conama. (2022). Disolventes verdes obtenidos a partir de aceites residuales [Comunicación técnica]. Recuperado de https://www.fundacionconama.org/wp-content/uploads/conama/comunicaciones/7745/Disolventes-verdes-obtenidos-a-partir-de-aceites-residuales.pdf
8. CORDIS – Comisión Europea. (2023). ReSolve: Replacing hazardous solvents with safer renewable alternatives. Recuperado de https://cordis.europa.eu/article/id/429633-replacing-hazardous-solvents-with-safer-renewable-alternatives/es

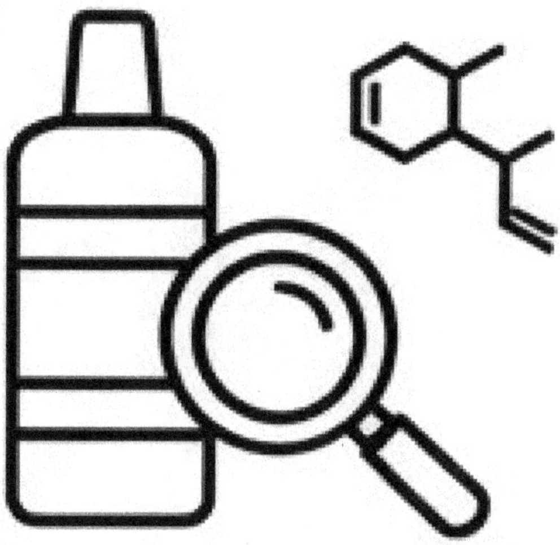

RESORCINOL

RESORCINOL

El resorcinol (1,3-dihidroxibenceno) es un compuesto fenólico de uso extendido en la industria cosmética, farmacéutica y química. Su estructura aromática con dos grupos hidroxilo le confiere propiedades reactivas que lo hacen útil como agente antiséptico, intermedio en síntesis de resinas y componente de tintes capilares. Sin embargo, su capacidad para interferir con la función tiroidea ha motivado su inclusión en la lista de sustancias extremadamente preocupantes (SVHC) por la Unión Europea, debido a su potencial como alterador endocrino

Clasificación y características generales

El resorcinol, también denominado 1,3-dihidroxibenceno o meta-hidroquinona, pertenece a la familia de los compuestos fenólicos aromáticos. Es uno de los tres isómeros del bencenodiol, junto con el catecol (1,2-dihidroxibenceno) y la hidroquinona (1,4-dihidroxibenceno). Su estructura en anillo bencénico con dos grupos hidroxilo en posición meta le confiere una reactividad específica frente a procesos de oxidación, condensación y polimerización.

Desde el punto de vista fisicoquímico, el resorcinol se presenta como un sólido cristalino blanco, con punto de fusión entre 110–112 °C y punto de ebullición cercano a 280 °C. Es altamente soluble en agua (hasta 123 g/L a 20 °C), etanol y éter, lo que facilita su incorporación en formulaciones acuosas y orgánicas. Su densidad es de 1,28 g/cm^3 y posee una ligera acidez, con capacidad reductora moderada. Estas propiedades lo hacen especialmente útil como reactivo intermedio en síntesis química y como agente funcional en formulaciones cosméticas y farmacéuticas.

En términos de clasificación toxicológica, el resorcinol está incluido en el Reglamento CLP (CE nº 1272/2008) con las siguientes indicaciones de peligro:

H302: nocivo en caso de ingestión

H315: provoca irritación cutánea

H319: provoca irritación ocular grave

H400: muy tóxico para los organismos acuáticos

Además, ha sido identificado como sustancia de

interés por su potencial alterador endocrino, especialmente en relación con la función tiroidea, lo que ha motivado su evaluación dentro del marco REACH como posible SVHC (Substance of Very High Concern).

Presencia natural y persistencia ambiental

El resorcinol no se encuentra de forma natural en el medio ambiente. Su presencia deriva exclusivamente de actividades industriales y del uso en productos de consumo.

Desde el punto de vista toxicológico, el resorcinol presenta una vida media relativamente corta en el organismo humano. Tras exposición dérmica o ingestión, se absorbe con rapidez y se metaboliza principalmente en el hígado mediante conjugación con ácido glucurónico y sulfatos. Los metabolitos resultantes se eliminan por vía renal en un plazo de 24 a 48 horas, lo que indica una vida media biológica breve. Sin embargo, esta rápida eliminación no excluye efectos endocrinos, ya que incluso exposiciones puntuales pueden interferir con la peroxidasa tiroidea y alterar la síntesis de T3 y T4.

En modelos animales, se ha observado que el

resorcinol puede inducir efectos tiroideos con dosis repetidas, lo que sugiere que su toxicidad está más relacionada con la frecuencia y la vía de exposición que con su persistencia sistémica. En humanos, no se han descrito fenómenos de bioacumulación, pero sí efectos acumulativos en contextos de exposición crónica, como en trabajadoras de peluquería o laboratorios dermatológicos.

Desde el punto de vista ambiental, el resorcinol tiene una vida media moderada en medios acuáticos. Estudios de biodegradación indican que puede ser degradado por microorganismos en condiciones aerobias en un plazo de días a semanas, dependiendo de la temperatura, el pH y la carga orgánica del medio. En suelos, su persistencia es algo mayor, especialmente en ambientes con baja actividad microbiana. No se considera bioacumulativo en organismos acuáticos, pero su toxicidad para especies sensibles ha motivado restricciones en vertidos industriales.

Usos y aplicaciones industriales

El resorcinol tiene una amplia gama de aplicaciones industriales, derivadas de su versatilidad química:

- Industria cosmética: se utiliza como componente activo en tintes capilares permanentes, donde actúa como agente de acoplamiento en la formación de pigmentos. Su capacidad de penetración dérmica y reactividad con oxidantes lo hace eficaz, aunque su uso está regulado por su perfil toxicológico.

- Formulación farmacéutica y dermatológica: se emplea en preparados tópicos para el tratamiento de acné, psoriasis, eccema y otras dermatosis, gracias a su acción queratolítica y antiséptica.

- Síntesis de resinas fenólicas: el resorcinol reacciona con formaldehído para formar resinas termoestables utilizadas en adhesivos industriales, especialmente en la fabricación de neumáticos, madera laminada y componentes aeronáuticos.

- Producción de colorantes y filtros UV: se utiliza como intermediario en la síntesis de colorantes azoicos y como estabilizador en formulaciones con protección solar.

- Laboratorios clínicos y químicos: se emplea como reactivo en técnicas histológicas (resorcinol-fucsina) y en análisis de carbohidratos (test de resorcinol para cetosas).

Estas aplicaciones implican una exposición potencial en contextos ocupacionales (industria química, cosmética, farmacéutica) y en el uso doméstico, especialmente por vía dérmica. En mujeres, esta vía de absorción es particularmente relevante por su posible interferencia con el eje tiroideo y sus implicaciones ginecológicas.

Toxicidad, dosis tolerable y efectos en el organismo

El principal mecanismo de toxicidad del resorcinol es su capacidad para inhibir la peroxidasa tiroidea, interfiriendo en la síntesis de hormonas T3 y T4. Esta acción puede inducir hipotiroidismo subclínico, con implicaciones ginecológicas como alteraciones menstruales, infertilidad y riesgo gestacional. Estudios toxicológicos han demostrado que la exposición repetida puede afectar el eje hipotálamo-hipófisis-tiroides, especialmente en mujeres con predisposición endocrina.

Los valores límite de exposición profesional establecidos por el INSST son de 10 ppm (46 mg/m^3) para exposición diaria (VLA-ED). Aunque no se ha definido una dosis tolerable diaria para la población general, se recomienda evitar su uso en productos cosméticos durante el embarazo y la lactancia.

El principal mecanismo de acción del resorcinol como disruptor endocrino se relaciona con su capacidad para inhibir la enzima peroxidasa tiroidea (TPO), esencial en la síntesis de las hormonas tiroideas T3 (triyodotironina) y T4 (tiroxina). Esta inhibición impide la organificación del yodo y el acoplamiento de residuos de tirosina en la tiroglobulina, lo que puede inducir hipotiroidismo subclínico o clínico, especialmente en individuos con susceptibilidad previa o exposición repetida.

En mujeres, esta disfunción tiroidea puede tener implicaciones ginecológicas relevantes, como alteraciones en la regularidad del ciclo menstrual, disminución de la fertilidad por disrupción del eje hipotálamo-hipófisis-tiroides, aumento de riesgo de complicaciones gestacionales, como aborto espontáneo, parto prematuro o restricción del crecimiento intrauterino, o interferencia con el desarrollo puberal en adolescentes expuestas.

La Sociedad Española de Endocrinología y Nutrición (SEEN), en colaboración con la SEGO, ha subrayado la importancia de detectar y tratar precozmente la disfunción tiroidea durante el embarazo, dado su impacto sobre el neurodesarrollo fetal.

Aunque los efectos del resorcinol sobre el eje hipotálamo-hipófisis-gónada no están tan ampliamente documentados como los tiroideos, existen indicios de que su actividad fenólica puede interferir con receptores hormonales sexuales. En modelos experimentales, se ha observado que compuestos fenólicos estructuralmente similares al resorcinol pueden ejercer efectos antiestrogénicos o alterar la expresión de genes regulados por estrógenos.

En mujeres expuestas por vía dérmica (por ejemplo, en tintes capilares o preparados dermatológicos), esta interferencia podría traducirse en:

- Disminución de la actividad ovárica
- Alteraciones en la fase luteínica del ciclo
- Cambios en la receptividad endometrial
- Posible impacto sobre la función mamaria en etapas hormonodependientes (pubertad, embarazo, lactancia)

Además, la exposición combinada a resorcinol y

otros compuestos con actividad hormonal (ftalatos, parabenos, bisfenoles) puede generar efectos sinérgicos difíciles de predecir, especialmente en mujeres con vulnerabilidad endocrina o en etapas críticas del desarrollo.

Alternativas y estrategias de sustitución

La creciente evidencia sobre los efectos tiroideos del resorcinol ha impulsado su evaluación como sustancia preocupante en el marco regulatorio europeo y está sujeto a restricciones en productos cosméticos según el Reglamento (CE) Nº 1223/2009, que limita su concentración y exige etiquetado específico. En consecuencia, se han promovido estrategias de sustitución orientadas a reducir la exposición dérmica y sistémica, especialmente en productos cosméticos y dermatológicos.

En el ámbito capilar, se han desarrollado formulaciones que excluyen compuestos fenólicos, empleando colorantes vegetales como la lawsonia inermis (henna) o pigmentos minerales encapsulados, que ofrecen perfiles de seguridad más favorables. En dermatología, se han sustituido preparados con resorcinol por agentes queratolíticos alternativos como el ácido salicílico o el peróxido de benzoilo, con eficacia comparable y menor riesgo endocrino.

Desde una perspectiva industrial, se fomenta el uso de intermedios menos reactivos en la síntesis de resinas, así como la reformulación de adhesivos y productos de caucho sin compuestos fenólicos.

Estas estrategias se alinean con los principios de la química sostenible y con las obligaciones de evaluación de alternativas establecidas por el Reglamento REACH para sustancias SVHC.

Conclusión

El resorcinol representa un caso paradigmático de compuesto industrial con utilidad técnica contrastada y perfil toxicológico complejo.

Su capacidad para interferir con la función tiroidea, junto con indicios de alteración del eje hormonal sexual, justifica su evaluación como disruptor endocrino en contextos clínicos y regulatorios. La exposición dérmica, especialmente en mujeres en edad fértil, plantea riesgos que deben ser considerados tanto en la práctica sanitaria como en la formulación de productos cosméticos y dermatológicos.

La disponibilidad de alternativas funcionales y la existencia de marcos normativos como REACH permiten avanzar hacia una sustitución progresiva, coherente con los principios de prevención y salud pública en ginecología ambiental.

BIBLIOGRAFIA

1. Agencia Europea de Sustancias y Mezclas Químicas (ECHA). (2020). Candidate List of substances of very high concern for Authorisation: Resorcinol. Recuperado de https://echa.europa.eu
2. MC Mutual. (2020). El resorcinol, primer producto químico perturbador del tiroides añadido a la lista de sustancias altamente preocupantes de la UE. Recuperado de https://prevencion.mc-mutual.com
3. Sociedad Española de Endocrinología y Nutrición (SEEN). (2022). Documento de consenso sobre el manejo de la disfunción tiroidea durante el embarazo. Recuperado de https://www.seen.es
4. Ruiz Deza, S. (2025). Revisión bibliográfica sobre los problemas tiroideos: diagnóstico, manejo y avances recientes. Revista Ocronos, 8(4), 302–310. Recuperado de https://revistamedica.com
5. European Directorate for the Quality of Medicines (EDQM). (2023). Ficha de seguridad del resorcinol. Recuperado de https://sds.edqm.eu
6. Gil Hernández, F. (Coord.). (2018). Toxicología industrial (II): Toxicidad de los disolventes. En Tratado de Medicina del Trabajo (pp. 704–716). Madrid: Editorial Médica Panamericana.
7. Fundación Conama. (2022). Disolventes verdes obtenidos a partir de aceites residuales [Comunicación técnica]. Recuperado de https://www.fundacionconama.org

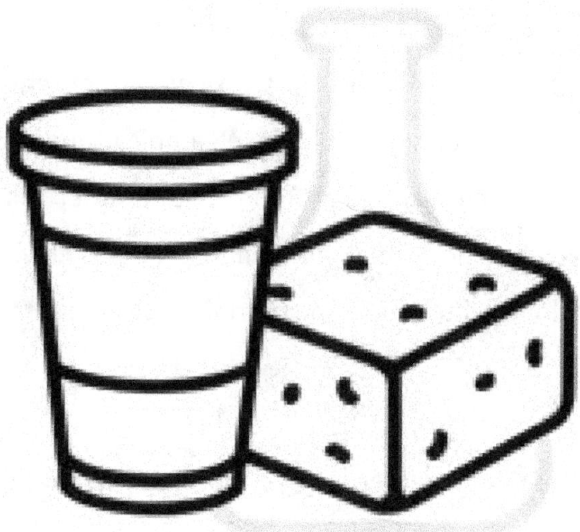

ESTIRENO

ESTIRENO

El estireno (vinilbenceno) es un hidrocarburo ampliamente utilizado en la fabricación de polímeros sintéticos, especialmente poliestireno y copolímeros de estireno-butadieno. Su elevada producción industrial y presencia en productos de uso cotidiano han suscitado preocupación por sus efectos tóxicos y su potencial como disruptor endocrino (DE). En el ámbito ginecológico, la exposición crónica a estireno podría interferir con la homeostasis hormonal, afectando procesos clave como la ovulación, la implantación embrionaria y el desarrollo fetal.

Clasificación, características generales y derivados

El estireno, también conocido como vinilbenceno, es un hidrocarburo aromático que se clasifica dentro de los alquenilbencenos por la presencia de un grupo vinilo unido a un anillo bencénico. Esta configuración estructural le confiere una notable reactividad química, especialmente en reacciones de polimerización, lo que ha favorecido su uso extensivo como monómero base en la industria de los polímeros sintéticos.

Su comportamiento como compuesto orgánico volátil (COV) y su elevada afinidad por medios lipofílicos lo convierten en una sustancia de interés en contextos industriales y ambientales.

Desde el punto de vista fisicoquímico, el estireno es un líquido incoloro, de olor característico, con un punto de ebullición de 145 °C y una presión de vapor suficiente para facilitar su volatilización en condiciones ambientales normales. Su solubilidad en agua es baja, pero presenta una gran facilidad de unión a disolventes orgánicos, lo que facilita su manipulación en procesos industriales. Su estructura aromática le confiere cierta estabilidad, aunque el doble enlace vinílico lo hace susceptible a reacciones de oxidación y adición, especialmente en presencia de radicales libres.

El estireno es la unidad estructural básica de una amplia gama de polímeros y copolímeros. El más representativo es el poliestireno, un termoplástico ampliamente utilizado en su forma rígida o expandida (EPS) en envases, embalajes, aislamiento térmico y productos de un solo uso. Además, el estireno participa en la síntesis de copolímeros como el estireno-butadieno (SBR), empleado en la fabricación de neumáticos y materiales elásticos; el acrilonitrilo-butadieno-estireno (ABS), conocido por su resistencia mecánica y utilizado en componentes electrónicos y bienes de consumo duradero; y el estireno-acrilonitrilo (SAN), valorado por su transparencia y resistencia química en utensilios domésticos y cosméticos.

Estos derivados presentan propiedades físico-mecánicas diferenciadas, adaptadas a sus respectivas aplicaciones, pero comparten una base estructural común que condiciona su comportamiento térmico, su estabilidad frente a la degradación y su interacción con el medio ambiente.

Presencia natural y persistencia ambiental

El estireno, aunque de origen predominantemente antropogénico, puede encontrarse en trazas en fuentes naturales como emisiones volcánicas, incendios forestales y ciertos alimentos fermentados. Sin embargo, su presencia ambiental significativa deriva de su uso industrial masivo y de la liberación durante procesos de producción, transformación, uso y eliminación de materiales poliméricos que lo contienen.

En el medio ambiente, el estireno presenta una persistencia moderada. En atmósfera, su vida media oscila entre 1 y 2 días, debido a su reactividad con radicales hidroxilo, lo que limita su transporte a larga distancia, pero no impide su acumulación en ambientes interiores mal ventilados. En agua y suelo, su baja solubilidad y alta lipofilia favorecen la adsorción en materia orgánica, aunque su biodegradabilidad en condiciones aeróbicas es relativamente alta. No obstante, en condiciones anaerobias o en matrices plásticas, puede permanecer durante semanas o meses, especialmente en vertederos o sistemas de reciclaje mal gestionados.

El estireno está regulado en la Unión Europea por diversas normativas que abordan su clasificación toxicológica, límites de exposición profesional y restricciones en materiales en contacto con alimentos. Según el Reglamento CLP (CE 1272/2008), se clasifica como líquido y vapores inflamables (H226), nocivo por inhalación (H332) y sospechoso de provocar cáncer (H351), debido a la formación de óxido de estireno, un metabolito con propiedades genotóxicas. Aunque aún no figura oficialmente como disruptor endocrino, su perfil toxicológico ha motivado su evaluación en el marco del Reglamento REACH (CE 1907/2006), que contempla su inclusión en procesos de autorización y restricción.

En el ámbito laboral, el Instituto Nacional de

Seguridad y Salud en el Trabajo (INSST) establece valores límite ambientales de exposición profesional (LEP) para el estireno: 20 ppm (86 mg/m^3) como valor medio ponderado diario (VLA-ED) y 40 ppm (172 mg/m^3) como valor de exposición de corta duración (VLA-EC). Estos valores buscan prevenir efectos agudos y subcrónicos derivados de la inhalación en entornos industriales.

En cuanto a su uso en materiales plásticos en contacto con alimentos, el Reglamento (UE) 10/2011 establece límites de migración global y condiciones de ensayo con simulantes alimentarios. Aunque no fija un valor único de migración específica para el estireno, exige que la migración total desde el material no supere los 60 mg/kg de alimento. La migración de estireno desde poliestireno expandido y copolímeros ha sido documentada, especialmente bajo condiciones térmicas o en contacto con grasas.

A nivel ambiental, no existen valores límite de acumulación estandarizados para el estireno en aire exterior, agua o suelo. Sin embargo, su inclusión en programas de vigilancia de compuestos orgánicos volátiles por parte de la Agencia Europea de Medio Ambiente (EEA) refleja la preocupación por su presencia en zonas urbanas e industriales. En conjunto, estas normativas reflejan un enfoque preventivo que reconoce su potencial toxicocinético y establece medidas para limitar su exposición en contextos clave.

Usos y aplicaciones

El estireno actúa como monómero base en la síntesis de una amplia gama de polímeros y copolímeros que han sido adaptados para cubrir necesidades específicas en sectores como la alimentación, la automoción, la construcción, la electrónica y el embalaje. Su capacidad para formar estructuras poliméricas con propiedades térmicas, mecánicas y químicas modulables ha dado lugar a varios derivados con perfiles funcionales diferenciados.

El más representativo es el poliestireno (PS), un polímero termoplástico que puede presentarse en forma rígida o expandida. El poliestireno rígido se emplea en la fabricación de envases alimentarios, bandejas, vasos desechables, carcasas de electrodomésticos y componentes de mobiliario. Su versión expandida (EPS), obtenida mediante agentes espumantes, se utiliza como aislante térmico y acústico en construcción, así como en embalajes de protección para productos frágiles. Ambos tipos presentan buena procesabilidad, aunque son sensibles a la degradación térmica y fotooxidativa.

Entre los copolímeros más relevantes se encuentra el estireno-butadieno (SBR), un elastómero sintético ampliamente utilizado en la industria del neumático por su resistencia al desgaste y buena tracción. También se emplea en suelas de calzado, juntas de estanqueidad y cintas transportadoras. El acrilonitrilo-butadieno-estireno (ABS) combina rigidez, resistencia al impacto y estabilidad térmica, lo que lo hace idóneo para componentes electrónicos, piezas de automoción, juguetes y equipamiento médico no implantable. Por su parte, el estireno-acrilonitrilo (SAN) se utiliza en productos que requieren transparencia, resistencia química y facilidad de moldeo, como utensilios de cocina, envases cosméticos y carcasas de pequeños electrodomésticos.

En el ámbito de los materiales compuestos, el estireno también actúa como disolvente reactivo en resinas de poliéster insaturado, utilizadas en la fabricación de embarcaciones, depósitos, paneles de automoción y componentes estructurales reforzados con fibra de vidrio. Estas resinas curan por polimerización, liberando vapores de estireno durante el proceso, lo que representa una fuente significativa de exposición ocupacional.

Cada uno de estos derivados presenta una relación directa entre su estructura química y su aplicación funcional, lo que ha permitido optimizar su uso en función de las exigencias técnicas de cada sector. No obstante, aunque los polímeros derivados del estireno presentan una elevada estabilidad en condiciones normales de uso, pueden liberar pequeñas cantidades de monómero libre, especialmente cuando se someten a calor, radiación ultravioleta o procesos de reciclaje térmico. Esta liberación, a pesar de ser limitada, adquiere relevancia en aplicaciones que implican contacto con alimentos, exposición dérmica o inhalación prolongada en ambientes interiores, lo que plantea desafíos importantes en la gestión del ciclo de vida de estos materiales, especialmente en lo que respecta a su reciclabilidad, su potencial de migración y su impacto ambiental.

Toxicidad del estireno y sus derivados

El estireno, una vez absorbido por vía inhalatoria, dérmica o digestiva, se distribuye rápidamente en tejidos lipofílicos y es metabolizado principalmente en el hígado por isoenzimas del citocromo P450, especialmente CYP2E1. Este proceso genera óxido de estireno, un metabolito epoxídico altamente reactivo que ha sido implicado en mecanismos genotóxicos, neurotóxicos y, más recientemente, endocrinológicos. La biotransformación del estireno no solo condiciona su toxicocinética, sino que también modula su capacidad para interferir con rutas fisiológicas sensibles, como el eje hipotálamo-hipófisis-gónadas (HHG).

Desde el punto de vista endocrinológico, diversos estudios experimentales han evidenciado que el estireno y sus derivados pueden actuar como disruptores hormonales a través de varios mecanismos: interacción directa con receptores nucleares (principalmente estrogénicos y androgénicos), alteración de la expresión génica hormonodependiente, modificación de la actividad enzimática esteroideogénica y perturbación de la retroalimentación neuroendocrina.

La exposición crónica al estireno, incluso en concentraciones subocupacionales, ha sido asociada con alteraciones funcionales en el eje hipotálamo-hipófisis-gónadas (HHG), comprometiendo la regulación hormonal que sustenta la fisiología reproductiva femenina.

Diversos estudios experimentales han demostrado que el estireno y su metabolito activo, el óxido de estireno, pueden interferir con la expresión y sensibilidad de receptores estrogénicos (ERα y ERβ) en tejidos diana como el hipotálamo, el ovario y el endometrio. Esta interferencia puede traducirse en una disrupción de la secreción pulsátil de GnRH, alteraciones en la liberación de FSH y LH, y una modulación anómala de la esteroidogénesis ovárica, afectando la síntesis de estradiol y progesterona.

En modelos animales, se ha observado una disminución de la tasa de ovulación, irregularidades en el ciclo menstrual y una reducción de la receptividad endometrial, lo que sugiere un impacto directo sobre la fertilidad. Además, el estrés oxidativo inducido por el óxido de estireno puede comprometer la integridad del folículo ovárico y la calidad ovocitaria, mientras que en fases gestacionales tempranas se ha descrito una alteración en la decidualización y en la implantación embrionaria. Estos efectos, mediados por mecanismos tanto genómicos como no genómicos, posicionan al estireno como un disruptor endocrino con capacidad para alterar de forma significativa la homeostasis hormonal femenina y los procesos reproductivos dependientes del eje HHG.

Aunque los estudios específicos sobre el efecto directo del estireno en el desarrollo embrionario humano son aún limitados, existen evidencias experimentales y epidemiológicas que sugieren su potencial para interferir en etapas críticas del desarrollo prenatal a través de mecanismos endocrinos y epigenéticos : el óxido de estireno, principal metabolito del estireno, ha demostrado capacidad para inducir estrés oxidativo, alterar la expresión génica y modificar la actividad de enzimas implicadas en la esteroidogénesis placentaria.

En modelos animales, la exposición prenatal al estireno se ha asociado con bajo peso al nacer, alteraciones neuroconductuales y disfunciones reproductivas en la descendencia, lo que sugiere efectos transgeneracionales mediados por mecanismos epigenéticos. Estos hallazgos, aunque preliminares, justifican una evaluación más profunda del riesgo en poblaciones embarazadas expuestas a estireno en entornos laborales o domésticos.

Alternativas y estrategias para su sustitución

La creciente evidencia sobre los efectos tóxicos y disruptores endocrinos del estireno, junto con su persistencia ambiental y limitada reciclabilidad, ha impulsado la búsqueda de alternativas funcionales que permitan reducir su uso en aplicaciones críticas, especialmente en productos de consumo y materiales en contacto con alimentos. Esta transición se enmarca en los principios de la economía circular, el diseño químico seguro y las políticas europeas de sostenibilidad, como el Pacto Verde y la Estrategia de Productos Químicos para la Sostenibilidad.

En el ámbito de los polímeros termoplásticos, el poliestireno puede ser reemplazado por materiales con menor impacto ambiental y menor riesgo toxicológico. Entre ellos destacan:

- Ácido poliláctico (PLA): polímero biodegradable derivado de almidón de maíz o caña de azúcar, utilizado en envases alimentarios, vajilla desechable y embalajes. Presenta buena transparencia y rigidez, aunque su resistencia térmica es limitada.

- Polihidroxialcanoatos (PHA): biopolímeros producidos por microorganismos, con propiedades similares al polipropileno. Aptos para aplicaciones médicas, agrícolas y alimentarias.

- Celulosa regenerada y papel tratado: empleados en bandejas, envoltorios y embalajes compostables, especialmente en sustitución del EPS en el sector alimentario.

• En el caso de las resinas de poliéster insaturado, utilizadas en materiales compuestos, se han desarrollado formulaciones libres de estireno mediante el uso de monómeros alternativos como el dimetacrilato o el vinil éster, que reducen la emisión de vapores tóxicos durante el curado y mejoran la seguridad ocupacional.

Más allá de la sustitución química, se promueve el rediseño de productos para minimizar la necesidad de polímeros sintéticos. Esto incluye:

• Reducción de capas plásticas en envases multicapa.

• Eliminación de componentes innecesarios en embalajes.

• Integración de sistemas reutilizables y retornables en logística y distribución.

Estas estrategias permiten reducir la demanda de materiales derivados del estireno sin comprometer la funcionalidad del producto.

Aunque el estireno y sus derivados no están formalmente clasificados como disruptor endocrino en el listado oficial europeo, a través del Reglamento REACH (CE

1907/2006), su perfil toxicológico ha motivado evaluaciones específicas y restricciones en ciertos usos. El Reglamento CLP (CE 1272/2008) y las directivas sobre envases y residuos de envases (Directiva 94/62/CE y sus modificaciones) también fomentan la transición hacia materiales reciclables, compostables o reutilizables. En este contexto, se han desarrollado guías técnicas para la evaluación comparativa de alternativas, considerando no solo la toxicidad, sino también la viabilidad técnica, económica y ambiental.

La sustitución del estireno no implica únicamente un cambio de materia prima, sino una transformación estructural en los modelos de producción, consumo y gestión de residuos. Esta transición requiere colaboración entre industria, administración y comunidad científica para garantizar que las alternativas propuestas no generen impactos secundarios y cumplan con los criterios de seguridad química y sostenibilidad.

BIBLIOGRAFIA

1. Agencia Europea de Sustancias y Mezclas Químicas (ECHA). (2023). Information on Chemicals: Styrene (CAS 100-42-5). https://echa.europa.eu/substance-information/-/substanceinfo/100.003.255
2. Centro de Investigación en Química Aplicada (CIQA). (2022). Resinas libres de estireno: una opción sustentable para el desarrollo de materiales compuestos. Milenio. https://www.milenio.com/opinion/articulistas-invitados/ciqa-la-voz-de-la-ciencia/resinas-libres-estireno-opcion-sustentable-desarro
3. Cátedra COGERSA. (2023). ¿Qué productos pueden sustituir al plástico? https://www.catedracogersa.com/que-productos-pueden-sustituir-al-plastico/
4. Comisión Europea. (2006). Reglamento (CE) n.º 1907/2006 (REACH) relativo al registro, la evaluación, la autorización y la restricción de las sustancias y preparados químicos. Diario Oficial de la Unión Europea.
5. Comisión Europea. (2008). Reglamento (CE) n.º 1272/2008 (CLP) sobre clasificación, etiquetado y envasado de sustancias y mezclas. Diario Oficial de la Unión Europea.
6. Comisión Europea. (2020). Estrategia de sostenibilidad para las sustancias químicas: hacia un entorno libre de tóxicos. https://ec.europa.eu/environment/pdf/chemicals/2020/10/Strategy.pdf
7. Instituto Nacional de Seguridad y Salud en el Trabajo (INSST). (2025). Límites de exposición profesional para agentes químicos en España. https://bdlep.insst.es

PARAFINAS CLORADAS

PARAFINAS CLORADAS

Las parafinas cloradas constituyen un grupo de compuestos organoclorados ampliamente utilizados en la industria por sus propiedades ignífugas, plastificantes y lubricantes. Sin embargo, su estabilidad química, su capacidad de bioacumulación y su toxicidad potencial han situado a estas sustancias en el centro del debate sobre contaminantes orgánicos persistentes (COPs).

Clasificación y características generales

Las parafinas cloradas (PC) son mezclas complejas de alcanos lineales o ligeramente ramificados que han sido sometidos a una cloración radicalaria, generalmente mediante la reacción de cloro molecular con fracciones de parafina a temperaturas de entre 80 y 100 °C. El grado de cloración puede oscilar entre el 30 % y el 70 % en peso, lo que influye directamente en sus propiedades fisicoquímicas y en su comportamiento toxicológico.

Desde el punto de vista estructural y regulatorio, las parafinas cloradas se clasifican en función de la longitud de su cadena carbonada:

- Parafinas cloradas de cadena corta (PCCC o SCCP): C10–C13. Son las más preocupantes desde el punto de vista ambiental y toxicológico. Han sido incluidas en el anexo A del Convenio de Estocolmo como contaminantes orgánicos persistentes sujetos a eliminación.

- Parafinas cloradas de cadena media (PCCM o MCCP): C14–C17. Aunque menos estudiadas que las SCCP, presentan propiedades similares en cuanto a persistencia y bioacumulación, y están actualmente bajo evaluación por parte de la ECHA.

- Parafinas cloradas de cadena larga (PCCL o LCCP): C>17. Su uso está menos extendido y su perfil toxicológico es aún objeto de investigación.

Las PC pueden presentarse como líquidos viscosos o sólidos cerosos, incoloros o ligeramente amarillentos, dependiendo del grado de cloración y de la longitud de la cadena. Son prácticamente insolubles en agua, pero altamente solubles en disolventes orgánicos y en matrices lipídicas, lo que favorece su acumulación en tejidos biológicos y su transporte a larga distancia en el medio ambiente.

Su estabilidad térmica y química, junto con su baja volatilidad, las hace atractivas para aplicaciones industriales exigentes, pero también dificulta su degradación natural, lo que contribuye a su persistencia en ecosistemas acuáticos y terrestres.

Presencia natural y persistencia ambiental

Las parafinas cloradas no se producen de forma natural en el medio ambiente. Son compuestos sintéticos generados exclusivamente por procesos industriales, mediante la cloración de fracciones de hidrocarburos saturados derivados del petróleo. Su presencia en ecosistemas acuáticos, terrestres y atmosféricos es, por tanto, enteramente antropogénica, y responde a emisiones directas durante su fabricación, uso, reciclaje o eliminación, así como a procesos de lixiviación, abrasión o volatilización desde productos que las contienen.

La estructuración química de las parafinas cloradas, rica en enlaces carbono-cloro, le confiere una resistencia notable frente a la degradación biológica, térmica y fotoquímica. En condiciones aerobias, su biodegradación es extremadamente lenta, y en ambientes anaerobios —como sedimentos profundos o vertederos—

puede ser prácticamente nula. Esta estabilidad, combinada con su baja solubilidad en agua y alta afinidad por lípidos, favorece su bioacumulación en organismos acuáticos y su biomagnificación a lo largo de la cadena trófica.

Las parafinas cloradas de cadena corta (SCCP) han sido detectadas en aguas superficiales, sedimentos, tejidos de peces, aves y mamíferos marinos, incluso en regiones remotas como el Ártico, lo que evidencia su capacidad de transporte a larga distancia. Su presencia en el aire ambiente, aunque limitada por su baja volatilidad, se ha documentado en zonas industriales y urbanas, especialmente asociada a partículas en suspensión. Las parafinas de cadena media (MCCP) y larga (LCCP), aunque menos estudiadas, presentan perfiles similares de persistencia y bioacumulación, y su evaluación toxicológica está en curso por parte de agencias europeas como la ECHA.

Desde el punto de vista regulatorio, las SCCP han sido incluidas en el anexo A del Convenio de Estocolmo como contaminantes orgánicos persistentes (COPs), lo que implica su eliminación progresiva a nivel global. En Europa, su uso está restringido por el Reglamento (UE) 2019/1021, mientras que las MCCP están bajo evaluación como sustancias preocupantes en el marco del Reglamento

REACH. La Agencia Europea de Medio Ambiente (EEA) ha señalado la necesidad de mejorar la trazabilidad ambiental de estos compuestos, especialmente en matrices como el polvo doméstico, los sedimentos urbanos y los residuos industriales.

Usos y aplicaciones en industria

Las parafinas cloradas han sido ampliamente utilizadas en la industria desde mediados del siglo XX debido a su versatilidad funcional, estabilidad térmica y capacidad para modificar propiedades físico-químicas de materiales base. Su estructura altamente clorada les confiere características ignífugas, plastificantes y lubricantes, lo que ha favorecido su incorporación en múltiples sectores productivos, especialmente en formulaciones técnicas donde se requiere resistencia al calor, a la oxidación o a la combustión.

Uno de los usos más extendidos de las parafinas cloradas de cadena corta (SCCP) fue como plastificante secundario en polímeros como el PVC, donde mejoran la flexibilidad y la resistencia al envejecimiento térmico. También se emplearon como retardantes de llama en cables eléctricos, revestimientos textiles, pinturas industriales y selladores, aprovechando su capacidad para inhibir la propagación del fuego mediante la liberación de cloro en condiciones de combustión. En fluidos de corte y lubricantes para metalurgia, las SCCP aportaban propiedades antidesgaste y extrema presión, especialmente en operaciones de mecanizado intensivo.

Las parafinas cloradas de cadena media (MCCP), que han sustituido parcialmente a las SCCP tras su inclusión en el Convenio de Estocolmo, mantienen aplicaciones similares en formulaciones de PVC, adhesivos, tintas, recubrimientos y fluidos hidráulicos. Su menor volatilidad y mayor peso molecular las hace más estables en matrices poliméricas, aunque su perfil toxicológico sigue siendo objeto de evaluación.

Las parafinas cloradas de cadena larga (LCCP), menos utilizadas y con menor evidencia toxicológica, se han empleado en aplicaciones especializadas como lubricantes industriales de alta viscosidad, agentes de impregnación en textiles técnicos y aditivos en formulaciones de caucho.

En el sector de la construcción, las parafinas cloradas han sido utilizadas como aditivos en membranas impermeabilizantes, espumas aislantes y compuestos de sellado, donde aportan resistencia química y durabilidad frente a agentes ambientales. En la industria naval y aeroespacial, se han incorporado en recubrimientos anticorrosivos y retardantes de llama para componentes estructurales expuestos a condiciones extremas.

Aunque muchas de estas aplicaciones han sido restringidas o eliminadas en Europa por razones ambientales y sanitarias, las parafinas cloradas siguen presentes en productos importados, en instalaciones antiguas y en residuos industriales, lo que plantea desafíos en términos de trazabilidad, reciclaje y sustitución efectiva.

Toxicidad y efectos en el organismo

Las parafinas cloradas, especialmente las de cadena corta (SCCP) y media (MCCP), han sido objeto de creciente preocupación toxicológica debido a su persistencia, capacidad de bioacumulación y potencial para interferir con procesos fisiológicos clave. Su estructura altamente clorada favorece la acumulación en tejidos lipídicos, especialmente en hígado, riñón y tejido adiposo, donde pueden ejercer efectos subcrónicos y crónicos por exposición prolongada.

En el eje hipotálamo-hipófisis-gónadas (HHG) han demostrado capacidad para interferir con su regulación hormonal, comprometiendo funciones clave en la fisiología reproductiva femenina. Su elevada lipofilia y persistencia favorecen su acumulación en tejidos endocrinos como el ovario, el útero y la placenta, donde pueden alterar la expresión de receptores hormonales, modular enzimas esteroideogénicas y perturbar la señalización intracelular dependiente de hormonas sexuales.

En modelos animales, la exposición a SCCP se ha asociado con irregularidades en el ciclo, disminución de la ovulación, alteraciones morfológicas en el epitelio ovárico y reducción de la receptividad endometrial. Estos efectos parecen estar mediados por la inhibición de la actividad de la aromatasa (CYP19A1), enzima clave en la conversión de andrógenos a estrógenos, así como por la modulación de la 17β-hidroxiesteroide deshidrogenasa (17β-HSD), implicada en la síntesis de progesterona. La alteración de estas rutas compromete la maduración folicular, la luteinización y la sincronización hormonal necesaria para la implantación embrionaria.

A nivel central, se ha observado que las parafinas cloradas pueden interferir con la secreción pulsátil de GnRH desde el hipotálamo, afectando la liberación de FSH y LH por la hipófisis anterior. Esta disrupción neuroendocrina puede generar ciclos anovulatorios, insuficiencia lútea y disfunción endometrial, con implicaciones directas sobre la fertilidad y la viabilidad gestacional.

En el contexto del desarrollo embrionario, la exposición prenatal a SCCP y MCCP ha sido vinculada con alteraciones en la expresión génica placentaria, estrés oxidativo en tejidos fetales y disrupción de la señalización hormonal durante la organogénesis. Estudios en roedores han documentado bajo peso al nacer, retraso en el desarrollo neurológico y alteraciones en la diferenciación sexual de la descendencia, lo que sugiere efectos transgeneracionales mediados por mecanismos epigenéticos. La interferencia con el eje hipotálamo-hipófisis-tiroideo (HHT) durante la gestación también puede comprometer el desarrollo cerebral fetal, dada la dependencia del sistema nervioso en formación de niveles adecuados de T3 y T4.

Aunque los datos en humanos aún son limitados, estudios de biomonitorización han detectado parafinas cloradas en sangre materna, leche y tejidos placentarios, especialmente en mujeres expuestas por vía ocupacional o ambiental.

Estos hallazgos refuerzan la necesidad de evaluar su impacto en salud reproductiva y de considerar su inclusión en listas prioritarias de disruptores endocrinos con relevancia ginecológica. La creciente evidencia sobre la toxicidad, persistencia y capacidad de bioacumulación de las parafinas cloradas ha impulsado el desarrollo de estrategias orientadas a su eliminación progresiva y sustitución por alternativas más seguras. Estas medidas se articulan en torno a tres ejes: regulación internacional, innovación industrial y gestión preventiva en entornos laborales y ambientales.

Estrategias para la prevención y sustitución

Desde el punto de vista regulatorio, las parafinas cloradas de cadena corta (SCCP) han sido incluidas en el anexo A del Convenio de Estocolmo como contaminantes orgánicos persistentes (COPs), lo que implica su prohibición global en usos intencionados. En Europa, el Reglamento (UE) 2019/1021 sobre COPs y el Reglamento REACH (CE 1907/2006) han restringido su comercialización y uso, mientras que las de cadena media (MCCP) están bajo evaluación como sustancias preocupantes (SVHC). Estas normativas fomentan la sustitución por compuestos que cumplan criterios de seguridad química, biodegradabilidad y bajo potencial de bioacumulación.

En el ámbito industrial, se han desarrollado alternativas funcionales para reemplazar las parafinas cloradas en aplicaciones clave.

- En formulaciones de PVC, se utilizan plastificantes no halogenados como los ésteres de ácido cítrico o adipatos de alto peso molecular, que ofrecen buena compatibilidad y menor toxicidad.
- Para retardantes de llama, se han introducido compuestos fosforados, melamina y minerales como el hidróxido de aluminio, que actúan por mecanismos físicos y químicos sin generar subproductos clorados.
- En fluidos de corte y lubricantes, se emplean ésteres sintéticos, aceites vegetales modificados y aditivos organometálicos libres de halógenos, que mantienen propiedades antidesgaste y estabilidad térmica.

La prevención en entornos laborales incluye la sustitución de productos que contienen parafinas cloradas por formulaciones libres de COPs, la mejora de la ventilación en procesos industriales, el uso de equipos de protección individual (EPI) y la implementación de sistemas cerrados para minimizar la exposición.

En el ámbito ambiental, se promueve la gestión segura de residuos que puedan contener parafinas cloradas, evitando su incineración sin control y favoreciendo su tratamiento en instalaciones autorizadas.

Además, se fomenta el ecodiseño y la economía circular como herramientas para reducir la dependencia de compuestos persistentes. Esto incluye el rediseño de productos para facilitar su reciclaje, la selección de materiales con menor carga tóxica y la trazabilidad de sustancias peligrosas en cadenas de suministro.

Estas estrategias, alineadas con el Pacto Verde Europeo y la Estrategia de Sostenibilidad para las Sustancias Químicas, buscan no solo eliminar el uso de parafinas cloradas, sino también transformar los modelos productivos hacia una química más segura, resiliente y respetuosa con la salud humana y el medio ambiente.

BIBLIOGRAFIA

1. Agencia Europea de Sustancias y Mezclas Químicas (ECHA). (2023). Substance evaluation conclusion and evaluation report: Medium-chain chlorinated paraffins (MCCP). https://echa.europa.eu
2. Comisión Europea. (2006). Reglamento (CE) n.º 1907/2006 (REACH) relativo al registro, evaluación, autorización y restricción de sustancias químicas. Diario Oficial de la Unión Europea.
3. Comisión Europea. (2019). Reglamento (UE) 2019/1021 sobre contaminantes orgánicos persistentes (versión refundida). Diario Oficial de la Unión Europea.
4. Convenio de Estocolmo. (2017). Anexo A: Sustancias químicas sujetas a eliminación – Parafinas cloradas de cadena corta (SCCP). Programa de las Naciones Unidas para el Medio Ambiente (PNUMA). https://www.pops.int
5. Environment and Climate Change Canada. (2021). Chlorinated paraffins: Risk management scope for medium-chain chlorinated paraffins (MCCPs). https://www.canada.ca
6. European Chemicals Agency (ECHA). (2021). Candidate List of substances of very high concern (SVHC): Medium-chain chlorinated paraffins (MCCP). https://echa.europa.eu/candidate-list-table
7. United Nations Environment Programme (UNEP). (2022). Global Monitoring Plan for Persistent Organic Pollutants: Regional monitoring report for Europe. https://www.pops.int
8. Zeng, L., Lam, J. C. W., & Lam, P. K. S. (2017). Chlorinated paraffins. In L. M. L. Nollet & H. S. Rathore (Eds.), Handbook of pesticides: Methods of pesticide residues analysis (pp. 509–528). CRC Press

CONCLUSIÓN SOBRE LOS PRODUCTOS INDUSTRIALES CON CAPACIDAD DISRUPTORA

Los compuestos industriales analizados (disolventes orgánicos, resorcinol, estireno y sus derivados, y parafinas cloradas) presentan mecanismos de toxicidad que afectan de forma directa o indirecta al sistema endocrino, con especial incidencia sobre el eje gonadal. La alteración de la síntesis, liberación o acción de hormonas sexuales, así como la interferencia en receptores hormonales, puede traducirse en disfunciones reproductivas, alteraciones del desarrollo y efectos transgeneracionales. Estos impactos se observan tanto en modelos experimentales como en estudios epidemiológicos, y adquieren relevancia en contextos de exposición ocupacional y ambiental prolongada.

Ante la evidencia acumulada, resulta prioritario avanzar en la identificación, evaluación y adopción de alternativas químicas menos dañinas. La sustitución por compuestos con menor persistencia, menor bioacumulación y menor potencial de disrupción hormonal debe integrarse en las estrategias de gestión del riesgo químico, conforme a los principios de la química sostenible y la normativa europea vigente. La transición hacia formulaciones más seguras no solo responde a criterios de protección de la salud humana, sino que también contribuye a la reducción del impacto ambiental de los procesos industriales.

METALES PESADOS

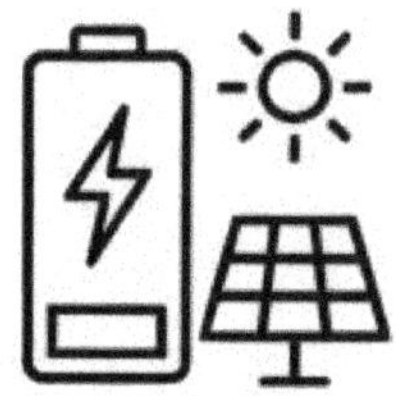

CADMIO

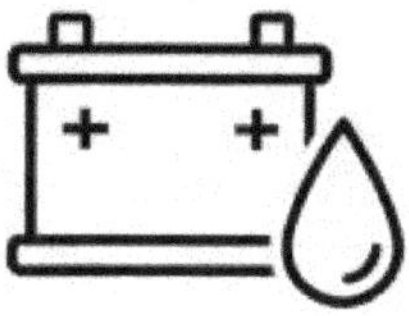

PLOMO

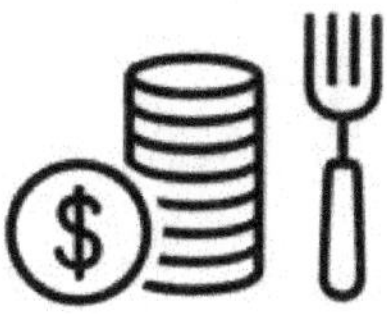

NIQUEL

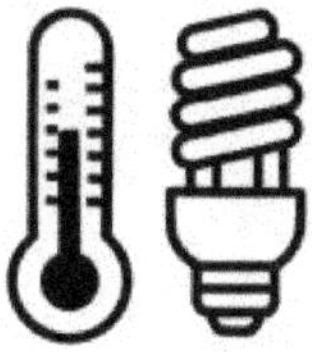

MERCURIO

COMPUESTOS
ORGANOESTANÑICOS

METALES PESADOS

Dra. Leire Pascual Díez

Introducción

Los metales pesados constituyen un grupo de elementos químicos con alta densidad y toxicidad significativa incluso en concentraciones mínimas. Aunque algunos tienen funciones biológicas esenciales, como el hierro o el zinc, otros como el cadmio, el plomo, el níquel y el mercurio carecen de utilidad fisiológica y pueden acumularse en los tejidos humanos, generando efectos adversos a largo plazo. En el ámbito de la ginecología, su relevancia ha crecido debido a su capacidad para actuar como disruptores endocrinos, interfiriendo con el eje hormonal hipotálamo-hipófisis-gónadas y puede contribuir al desarrollo de patologías relacionadas con el sistema reproductor femenino.

La expresión "metales pesados" ha sido utilizada durante décadas en contextos científicos, médicos y medioambientales, pero su definición sigue siendo ambigua y objeto de debate. No existe una clasificación única ni universalmente aceptada, lo que ha generado confusión tanto en la investigación como en la regulación. A lo largo del tiempo, se han propuesto distintas categorías para definir qué elementos deben considerarse como metales pesados, basadas en criterios físicos, químicos y toxicológicos.

Una de las primeras clasificaciones se basó en la densidad: se consideraban metales pesados aquellos con una densidad superior a 4 o 5 g/cm^3. Esta definición incluía elementos como el plomo, el cadmio y el mercurio, pero también otros como el oro o el platino, que no presentan toxicidad significativa en condiciones normales. Posteriormente, se propuso una clasificación basada en el peso atómico, incluyendo elementos con pesos entre 63.55 (como el cobre) y 200.59 (como el mercurio). Otra categoría se centró en el número atómico, agrupando elementos con valores elevados, aunque esta tampoco logró consenso por su falta de correlación directa con la toxicidad. Puesto que no hay una definición científica que defina qué es un “metal pesado”, la Unión Internacional de Química Pura y Aplicada (IUPAC) ha calificado el término como una “denominación incorrecta” debido a su ambigüedad y a la ausencia de una base coherente para su uso. En su lugar, se ha propuesto utilizar expresiones más específicas como “metales tóxicos” o “elementos traza tóxicos”, que hacen referencia directa a su impacto sobre la salud y el medio ambiente, independientemente de sus propiedades físicas.

La propuesta más aceptada actualmente en el ámbito internacional, especialmente en contextos regulatorios como el Protocolo de Aarhus sobre Metales Pesados (derivado del Convenio de Ginebra de la UNECE), se centra en una lista funcional de elementos que representan un riesgo ambiental y sanitario significativo. Esta lista incluye principalmente el cadmio, el plomo y el mercurio, considerados prioritarios por su persistencia, capacidad de bioacumulación y toxicidad. En algunos casos, también se incluyen el arsénico, el cromo y el talio, dependiendo del contexto de exposición.

En resumen, aunque el término "metales pesados" sigue siendo ampliamente utilizado, su definición varía según el enfoque adoptado. La tendencia actual es abandonar las clasificaciones basadas en propiedades físicas y adoptar criterios toxicológicos y ecológicos, priorizando aquellos elementos que representan un riesgo demostrado para la salud y el equilibrio medioambiental. Esta evolución conceptual es clave para mejorar la precisión en la investigación médica y en la formulación de políticas públicas.

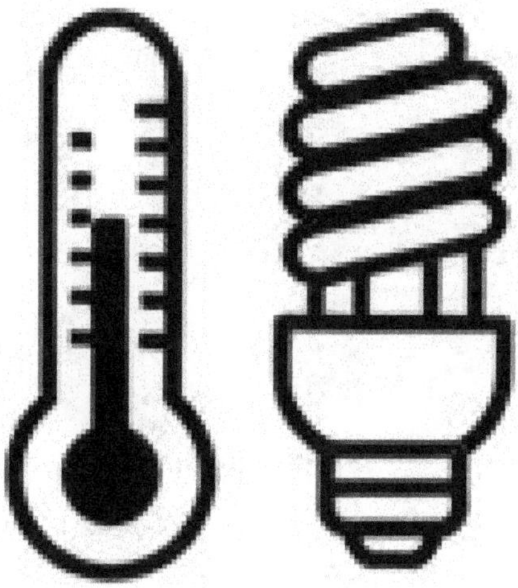

MERCURIO

MERCURIO

El mercurio es un metal pesado que se encuentra en la naturaleza en forma mineral, con alta toxicidad, liberado al ambiente por procesos geológicos y actividades humanas como la combustión de carbón y la minería. Se emplea en productos industriales y médicos, y su forma más peligrosa, el metilmercurio, se incorpora a la cadena alimentaria humana, principalmente, mediante bioacumulación en organismos acuáticos, especialmente peces y mariscos. Es persistente en el ambiente y, una vez absorbido, puede atravesar barreras biológicas, afectando el sistema nervioso, renal, inmunitario y el desarrollo fetal.

Clasificación y características generales

El mercurio (Hg) se asigna en la tabla periódica como un metal de transición, en el grupo 12. Su número atómico es 80 y se distingue por ser el único metal que permanece en estado líquido a temperatura ambiente, lo que le confiere propiedades físicas únicas como alta densidad, brillo metálico y volatilidad relativa. Posee una notable diversidad isotópica: cuenta con siete isótopos estables, siendo el más abundante el $^{(202)}$Hg, y más de treinta isótopos radiactivos, algunos con vidas medias extremadamente breves y otros más persistentes, como el $^{(194)}$Hg, con una vida media de aproximadamente 444 años. Esta variedad isotópica contribuye a su persistencia ambiental y a su potencial toxicidad acumulativa.

Desde el punto de vista físico y químico, el

mercurio tiene una densidad de 13.534 kg/m^3, un punto de fusión de – 38, 83ºC y un punto de ebullición de 356,73ºC, lo que lo hace relativamente volátil. Es insoluble en agua, pero soluble en ácidos como el nítrico, y aunque presenta baja reactividad química en su forma elemental, sus compuestos orgánicos e inorgánicos pueden ser altamente tóxicos y bioacumulables, lo que lo convierte en un contaminante prioritario en salud pública y en toxicología ambiental.

Presencia natural y tiempo de persistencia ambiental

En la naturaleza, el mercurio se encuentra principalmente en el cinabrio, un mineral de color rojo intenso compuesto por sulfuro de mercurio (HgS), que constituye su principal fuente de extracción comercial. También puede aparecer como subproducto en la minería de otros metales (corderoíta o livingstonina) o en depósitos de carbón. Está presente en pequeñas cantidades en la corteza terrestre y puede liberarse al medio ambiente por procesos geológicos, como erupciones volcánicas, o por actividades humanas como la quema de combustibles fósiles.

Usos industriales y aplicaciones

El mercurio ha tenido históricamente un uso industrial y comercial muy extendido, siendo empleado en dispositivos de medición como termómetros y barómetros, en amalgamas dentales, lámparas fluorescentes, procesos de extracción de oro por amalgamación, y en la industria química para la síntesis de cloro y sosa cáustica. También ha sido utilizado en componentes electrónicos. En la industria cosmética se comercializaba en fórmulas de cremas aclarantes y despigmentantes, jabones y aceites faciales y como conservante para productos de contorno de ojos. No obstante, debido a su elevada toxicidad y capacidad de acumulación en tejido3, muchos de estos usos han sido progresivamente restringidos o prohibidos en países con normativas ambientales rigurosas.

Toxicidad, dosis tolerable y efectos en el organismo

En cuanto a la exposición humana, y aunque el mercurio puede ingresar al organismo por inhalación o contacto dérmico, la vía más frecuente y clínicamente relevante es la ingestión de alimentos de origen marino contaminados. El mercurio liberado al medio ambiente por actividades humanas puede transformarse en metilmercurio, una forma altamente tóxica que se incorpora fácilmente a la cadena alimentaria acuática. A través de la bioacumulación y la biomagnificación, este compuesto se concentra progresivamente en los tejidos de los peces, especialmente en especies depredadoras de gran tamaño como el tiburón, atún rojo o el pez espada, representando la principal fuente de exposición dietética. Según La Autoridad Europea de Seguridad Alimentaria (EFSA), la ingesta semanal tolerable provisional (PTWI) de metilmercurio es de 1.3 µg por kg de peso corporal; este valor se revisó a la baja en 2018 desde el anterior límite de 1,6 µg/kg, tras considerar nuevos estudios epidemiológicos y datos más precisos sobre el consumo de pescado y niveles de mercurio en alimentos. Superar este límite puede provocar efectos neurotóxicos, especialmente en etapas de desarrollo fetal e infantil, además de alteraciones renales, inmunológicas y endocrinas.

El metilmercurio ingerido posee una elevada capacidad de penetración biológica, lo que le permite atravesar barreras fisiológicas críticas, como la hematoencefálica, y la placenta:

- Barrera hematoencefálica (BHE): el metilmercurio, al ser lipofílico y de bajo peso molecular, puede atravesarla con relativa facilidad mediante difusión pasiva. Una vez dentro del cerebro, se une a grupos tioles de proteínas neuronales, alterando funciones celulares esenciales como la síntesis de neurotransmisores, la señalización sináptica y el equilibrio oxidativo. Esta neurotoxicidad es especialmente grave durante el desarrollo embrionario y fetal, cuando la BHE aún no está completamente formada, lo que permite una mayor vulnerabilidad del tejido nervioso en formación.
- Placenta: el metilmercurio ingerido y transportado en el torrente sanguíneo cruza la barrera placentaria mediante difusión facilitada, pudiendo aparecer en niveles incluso superiores a los de la sangre materna. Una vez en el organismo fetal, el metilmercurio se acumula en el cerebro en desarrollo, interfiriendo con la migración neuronal, la formación de sinapsis y la mielinización. Estos efectos pueden traducirse en déficits cognitivos,

alteraciones motoras y trastornos del neurodesarrollo que persisten a lo largo de la vida.

Alternativas y estrategias de sustitución

Dado su impacto ambiental y sanitario, se han desarrollado múltiples alternativas al uso del mercurio. En medicina, las amalgamas dentales han sido reemplazadas por resinas compuestas. En la industria, los termómetros y dispositivos de medición han migrado hacia tecnologías digitales. En minería, se promueven métodos de extracción de oro sin mercurio, como la gravimetría o el uso de reactivos menos tóxicos. Además, se han implementado convenios internacionales como el Convenio de Minamata, que busca reducir y eliminar el uso del mercurio en procesos industriales y productos de consumo.

Las recomendaciones dietéticas para limitar la exposición al mercurio, especialmente en su forma orgánica como metilmercurio, varían según el grupo de edad y el nivel de vulnerabilidad fisiológica. En mujeres embarazadas, en lactancia o en edad fértil, se aconseja evitar el consumo de especies con alta concentración de mercurio como el pez espada, el atún rojo, el tiburón y el lucio, debido al riesgo de transferencia placentaria y neurotoxicidad fetal. En niños menores de 10 años, estas especies deben excluirse completamente de la dieta, mientras que en el grupo de 10 a 14 años se recomienda limitar su ingesta de forma estricta y ocasional. Para la población general adulta, se sugiere mantener una ingesta equilibrada de pescado de entre tres y cuatro raciones semanales, priorizando especies con bajo contenido en mercurio como el salmón, la sardina, la merluza y los crustáceos, con el fin de preservar los beneficios nutricionales del pescado sin comprometer la seguridad alimentaria.

Conclusión

En definitiva, el mercurio representa un desafío global por su toxicidad y persistencia. Su estudio y regulación son fundamentales para proteger la salud humana y el equilibrio ecológico, especialmente en contextos como la ginecología, donde su papel como disruptor endocrino puede tener implicaciones profundas en la salud reproductiva. Su acumulación en el cuerpo puede provocar neurotoxicidad severa, daño renal e inmunológico, y alteraciones en el desarrollo fetal. En el sistema endocrino, el mercurio afecta la función tiroidea y la señalización estrogénica, lo que puede traducirse en infertilidad, irregularidades menstruales y complicaciones en el embarazo. Para reducir su impacto, es aconsejable limitar el consumo de pescados grandes, sustituir dispositivos que contengan mercurio y promover regulaciones ambientales más estrictas.

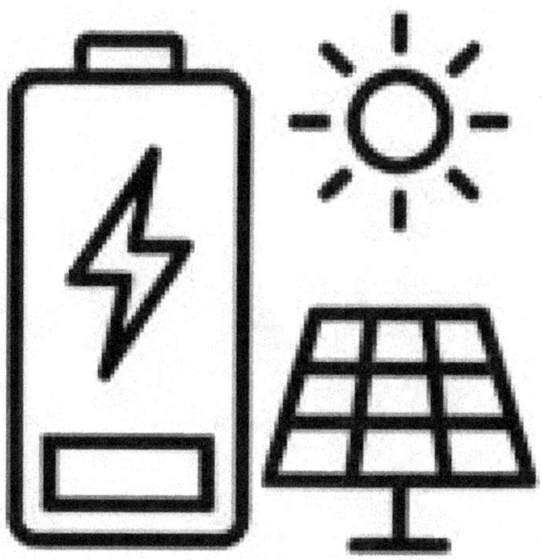

CADMIO

CADMIO

El cadmio es un metal blando de tonalidad plateada que se encuentra principalmente en baterías recargables, pigmentos industriales y en el humo del tabaco, siendo este último la principal fuente de exposición en humanos. Debido a su capacidad para contaminar tanto el suelo como los acuíferos subterráneos, este metal puede incorporarse a la cadena alimentaria y encontrarse en productos como plantas herbáceas (cereales o planta del tabaco), verduras de hoja verde y mariscos. Una vez en el organismo, el cadmio se acumula en los riñones y los huesos, provocando daño renal, alteraciones pulmonares y desregulación del metabolismo del calcio, además de inferir en la función tiroidea y reproductiva.

Clasificación y características generales

El cadmio es un elemento químico perteneciente al grupo 12 de la tabla periódica, con número atómico 48 y símbolo Cd. Se clasifica como un metal de transición y comparte propiedades con el zinc y el mercurio, aunque su toxicidad lo convierte en uno de los metales pesados más peligrosos para la salud humana y ambiental.

En su estado elemental, el cadmio es un metal blando, dúctil y maleable, de color blanco azulado. Presenta una estructura cristalina hexagonal compacta, y es insoluble en agua, aunque sus compuestos pueden ser solubles y altamente móviles en medios acuáticos.

Su punto de fusión es de 321 °C y su punto de ebullición alcanza los 768 °C, lo que lo hace útil en aleaciones de bajo punto de fusión. Químicamente, el cadmio suele encontrarse en estado de oxidación +2, formando iones Cd^{2+} que reaccionan con oxígeno, azufre y halógenos para formar óxidos, sulfuros y sales solubles.

Presencia natural y tiempo de persistencia ambiental

El cadmio no se encuentra en estado puro en la naturaleza, sino como subproducto del refinado de minerales de zinc, plomo y cobre, especialmente en minerales como la greenockita (CdS). También puede liberarse al ambiente por procesos naturales como erupciones volcánicas e incendios forestales, aunque la principal fuente de contaminación es la derivada de actividades industriales, minería y combustión de combustibles fósiles.

Una vez liberado, el cadmio tiene una alta persistencia ambiental. No se degrada químicamente, sino que se redistribuye entre los compartimentos del suelo, agua y biota. Su vida media biológica en el organismo humano puede superar los 10 a 30 años, especialmente en tejidos como el riñón y el hígado, lo que lo convierte en un contaminante crónico de difícil eliminación.

Usos industriales y aplicaciones

Históricamente, el cadmio ha sido utilizado en múltiples sectores industriales. Uno de los usos más extendidos del cadmio ha sido en la fabricación de baterías recargables de níquel-cadmio (Ni-Cd), ampliamente utilizadas en dispositivos electrónicos portátiles, herramientas eléctricas y equipos médicos. Estas baterías ofrecían ventajas técnicas como alta densidad energética, resistencia térmica y ciclos de carga prolongados. Sin embargo, su contenido en cadmio representa un riesgo significativo de contaminación por metales pesados, especialmente cuando no se gestionan adecuadamente al final de su vida útil. Por ello, su uso ha sido restringido en la Unión Europea mediante la Directiva 2006/66/CE, que prohíbe su comercialización en la mayoría de aplicaciones, salvo excepciones específicas. Actualmente, han sido reemplazadas por tecnologías más seguras como las baterías de níquel-hidruro metálico (NiMH) y de ion de litio (Li-ion), que no contienen cadmio y presentan mejor rendimiento ambiental.

Otro uso relevante del cadmio ha sido en la producción de pigmentos inorgánicos, especialmente en forma de sulfuro de cadmio y sulfo-seleniuro de cadmio, que generan colores intensos como el amarillo, naranja y rojo cadmio. Estos pigmentos se han utilizado en plásticos, cerámica, pinturas industriales y materiales artísticos por su alta opacidad, resistencia a la luz y estabilidad química. Sin embargo, debido a su toxicidad, están prohibidos en productos cosméticos, ya que el contacto dérmico prolongado o la inhalación de partículas finas puede provocar efectos adversos graves. La Regulación (CE) Nº 1223/2009 sobre productos cosméticos excluye el uso de cadmio y sus derivados en formulaciones destinadas al cuidado personal, incluyendo maquillaje, cremas, esmaltes y productos capilares. Aunque algunos pigmentos de cadmio siguen empleándose en el ámbito artístico profesional, se recomienda evitar su uso en materiales escolares o infantiles y sustituirlos por alternativas menos peligrosas.

Por último, aunque el cadmio puede encontrarse en alimentos, agua y aire contaminado, la inhalación de humo de tabaco es una de las vías más directas y peligrosas de absorción pulmonar de este metal: durante el cultivo del tabaco, las plantas absorben cadmio del suelo, especialmente en terrenos fertilizados con fosfatos, que pueden contener trazas de este metal. Una vez cosechadas, las hojas de tabaco retienen el cadmio, que permanece activo durante el proceso de secado y manufactura. Al fumar, el cadmio se volatiliza y se incorpora al humo, alcanzando concentraciones de entre 1,000 y 3,000 partes por billón (ppb). Se estima que cada cigarrillo contiene entre 1 y 2 microgramos de cadmio, y que entre el 40% y el 60% del cadmio inhalado puede atravesar los alvéolos pulmonares y entrar directamente en el torrente sanguíneo. Esta vía de exposición es especialmente preocupante porque el cadmio inhalado tiene una biodisponibilidad mucho mayor que el ingerido por vía oral. Una vez en el organismo, se acumula principalmente en el riñón, el hígado y el tejido óseo, con una vida media biológica que puede superar los 10 a 30 años. Los fumadores crónicos suelen presentar niveles de cadmio en sangre y orina hasta el doble que los no fumadores, lo que se asocia con un mayor riesgo de enfermedades renales, osteoporosis, disfunción pulmonar y ciertos tipos de cáncer.

Toxicidad, dosis tolerable y efectos en el organismo

El cadmio es considerado un carcinógeno humano del grupo 1 por la IARC, y presenta toxicidad aguda y crónica. Se acumula principalmente en el riñón, donde puede provocar nefropatías tubulares, y en el hígado, afectando la función metabólica. También se ha asociado con osteotoxicidad, disfunción reproductiva, alteraciones endocrinas y efectos neurotóxicos.

La Agencia para Sustancias Tóxicas y el Registro de Enfermedades (ATSDR) en y la Agencia de Protección Ambiental (EPA) estadounidenses han clasificado el cadmio como carcinógeno humano y recomiendan limitar su exposición a niveles inferiores a 5 ppb en agua potable. La ingesta diaria tolerable establecida por la EFSA es de 2.5 µg/kg de peso corporal por semana, lo que equivale a aproximadamente 0.36 µg/kg/día, pudiendo aumentar su absorción en condiciones de deficiencia de hierro o calcio, lo que agrava su toxicidad. Superar este umbral puede provocar efectos adversos, especialmente en poblaciones como la infantil, mujeres embarazadas y trabajadores expuestos.

Sin embargo, no existe un umbral seguro para la inhalación crónica a través del tabaco, lo que refuerza la necesidad de políticas de salud pública orientadas a la reducción del consumo de cigarrillos y la protección frente al humo ambiental.

Como disruptor endocrino, el cadmio puede mimetizar el estrógeno y activar sus receptores, generando una falsa señal hormonal que altera la función ovárica. Se ha observado que puede reducir los niveles de hormona antimülleriana (AMH), marcador clave de la reserva ovárica, lo que sugiere un vínculo con el envejecimiento reproductivo. Para minimizar su impacto, es fundamental evitar el tabaquismo, consumir alimentos de origen orgánico y controlar la calidad del agua potable, además de promover el uso de materiales libres de cadmio en productos industriales.

Alternativas y estrategias de sustitución

Ante la creciente preocupación por su impacto ambiental y sanitario, se han desarrollado estrategias para sustituir el uso del cadmio en procesos industriales: las baterías Ni-Cd han sido reemplazadas por tecnologías más limpias como las de ion de litio, mientras que los pigmentos cadmiosos han sido sustituidos por compuestos orgánicos o minerales menos tóxicos. En galvanoplastia, se han adoptado recubrimientos alternativos como zinc-níquel, y en el ámbito energético, se promueve el uso de celdas solares basadas en silicio en lugar de teluro de cadmio. Además, se fomenta el reciclaje controlado de productos que contienen cadmio y la monitorización ambiental y ocupacional en industrias de riesgo, en línea con las directrices del Convenio de Minamata y la normativa europea REACH.

Desde el punto de vista sanitario, las estrategias más eficaces comienzan con la reducción del consumo de tabaco, principal fuente de exposición inhalatoria. Esto implica reforzar las políticas de control del tabaquismo, como la prohibición de fumar en espacios públicos, en determinados espacios privados o lugares de trabajo, promover la tolerancia cero al consumo de tabaco en menores, el aumento de impuestos al tabaco, la inclusión de advertencias sanitarias explícitas en el etiquetado, y la financiación de programas de cesación tabáquica.

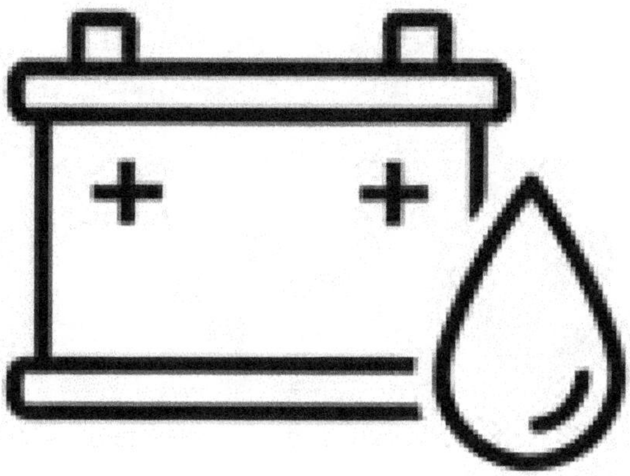

PLOMO

PLOMO

El plomo, históricamente utilizado en pinturas, tuberías y gasolina, sigue siendo una amenaza ambiental persistente. Aunque su uso ha disminuido, aún se encuentra en viviendas antiguas, suelos contaminados y algunos cosméticos tradicionales. El plomo es altamente neurotóxico, especialmente en niños, y puede provocar hipertensión, anemia y daño renal.

En el sistema endocrino, interfiere con la síntesis y liberación de hormonas sexuales, afectando la función ovárica y alterando el desarrollo puberal. Diversos estudios lo han vinculado con abortos espontáneos, baja fertilidad y alteraciones menstruales.

Para reducir la exposición, es necesario renovar las instalaciones con tuberías modernas, evitar el uso de cosméticos no regulados y fomentar políticas de control ambiental en zonas urbanas.

Clasificación y características generales

El plomo (Pb) es un metal de número atómico 82, y pertenece al grupo 14 de la tabla periódica. Se clasifica como un elemento post-transicional, con propiedades físico-químicas que lo han hecho históricamente útil en múltiples aplicaciones industriales. Es un metal blando, maleable y de color gris azulado, con una densidad elevada (11.34 g/cm^3) y una temperatura de fusión relativamente baja (327.5 °C). Químicamente, el plomo forma compuestos en los estados de oxidación +2 y +4, aunque el más estable y común en el medio ambiente es el plomo inorgánico en estado +2, que puede formar óxidos, acetatos, nitratos y carbonatos solubles o parcialmente solubles.

Presencia natural y tiempo de persistencia ambiental

En la naturaleza, el plomo se encuentra principalmente en forma de galena (PbS), su mineral más abundante, así como en cerusita ($PbCO_3$) y anglesita ($PbSO_4$). Aunque existen fuentes naturales de emisión como la erosión geológica y las erupciones volcánicas, la mayor parte del plomo presente en el medio ambiente proviene de fuentes relacionadas con la actividad industrial, como la minería, la fundición, la fabricación de baterías, municiones, soldaduras, pigmentos, tuberías y carburantes. Desde los años 70, se han implementado medidas regulatorias en Europa y otros países para eliminar el plomo de pinturas, gasolina, envases alimentarios y sistemas de agua potable, lo que ha reducido significativamente su presencia ambiental.

Toxicidad, dosis tolerable y efectos en el organismo

El plomo es altamente persistente en el medio ambiente. No se degrada químicamente, sino que se redistribuye entre el aire, el agua, el suelo y los organismos vivos. La adquisición en el organismo se realiza a través de diferentes vías:

- Por inhalación, en forma de partículas o vapores, en contextos ocupacionales (industria metalúrgica, o fundiciones) o en entornos urbanos con alta contaminación.
- A través de ingestión, ya que puede estar presente en el agua potable por la corrosión de las tuberías antiguas, alimentos contaminados, polvo doméstico, pinturas deterioradas y utensilios de cocina esmaltados con plomo; una vez ingerido, su absorción intestinal depende de factores como la edad, estado nutricional y la forma química del plomo, siendo en la edad infantil en la que más absorción ocurre tras la ingesta (hasta un 50%). Los alimentos que más contribuyen a la ingesta de plomo son los cereales, vegetales, mariscos, vísceras y agua potable, especialmente cuando provienen de zonas contaminadas.
- Por absorción dérmica: la piel puede absorber compuestos de plomo en determinadas condiciones, especialmente si se trata de sales solubles o hay lesiones cutáneas. Es la vía más relevante en contextos industriales o en el uso de cosméticos ilegales que contienen plomo.

Una vez en el organismo, se difunde en el plasma y se acumula en huesos, dientes, hígado y riñones, con una vida media biológica de hasta 30 años en tejido óseo. Su toxicidad es acumulativa y afecta múltiples sistemas: hematológico, renal, cardiovascular, gastrointestinal y neurológico. En niños, el plomo puede provocar déficits cognitivos irreversibles, reducción del coeficiente intelectual y alteraciones del comportamiento. En adultos, se ha asociado con hipertensión, nefropatías crónicas y deterioro cognitivo progresivo.

Desde el punto de vista endocrinológico, el plomo actúa como disruptor hormonal, interfiriendo con el eje hipotálamo-hipófisis-gónadas pudiendo alterar la síntesis y acción de hormonas tiroideas y sexuales.

Este metal tiene afinidad por la glándula tiroides y puede deprimir la captación e incorporación de yodo en el organismo, reduciendo la producción de T3 y T4, lo que puede alterar el metabolismo basal y favorecer estados de hipotiroidismo funcional. Además, se ha observado que el plomo puede inducir estrés oxidativo en las células tiroideas, afectando la expresión de genes implicados en la síntesis hormonal y favoreciendo procesos autoinmunes. Este efecto oxidativo puede contribuir al desarrollo de tiroiditis de Hashimoto o enfermedad de Graves, al estimular la producción de anticuerpos que atacan la glándula.

En el plano reproductivo, el plomo interfiere con la señalización estrogénica al competir con los receptores nucleares ERα y ERβ, alterando su conformación y bloqueando la activación génica dependiente de estrógenos. Esto compromete procesos clave como la maduración folicular, la proliferación endometrial y la regulación del ciclo menstrual. Asimismo, altera la liberación de GnRH, LH y FSH, generando irregularidades menstruales, disfunción ovárica y una caída significativa de la fertilidad, especialmente en mujeres expuestas crónicamente o en etapas sensibles como la adolescencia y el embarazo.

La biotoxicidad por plomo induce estrés oxidativo en las células foliculares lo que altera la señalización intracelular hormonal, modificando la expresión génica estrogénica y favoreciendo la atresia folicular, traduciéndose en una reducción de la calidad ovárica. En paralelo, inhibe enzimas clave para la esteroidogénesis ovárica, como la aromatasa, disminuyendo los niveles de estradiol y estrona, y afectando la retroalimentación hormonal del eje hipotálamo-hipófisis-ovario y la funcionalidad del endometrio. Por último, estudios experimentales han demostrado que el plomo provoca la disociación de las células de la granulosa, afectando la ovulación y la producción hormonal.

Su capacidad para atravesar la barrera placentaria y acumularse en el tejido fetal lo hace especialmente peligroso durante el embarazo, pudiendo provocar restricción del crecimiento intrauterino, parto prematuro y alteraciones neuroendocrinas en el recién nacido.

La Autoridad Europea de Seguridad Alimentaria (EFSA) ha concluido que no existe un umbral seguro de exposición, por lo que se recomienda mantener los niveles lo más bajos posible. La ingesta semanal tolerable provisional (PTWI) fue retirada en 2010, al no poder establecerse un nivel de exposición sin riesgo para el desarrollo neurológico infantil.

Alternativas y estrategias de sustitución

Entre las alternativas al uso del plomo destacan la sustitución de soldaduras con estaño-plata, el uso de pigmentos orgánicos no metálicos, la fabricación de baterías de ion de litio en lugar de acumuladores de plomo-ácido, y la implementación de tuberías de PVC o polietileno en redes de agua potable.

En el ámbito artístico y técnico, se han desarrollado compuestos cerámicos y pigmentos sintéticos libres de plomo, y en la industria de municiones se promueve el uso de aleaciones de cobre o acero para reducir la contaminación en ecosistemas naturales.

En cuanto a la toxicidad por ingesta alimentaria, se promueve la limitación del consumo de vísceras animales, carne de caza y productos cultivados en suelos contaminados, así como la mejora de los sistemas de tratamiento de agua.

Conclusión

El plomo representa un contaminante persistente, bioacumulativo y multiorgánico, cuya exposición debe ser minimizada mediante políticas sanitarias, ambientales y sociales integradas. Su papel como disruptor endocrino en contextos ginecológicos refuerza la necesidad de vigilancia clínica, regulación estricta y sustitución tecnológica en todos los sectores donde aún se emplea.

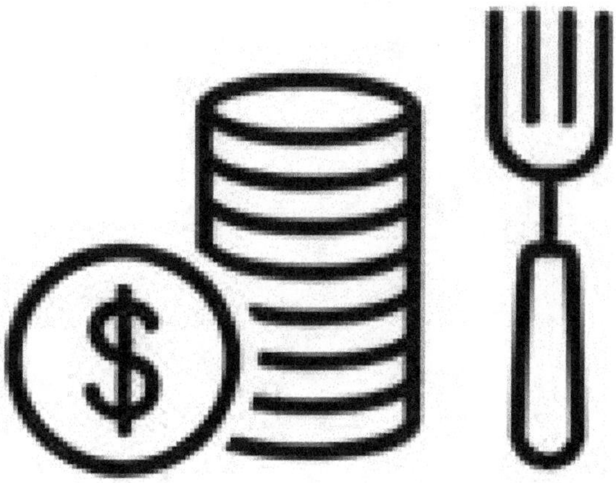

NIQUEL

NIQUEL

El níquel, aunque menos conocido por su toxicidad sistémica, es un metal duro y resistente a la corrosión que se utiliza en joyería, utensilios metálicos, monedas y se encuentra en alimentos como las legumbres, los frutos secos o el chocolate. Su exposición puede provocar reacciones alérgicas cutáneas, daño pulmonar por inhalación y, en algunos casos, efectos carcinogénicos. Como disruptor endocrino, el níquel puede alterar la expresión de genes relacionados con la función hormonal, afectando especialmente la actividad tiroidea y ovárica. Aunque la evidencia aún está en desarrollo, se ha observado que puede contribuir a desequilibrios hormonales sutiles. Para evitarlo, se recomienda el uso de joyería libre de níquel, la regulación de la exposición ocupacional y un etiquetado claro en productos metálicos.

Presencia natural y tiempo de persistencia

El níquel es un metal de transición con número atómico 28, con propiedades físico-químicas que lo hacen altamente resistente a la corrosión, dúctil y capaz de formar aleaciones estables. En su forma metálica, presenta un color blanco plateado y una estructura cristalina cúbica.

El níquel se encuentra de forma natural en la corteza terrestre, asociado a minerales como la pentlandita, la garnierita y la millerita, y también en meteoritos ricos en hierro. Su presencia ambiental es baja, pero puede aumentar significativamente en zonas mineras o industriales.

Una vez liberado al medio ambiente, el níquel muestra una alta persistencia, especialmente en su forma metálica y en compuestos insolubles. No se degrada químicamente, sino que se redistribuye entre el suelo, el agua y los organismos vivos. En medios acuáticos, puede formar complejos con materia orgánica, lo que dificulta su eliminación. Su vida media biológica en el organismo humano varía según el tipo de exposición, pero puede alcanzar varios años en tejidos como pulmones, riñones y piel.

Usos industriales y aplicaciones

El níquel tiene una larga historia de uso industrial. Se emplea principalmente en la fabricación de acero inoxidable y otras aleaciones resistentes al calor y la corrosión. También se utiliza en baterías recargables, especialmente en las de níquel-cadmio (Ni-Cd) y níquel-metal hidruro (NiMH), en catalizadores químicos, pigmentos cerámicos, recubrimientos metálicos, monedas, y en la industria electrónica.

Su presencia en utensilios de cocina, prótesis dentales, joyería y cosméticos ha sido motivo de preocupación por su capacidad de provocar reacciones alérgicas cutáneas, especialmente en personas sensibilizadas.

Toxicidad, dosis tolerable y efectos en el organismo

Desde el punto de vista toxicológico, el níquel puede ingresar al organismo por inhalación, ingestión o contacto dérmico. La exposición ocupacional es común en trabajadores de fundiciones, soldadura, minería y galvanoplastia. El efecto más prevalente en la población general es la dermatitis alérgica de contacto, aunque también se han documentado efectos respiratorios, renales y carcinogénicos. Los compuestos de níquel están clasificados como carcinógenos del Grupo 1 por la IARC, especialmente el polvo de refinería y el subsulfuro de níquel. El níquel metálico, en cambio, está clasificado como posiblemente carcinógeno (Grupo 2B).

La ingesta dietética de níquel proviene principalmente de alimentos como pescados, legumbres, cereales integrales y vegetales regados con aguas residuales. También puede migrar desde utensilios de acero inoxidable o envases cerámicos, dependiendo del pH, la temperatura y el tiempo de contacto. En personas sensibilizadas, incluso dosis bajas pueden desencadenar dermatitis sistémica de contacto.

La EFSA ha establecido una dosis de referencia aguda (ARfD) de 0.0004 mg/kg de peso corporal, aunque no existe una ingesta diaria tolerable universalmente aceptada.

Aunque la toxicidad del niquel ha sido tradicionalmente asociada a efectos respiratorios y dermatológicos, investigaciones recientes han revelado su posible impacto sobre el sistema endocrino, especialmente en la función tiroidea, reproductiva y metabólica.

Uno de los mecanismos principales por los que el níquel actúa como disruptor endocrino es su capacidad para interferir con receptores hormonales nucleares, como los de estrógenos, andrógenos y hormonas tiroideas. Puede comportarse como agonista o antagonista, alterando la señalización intracelular y bloqueando la activación de genes regulados por estas hormonas. Esta interferencia puede provocar alteraciones en la homeostasis hormonal, afectando procesos como el desarrollo puberal, la ovulación, la espermatogénesis y el metabolismo energético.

En el caso de la glándula tiroides, el níquel puede inhibir la captación de yodo y alterar la expresión de enzimas implicadas en la síntesis de T3 y T4. Esto puede derivar en hipotiroidismo funcional, con síntomas como fatiga, aumento de peso, irregularidades menstruales y disfunción cognitiva. Además, el níquel puede inducir estrés oxidativo en las células endocrinas, favoreciendo procesos autoinmunes como la tiroiditis de Hashimoto.

En el ámbito reproductivo, el níquel ejerce toxicidad reproductiva mediante mecanismos celulares y moleculares bien definidos:

- Induce estrés oxidativo generando especies reactivas de oxígeno (ROS) que comprometen la integridad del ADN, las membranas y las mitocondrias de células germinales, favoreciendo la apoptosis y la disfunción de células de Sertoli y de la granulosa.
- Interfiere en la esteroidogénesis al inhibir enzimas como la aromatasa, lo que reduce la biosíntesis de

estrógenos y testosterona, alterando la maduración folicular, la ovulación y la espermatogénesis.

- A nivel estructural, provoca degeneración del epitelio germinal y pérdida embrionaria en modelos animales.
- Podría modular la expresión génica mediante mecanismos epigenéticos, afectando la regulación hormonal y el desarrollo reproductivo.

En mujeres, por tanto, se ha vinculado con irregularidades menstruales, disfunción ovárica y reducción de la fertilidad, mientras que en hombres puede provocar disminución de la testosterona, alteraciones en la espermatogénesis y daño en el epitelio testicular. Estos efectos se agravan en exposiciones crónicas o en etapas vulnerables como la gestación y la pubertad.

Alternativas y estrategias de sustitución

Ante estos riesgos, se han desarrollado diversas estrategias de sustitución: en joyería, se promueve el uso de acero quirúrgico, titanio o plásticos hipoalergénicos; en baterías, se favorece el uso de iones de litio, mientras que en recubrimientos metálicos se emplean alternativas como cromo trivalente o zinc-níquel con menor liberación de partículas; y en cosmética y prótesis dentales, se fomenta el uso de materiales libres de níquel, especialmente en productos destinados a personas con antecedentes de alergia.

Conclusión

En conclusión, el níquel es un metal con aplicaciones industriales clave, pero su toxicidad y capacidad de sensibilización requieren una gestión cuidadosa. La exposición crónica, especialmente en contextos laborales o en personas alérgicas, puede tener consecuencias graves para la salud. Por ello, es fundamental avanzar en la regulación de su uso, la monitorización ambiental y ocupacional, y la sustitución progresiva por materiales más seguros

CONCLUSIÓN

La exposición crónica a metales pesados representa una amenaza silenciosa pero significativa para la salud ginecológica. Su papel como disruptores endocrinos exige una mayor vigilancia clínica, educación sanitaria y políticas públicas que limiten su presencia en el entorno. Para los profesionales de la salud, incorporar la toxicología ambiental en la práctica ginecológica puede ser clave para el diagnóstico y prevención de múltiples patologías reproductivas. La medicina del siglo XXI no puede desligarse de los factores ambientales, y los metales pesados son un claro ejemplo de cómo el entorno influye directamente en la salud hormonal de las mujeres

COMPUESTOS ORGANOESTANICOS

COMPUESTOS ORGANOESTÁNICOS

Introducción

Desde la antigüedad, el estaño ha desempeñado un papel fundamental en el desarrollo de materiales, gracias a su elevada maleabilidad, resistencia a la oxidación y capacidad para formar aleaciones duraderas, como el bronce (una combinación con cobre) que constituyó un avance decisivo en la evolución metalúrgica de las primeras civilizaciones. Sin embargo, su relevancia en el contexto toxicológico actual se debe a la síntesis de compuestos organometálicos en los que el átomo de estaño se encuentra directamente unido a grupos orgánicos. Estos compuestos, conocidos como derivados organometálicos del estaño, u organoestánicos, han sido ampliamente utilizados en la industria moderna, pero también han suscitado una creciente preocupación por sus efectos adversos sobre la salud humana y el medio ambiente, especialmente por su capacidad para actuar como disruptores endocrinos.

Clasificación y características generales

Los compuestos organoestánicos constituyen una clase de sustancias químicas derivadas del estaño (Sn) y su unión a uno o más átomos de carbono de grupos orgánicos.

El estaño es un elemento metálico perteneciente al grupo 14 de la tabla periódica, y cuyo número atómico es 50. Es un metal postransicional que se presenta como un sólido gris plateado, caracterizado por su maleabilidad y resistencia a la corrosión.

En la naturaleza no se encuentra en estado metálico libre, sino combinado principalmente con oxígeno, formando minerales como la casiterita (SnO_2), de la cual se obtiene mediante procesos de extracción y refinado, al ser su principal fuente comercial.

Desde el punto de vista químico, los compuestos organoestánicos se clasifican según el número de grupos orgánicos unidos al estaño, lo que determina su estructura y reactividad. Los derivados mono-, di-, tri- y tetra-sustituidos presentan propiedades diferenciadas, siendo los compuestos tri-sustituidos, como el tributilestaño (TBT) y el trifenilestaño (TPT), los más relevantes en términos de toxicidad ambiental y efectos biológicos. Estos compuestos son altamente lipofílicos, lo que favorece su acumulación en tejidos biológicos, y poseen una notable estabilidad química que les confiere una persistencia prolongada en distintos compartimentos ambientales.

Presencia natural y persistencia ambiental

A diferencia del estaño elemental, que se encuentra en la naturaleza principalmente en forma de óxidos como la casiterita, los compuestos organoestánicos son de origen exclusivamente antropogénico y se obtienen mediante síntesis química controlada, en la que se establecen enlaces covalentes directos entre el átomo de estaño y estructuras orgánicas carbonadas.

Su presencia en el medio ambiente se debe a su

uso extensivo en aplicaciones industriales, agrícolas y marítimas. Una vez liberados, pueden permanecer activos durante largos periodos, con vidas medias que superan varios meses en agua y sedimentos, lo que los convierte en contaminantes orgánicos persistentes. Su capacidad de bioacumulación y biomagnificación en cadenas tróficas acuáticas ha sido ampliamente documentada, especialmente en ecosistemas costeros.

Usos industriales y aplicaciones

Los compuestos organoestánicos han sido incorporados en diversos productos industriales y comerciales debido a sus propiedades biocidas, estabilizantes y catalíticas.

La forma de producción y utilización más destacada ha sido en pinturas antiincrustantes aplicadas a embarcaciones, donde el tributilestaño actuaba como agente para evitar la adhesión de organismos marinos al casco.

También se han empleado como estabilizantes térmicos en la producción de plásticos, especialmente PVC, en conservantes para madera, en pesticidas agrícolas y como catalizadores en la síntesis de polímeros.

Estas aplicaciones, muchas de ellas con contacto directo o indirecto con cuerpos de agua, han facilitado la liberación de compuestos organoestánicos al medio marino, ya sea por lixiviación, escorrentía, vertidos industriales o acumulación en sedimentos portuarios. A pesar de las restricciones internacionales, su persistencia química y capacidad de bioacumulación han permitido que sigan presentes en ecosistemas acuáticos años después de su uso activo.

Toxicidad, dosis tolerable y efectos en el organismo

Los compuestos organoestánicos ejercen efectos neurotóxicos, hepatotótoxicos y disruptivos sobre el sistema endocrino mediante mecanismos que interfieren directamente en la señalización hormonal, tanto a nivel de receptores como en la transducción intracelular.

Su elevada lipofilia les permite atravesar membranas biológicas con facilidad y acumularse en tejidos ricos en lípidos, como el sistema nervioso y las glándulas endocrinas. Una vez en el interior celular, pueden alterar la expresión génica, modificar rutas de señalización dependientes de segundos mensajeros y perturbar la homeostasis hormonal.

El mecanismo de acción más documentado implica la interacción con receptores nucleares y de membrana, como los receptores de hormonas esteroideas (por ejemplo, receptores de estrógenos, andrógenos y tiroxina). Los compuestos organoestánicos pueden actuar como agonistas o antagonistas hormonales, desplazando a la hormona endógena o activando respuestas no fisiológicas. Esta interferencia provoca una disfunción moduladora de la transcripción génica, afectando procesos como la diferenciación celular, el desarrollo sexual, la reproducción y el metabolismo.

A nivel celular, se han observado lesiones

estructurales y funcionales inducidas por estos compuestos. Entre ellas destacan la fragmentación del ADN, alteraciones mitocondriales, estrés oxidativo y disrupción de la membrana plasmática, lo que puede conducir a apoptosis o necrosis. En tejidos endocrinos, estas lesiones comprometen la capacidad de síntesis y secreción hormonal, generando desequilibrios sistémicos que afectan el eje hipotálamo-hipófisis-gónadas, el eje tiroideo y el metabolismo glucídico.

En organismos acuáticos, el tributilestaño ha sido responsable de fenómenos como el imposex (alteración endocrina inducida por contaminantes, en la que moluscos marinos hembras desarrollan órganos sexuales masculinos), mientras que en mamíferos se ha vinculado con infertilidad, alteraciones embrionarias y efectos transgeneracionales.

La potencia de estos compuestos como disruptores endocrinos se manifiesta incluso a concentraciones nanomolares, lo que subraya la necesidad de una regulación estricta y una vigilancia toxicológica continua.

Alternativas y estrategias de sustitución

Frente a esta problemática, se han desarrollado diversas estrategias de sustitución y regulación.

En el ámbito industrial, se han promovido alternativas menos tóxicas, como estabilizantes basados en calcio-zinc para el PVC y biocidas de menor persistencia ambiental.

A nivel normativo, organismos internacionales como la Organización Marítima Internacional han prohibido el uso de compuestos organoestánicos en pinturas marinas, y se han establecido límites de exposición en productos de consumo.

Asimismo, la investigación en química verde y toxicología ambiental busca desarrollar catalizadores y aditivos que cumplan funciones similares sin comprometer la salud humana ni la integridad ecológica.

Conclusión

Los compuestos organoestánicos, especialmente los derivados trisustituidos como el tributilestaño, presentan una elevada toxicidad y persistencia ambiental, con capacidad de bioacumulación y efectos adversos sobre múltiples sistemas fisiológicos. Su acción como disruptores endocrinos se manifiesta a través de la interferencia en la señalización hormonal, alterando la expresión génica, el desarrollo sexual y la función reproductiva en organismos acuáticos y mamíferos, incluso a concentraciones extremadamente bajas. Estas propiedades, junto con su uso histórico en aplicaciones industriales, justifican su inclusión prioritaria en estrategias de regulación y sustitución orientadas a la protección de la salud humana y la integridad ecosistémica.

BIBLIOGRAFIA

1. Filgueiras, A. V., Ruiz, J. M., & Rodríguez, J. G. (2019). Imposex in Nassarius reticulatus as a biomarker of tributyltin pollution along the Galician coast (NW Spain): spatial and temporal trends. Marine Pollution Bulletin, 146, 787–796. https://doi.org/10.1016/j.marpolbul.2019.07.037
2. International Maritime Organization. International Convention on the Control of Harmful Anti-fouling Systems on Ships (AFS Convention) [Internet]. London: IMO; 2001 . https://www.imo.org/en/OurWork/Environment/Pages/Antifouling-Systems.aspx
3. ATSDR. Public Health Statement: Tin and Tin Compounds [Internet]. Atlanta: Agency for Toxic Substances and Disease Registry; 2005 [cited 2025 Sep 15]. https://www.atsdr.cdc.gov/es/phs/es_phs55.pdf
4. European Food Safety Authority (EFSA). Opinion of the Scientific Panel on Contaminants in the Food Chain related to mercury and methylmercury in food. EFSA Journal. 2004;34:1–14.
5. European Food Safety Authority (EFSA). Scientific opinion on the risk for public health related to the presence of mercury and methylmercury in food. *EFSA Journal.*2012;10(12):2985.: https://www.efsa.europa.eu/en/efsajournal/pub/2985
6. Agencia Española de Seguridad Alimentaria y Nutrición (AESAN). Mercurio. *Ministerio de Sanidad, Consumo y Bienestar Social.* 2023. https://www.aesan.gob.es/AECOSAN/web/seguridad_alimentaria/ampliacion/mercurio.htm
7. González N, Marquès M, Nadal M, Domingo JL. Estado actual sobre la exposición alimentaria al mercurio durante el embarazo y la infancia. *Gac Sanit.* 2013;27(3):273–278.
8. Programa de las Naciones Unidas para el Medio Ambiente. Convenio de Minamata sobre el Mercurio: texto y anexos. Kumamoto, Japón; adoptado el 10 de octubre de 2013, en vigor desde el 16 de agosto de 2017.
9. Pérez García PE, Azcona Cruz MI. Los efectos del cadmio en la salud. Revista de Especialidades Médico-Quirúrgicas. 2012;17(3):199–205.
10. Agency for Toxic Substances and Disease Registry (ATSDR). Resumen de Salud Pública: Cadmio (Cadmium). Public Health Statement. 2022.

11. Bastos RS, Araújo JL, Azevedo VS, et al. Complejos de cadmio con actividad biológica: Prospección científica y tecnológica. Research, Society and Development. 2021;10(5). DOI: 10.33448/rsd-v10i5.15152
12. Trujillo-Vázquez, S. K., Bonilla-González, E., Valencia-Quintana, R., Sánchez-Alarcon, J., López-Durán, R. M., & Gómez-Olivares, J. L. (2021). Exposición al plomo: Conocimientos sobre los efectos en ovarios y el impacto a la salud reproductora femenina. TIP Revista Especializada En Ciencias Químico-Biológicas, 24. https://doi.org/10.22201/fesz.23958723e.2021.366
13. EFSA Panel on Contaminants in the Food Chain (CONTAM). Scientific Opinion on the risks to public health related to the presence of nickel in food and drinking water. EFSA Journal. 2015;13(4):4002
14. Filgueiras, A. V., Ruiz, J. M., & Rodríguez, J. G. (2019). Imposex in Nassarius reticulatus as a biomarker of tributyltin pollution along the Galician coast (NW Spain): spatial and temporal trends. Marine Pollution Bulletin, 146, 787–796. https://doi.org/10.1016/j.marpolbul.2019.07.037
15. International Maritime Organization. International Convention on the Control of Harmful Anti-fouling Systems on Ships (AFS Convention) [Internet]. London: IMO; 2001 [cited 2025 Sep 15] https://www.imo.org/en/OurWork/Environment/Pages/Antifouling-Systems.aspx
16. ATSDR. Public Health Statement: Tin and Tin Compounds [Internet]. Atlanta: Agency for Toxic Substances and Disease Registry; 2005 [cited 2025 Sep 15]. https://www.atsdr.cdc.gov/es/phs/es_phs55.pdf

METALOIDES

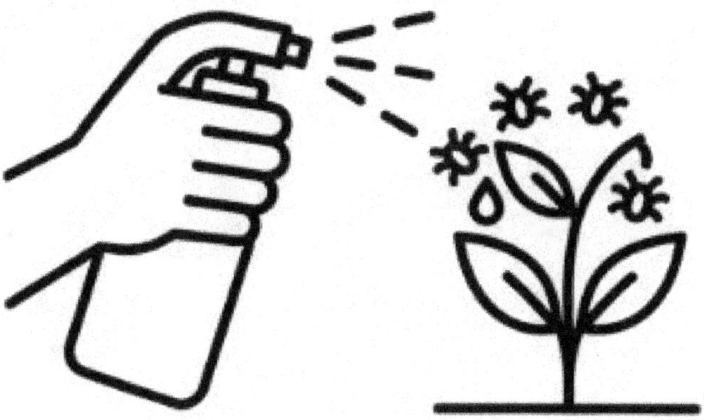

ARSENICO

METALOIDES: ARSÉNICO

Dra. Leire Pascual Díez

Introducción

Los metaloides (o semimetales) son elementos químicos que presentan propiedades intermedias entre los metales y los no metales, En la tabla periódica, se sitúan en una franja diagonal que separa ambos grupos, desde el boro (B) hasta el polonio (Po).

Estos elementos son sólidos a temperatura ambiente, y su capacidad para conducir electricidad es moderada, lo que los convierte en semiconductores. Su comportamiento químico varía según las condiciones de reacción, pudiendo actuar como ácidos o bases, o formar compuestos tanto iónicos como covalentes.

Entre los metaloides más conocidos se encuentran el silicio (Si), germanio (Ge), arsénico (As), antimonio (Sb) y telurio (Te). Su versatilidad ha permitido su aplicación en industria electrónica como semiconductores (ej. silicio y germanio), en la fabricación de aleaciones especiales y en la producción de materiales cerámicos y catalizadores. Algunos, como el arsénico y el antimonio, también se utilizan en tratamientos de madera, pigmentos y productos farmacéuticos específicos. En toxicología ambiental se presta especial atención al arsénico por su capacidad de bioacumulación y sus efectos adversos sobre la salud humana, incluyendo su papel como disruptor endocrino.

Este capítulo se centrará en la presencia ambiental

del arsénico, sus aplicaciones industriales, mecanismos de toxicidad y capacidad para alterar funciones endocrinas. Se abordarán también las dosis tolerables, los efectos sistémicos en el organismo humano y las estrategias actuales para su sustitución, con el objetivo de ofrecer una visión integral desde la medicina ambiental y la toxicología clínica.

Presencia natural y persistencia ambiental

El arsénico (As) es un elemento químico de origen geogénico ampliamente distribuido en la corteza terrestre, donde se encuentra asociado principalmente a minerales sulfurados como la arsenopirita, y su liberación al medio ambiente ocurre por procesos naturales como la meteorización de rocas, la actividad volcánica, la oxidación de minerales arsenicales y la circulación hidrotermal. En ambientes acuáticos, el arsénico se presenta mayoritariamente en formas inorgánicas, como arseniato (As^{5+}) y arsenito (As^{3+}), cuya movilidad y toxicidad están moduladas por el pH, el potencial redox y la presencia de materia orgánica o hierro coloidal.

Desde el punto de vista industrial, el arsénico se extrae como subproducto en la minería de metales como el oro, el cobre y el plomo. Durante estos procesos, se generan residuos ricos en arsénico que, si no se gestionan adecuadamente, pueden contaminar suelos, aguas superficiales y acuíferos. La disolución y filtración de estos residuos, junto con la liberación de formas inorgánicas de arsénico presente en sedimentos contaminados, contribuye a su dispersión ambiental.

El arsénico presenta una elevada persistencia ambiental, atribuida no a una desintegración radiactiva, sino a su estabilidad química y a su baja degradabilidad en condiciones naturales. El isótopo más abundante en la naturaleza, el arsénico-75 (^{75}As), es estable, por lo que no posee vida media radiactiva. Aunque existen isótopos radiactivos de arsénico, como el ^{74}As o el ^{76}As, estos son artificiales y no tienen relevancia ambiental.

En cambio, la vida media química del arsénico se refiere al tiempo que permanece en un compartimento ambiental (agua, suelo, sedimentos) antes de ser transformado, inmovilizado o eliminado por procesos físicos, químicos o biológicos. Esta vida media puede extenderse durante décadas o siglos, dependiendo de factores como la especiación química, las condiciones geoquímicas (pH, potencial redox, presencia de óxidos de hierro o materia orgánica), los procesos de adsorción y desorción que regulan su liberación al medio acuático y la actividad microbiana, puesto que ciertos microorganismos pueden transformar el arsénico mediante oxidación, reducción o metilación, afectando a su toxicidad.

En acuíferos contaminados, especialmente aquellos con condiciones anaerobias, el arsénico puede permanecer en forma biodisponible durante largos periodos, representando un riesgo crónico para la salud humana y los ecosistemas. Su persistencia obliga a considerar estrategias de remediación activa y monitoreo continuo en zonas vulnerables.

Usos industriales y aplicaciones

El arsénico ha sido históricamente empleado en múltiples sectores industriales debido a sus propiedades químicas, especialmente su capacidad para formar compuestos con alta reactividad y toxicidad. Aunque muchas de sus aplicaciones han sido restringidas por razones sanitarias y ambientales, aún persiste su uso en contextos específicos.

1. Conservación de madera

El compuesto más utilizado ha sido el arseniato de cobre cromado (CCA), empleado como preservante en maderas tratadas a presión para resistir hongos e insectos. Su uso está prohibido en la Unión Europea para aplicaciones residenciales, pero sigue vigente en ciertos países para estructuras industriales y agrícolas.

2. Producción de pesticidas e insecticidas

El arsénico ha sido componente de formulaciones como el acetoarsenito de cobre, utilizado históricamente como insecticida. También se han empleado arseniatos y arsenitos en cultivos, y aunque su uso ha disminuido drásticamente por su toxicidad acumulativa, pueden encontrarse residuos en suelos agrícolas antiguos o productos almacenados

3. Industria electrónica y semiconductores

El arseniuro de galio (GaAs) es un semiconductor de alto rendimiento utilizado en dispositivos optoelectrónicos, láseres, células solares y circuitos integrados de alta frecuencia. Su eficiencia supera la del silicio en ciertas aplicaciones, aunque requiere estrictos protocolos de manejo.

4. Aleaciones metálicas

El arsénico se incorpora en pequeñas proporciones en aleaciones de plomo y cobre para mejorar su dureza y resistencia a la corrosión. Estas aleaciones se emplean en baterías, municiones y componentes mecánicos.

5. Pigmentos y productos químicos

Compuestos como el trióxido de arsénico (As_2O_3) se han utilizado en la fabricación de esmaltes, mordientes para textiles, adhesivos metálicos y pigmentos para tonalidades verdes. A pesar de su toxicidad, su uso persiste actualmente en aplicaciones especializadas.

6. Vidrio y cerámica técnica

El arsénico se ha utilizado como agente descolorante en la fabricación de vidrio y como componente en esmaltes cerámicos, siendo sustituido progresivamente por alternativas menos tóxicas.

7. Medicina:

Históricamente el arsénico ha sido utilizado como tratamiento para diversas enfermedades, especialmente antes del desarrollo de los antibióticos modernos. El compuesto arsfenamina, sintetizado por Paul Ehrlich en 1909, fue el primer tratamiento eficaz contra el Treponema pallidum y marcó el inicio de la quimioterapia moderna. Además de la sífilis, el arsénico ha sido empleado para tratar enfermedades como la leishmaniasis y la tripanosomiasis.

En la actualidad, el trióxido de arsénico (As_2O_3) se utiliza como agente terapéutico en el tratamiento de la leucemia promielocítica aguda (LPA), una neoplasia hematológica caracterizada por la translocación t(15;17). Actúa sobre la degradación de la oncoproteína PML-RARα, induciendo apoptosis y diferenciación celular. Este tratamiento, aprobado por agencias regulatorias como la FDA y la EMA, se administra bajo estricta supervisión médica, con protocolos que incluyen monitorización cardiaca, hepática y hematológica debido a sus efectos adversos potenciales.

Toxicidad, dosis tolerable y efectos en el organismo

El arsénico inorgánico interfiere con múltiples rutas metabólicas, especialmente aquellas relacionadas con el estrés oxidativo, la metilación del ADN y la señalización hormonal. En 2024, la Agencia Española de Seguridad Alimentaria y Nutrición (AESAN), como anteriormente habían establecido las Agencias de Protección Ambiental de otros países desarrollados, especifica que el límite máximo de arsénico total en agua de consumo humano es de 10 microgramos por litro (µg/L), en línea con lo dispuesto en el Real Decreto 3/2023, de 10 de enero, que regula los criterios técnico-sanitarios de calidad del agua en España, aunque estudios recientes sugieren que incluso dosis menores pueden tener efectos adversos.

Este valor se refiere al arsénico total, aunque la forma más tóxica es el arsénico inorgánico, que es el que más preocupa desde el punto de vista sanitario. La AESAN también señala que los alimentos, especialmente el arroz y los productos derivados de cereales, junto con el agua potable, son las principales fuentes de exposición dietética al arsénico inorgánico en la población española

El arsénico inorgánico, particularmente en su forma trivalente (As^{3+}), ejerce su toxicidad interfiriendo con rutas metabólicas esenciales. Uno de los mecanismos más relevantes es la inducción de estrés oxidativo, mediante la generación de especies reactivas de oxígeno (ERO) y nitrógeno (ERN), que provocan peroxidación lipídica, daño mitocondrial y disfunción celular.

Además, el arsénico altera procesos epigenéticos al inhibir enzimas implicadas en la metilación del ADN, como las DNA metiltransferasas (DNMTs), lo que modifica la expresión génica sin alterar la secuencia, pudiendo activar oncogenes o silenciar genes supresores de tumores. También interfiere con la señalización hormonal, modulando la expresión de receptores estrogénicos y tiroideos, lo que afecta la regulación de genes dependientes de hormonas y altera la homeostasis endocrina.

Estas alteraciones moleculares se traducen en efectos fisiológicos diversos. En el sistema endocrino, el arsénico puede interferir con la síntesis y liberación de hormonas tiroideas (T_3 y T_4), afectando el eje hipotálamo-hipófisis-tiroides, y modificar la expresión y la actividad del receptor estrogénico α (ERα), alterando la proliferación celular en tejidos sensibles como el mamario y el uterino. A nivel genético, induce daño directo al ADN mediante ruptura de cadenas, formación de aductos y generación de micronúcleos, lo que favorece mutaciones puntuales y aberraciones cromosómicas que pueden desencadenar procesos neoplásicos. En términos citotóxicos, inhibe enzimas clave como la piruvato-deshidrogenasa y la glutatión-reductasa, comprometiendo el metabolismo energético y la defensa antioxidante, lo que conduce a apoptosis por vía mitocondrial y necrosis celular.

La exposición crónica al arsénico se ha vinculado epidemiológicamente con diversos tipos de cáncer, incluyendo los de piel (carcinoma escamoso y basocelular), pulmón, vejiga y hígado, asociados a mutaciones acumulativas, inflamación persistente y alteraciones epigenéticas.

La intoxicación por arsénico, conocida clínicamente como arsenicosis, se diagnostica mediante una combinación de historia de exposición, examen físico y pruebas bioquímicas. Los síntomas pueden incluir fatiga, cefalea, náuseas, parestesias y alteraciones gastrointestinales en fases agudas, mientras que en exposiciones prolongadas se observan lesiones dérmicas características, como hiperpigmentación y queratosis, junto con neuropatía periférica, disfunción hepática y alteraciones hematológicas. Para confirmar el diagnóstico, se recomienda la medición de arsénico en orina de 24 horas (exposición reciente) y en matrices queratínicas como cabello y uñas (exposición crónica). En casos graves, puede considerarse el uso de agentes quelantes como dimercaprol (BAL) o DMSA, bajo supervisión médica especializada

En el ámbito reproductivo, el arsénico atraviesa la barrera placentaria y puede alterar la expresión de genes implicados en la organogénesis, lo que se ha asociado con abortos espontáneos, bajo peso al nacer y malformaciones congénitas. También afecta la espermatogénesis y la función ovárica por interferencia hormonal, y su presencia en la leche materna puede ser otra vía de exposición en la etapa infantil.

Como disruptor endocrino, el arsénico actúa mimetizando o bloqueando hormonas endógenas, interfiriendo con receptores nucleares y vías de transducción de señales. Esta acción puede alterar el desarrollo embrionario, la diferenciación celular y la regulación hormonal incluso a concentraciones inferiores al umbral regulatorio de 10 µg/L establecido por la Agencia de Protección Ambiental (EPA), lo que subraya su relevancia toxicológica en exposiciones crónicas de bajo nivel.

Alternativas y estrategias de sustitución

La sustitución del arsénico en procesos industriales y la mitigación de su impacto ambiental requieren enfoques integrados que combinen innovación tecnológica, regulación normativa y soluciones adaptadas a contextos geográficos específicos. En zonas con alta concentración natural de arsénico, como ciertas regiones de España, América Latina o Asia, las estrategias deben centrarse en la reducción de la exposición humana, especialmente a través del agua potable y los alimentos.

1.Sustitución en procesos industriales

- Semiconductores: El arseniuro de galio (GaAs) puede ser sustituido por materiales menos tóxicos como el fosfuro de indio o el nitruro de galio (GaN), que ofrecen propiedades electrónicas similares sin los riesgos asociados al arsénico.
- Preservantes de madera: El arseniato de cobre cromado (CCA) ha sido reemplazado por compuestos alternativos como el borato de sodio, el propiconazol o el cuaternario de amonio, menos persistentes y menos tóxicos.
- Pigmentos y pesticidas: Los pigmentos arsenicales han sido eliminados en favor de colorantes sintéticos seguros, y los insecticidas con arsénico han sido sustituidos por formulaciones orgánicas biodegradables o por métodos de control biológico

2. Alternativas para poblaciones expuestas

En regiones con contaminación geogénica del agua subterránea, se han desarrollado diferentes estrategias para reducir la exposición al arsénico:

- Filtración doméstica: Sistemas de adsorción con óxidos de hierro, carbón activado modificado o zeolitas permiten eliminar el arsénico del agua potable a nivel doméstico.
- Coprecipitación con polímeros: Investigaciones recientes han explorado el uso de biopolímeros con alta afinidad por el arsénico, que permiten su eliminación mediante procesos de coprecipitación térmica en zonas rurales.

- Enmiendas para suelos contaminados: El uso de residuos industriales ricos en óxidos de hierro (Fe-WTR) y compost controlado ha demostrado reducir la fracción biodisponible de arsénico en suelos agrícolas hasta en un 60%, formando complejos insolubles que limitan su absorción por cultivos.
- Cambio de fuente hídrica: En zonas críticas, se recomienda el uso de agua superficial tratada, captación de agua de lluvia o mezcla de fuentes para diluir la concentración de arsénico. La instalación de redes de abastecimiento seguras es una medida estructural clave.
- Monitoreo y educación comunitaria: La implementación de programas de vigilancia ambiental, análisis periódico del agua y campañas de sensibilización permite empoderar a las comunidades para adoptar prácticas seguras y exigir soluciones sostenibles.

Recomendaciones en alimentación

La Agencia Española de Seguridad Alimentaria y Nutrición (AESAN) recomienda limitar la ingesta de arsénico, especialmente en su forma inorgánica, mediante una dieta variada que evite el consumo excesivo de alimentos que tienden a acumularlo, como el arroz y sus derivados. En este sentido, se han establecido límites legales específicos para productos como el arroz blanco, el arroz integral, las tortitas y galletas de arroz, así como para alimentos infantiles, donde los valores permitidos son aún más estrictos debido a la mayor vulnerabilidad de los lactantes y niños pequeños.

Para reducir la exposición, se aconseja alternar el consumo de arroz con otros cereales como avena, trigo o maíz, revisar el etiquetado de productos procesados y priorizar aquellos que cumplan con los controles oficiales.

Conclusión

El arsénico inorgánico, especialmente en su forma trivalente, ha desempeñado un papel histórico en múltiples aplicaciones industriales, médicas y agrícolas. Sin embargo, su capacidad para interferir con rutas metabólicas esenciales (como la metilación del ADN, el metabolismo energético y la señalización celular) lo convierte en un agente de alto riesgo toxicológico.

Más allá de sus efectos agudos o crónicos, el arsénico destaca por su acción como disruptor endocrino, capaz de alterar la expresión de receptores hormonales y modificar la homeostasis de ejes como el tiroideo, el reproductivo y el glucídico. Esta interferencia hormonal puede tener implicaciones profundas en el desarrollo embrionario, la fertilidad y el equilibrio metabólico.

Por ello, las estrategias de sustitución y mitigación, como el uso de tecnologías de filtración, materiales alternativos y educación comunitaria, son fundamentales para reducir su impacto en la salud humana y el medio ambiente, especialmente en regiones con presencia natural elevada de este elemento.

BIBLIOGRAFÍA

1. Bourguignon, Nadia Soledad. (2014-12-18). El arsenito de sodio, un disruptor endócrino que afecta el eje reproductivo y la homeostasis de la glucosa. Facultad de Ciencias Exactas y Naturales. Universidad de Buenos Aires.

2. Agencia Española de Seguridad Alimentaria y Nutrición. (2024). Ficha técnica: Arsénico. AESAN. https://www.aesan.gob.es/AECOSAN/docs/documentos/seguridad_alimentaria/gestion_riesgos/ficha_arsenico_2024.pdf

3. Gutiérrez-Jaime L, Reyna-Salazar K, Cota-Peimbert C, Sosa-Ureña B, López-Romero CA, Torres-Bugarín O. Repercusiones y riesgos de salud debidos a la exposición al arsénico. Med Int Méx 2024; 40 (6): 356-364.

4. Cubadda F, Jackson BP, Cottingham KL, et al. Human exposure to dietary inorganic arsenic and other arsenic species: State of knowledge, gaps and uncertainties. Sci Total Environ 2017; 579:1228.

5. World Health Organization. Arsenic. Available at: https://www.who.int/news-room/fact-sheets/detail/arsenic

6. Floyd J, Morgan JP. Cardiotoxicity of cancer chemotherapy agents other than anthracyclines, HER2-targeted agents, and fluoropyrimidines [Internet]. UpToDate; 2025 [cited 2025 Sep 15]. Available from: https://www.uptodate.com

7. Baker BA, Cassano VA, Murray C; ACOEM Task Force on Arsenic Exposure. Arsenic Exposure, Assessment, Toxicity, Diagnosis, and Management: Guidance for Occupational and Environmental Physicians. J Occup Environ Med. 2018 Dec;60(12):e634-e639. DOI: 10.1097/JOM.0000000000001485. PMID: 30358658.

CONCLUSIONES

CONCLUSIONES

Como hemos visto, los disruptores endocrinos se han relacionado con numerosos efectos adversos para la salud, incluyendo los de los sistemas endocrino, reproductivo, neurológico y metabólico. Algunos ejemplos incluyen infertilidad, endometriosis, pubertad precoz, cáncer de mama y de próstata, trastornos tiroideos, enfermedades de Alzheimer y Parkinson, trastorno por déficit de atención e hiperactividad, obesidad, diabetes, asma, trastornos inmunitarios, entre otros.

Los efectos pueden ocurrir con una cantidad muy pequeña de una sustancia química, y estos "efectos de dosis bajas" pueden ser diferentes a los efectos de dosis más altas. Esto dificulta la predicción de los resultados. Además, los efectos sobre la salud pueden no manifestarse hasta muchos años después de la exposición, lo que dificulta la conexión causa-efecto. Incluso podemos heredar susceptibilidades de sustancias químicas a las que estuvieron expuestos nuestros padres, abuelos o bisabuelos.

Los disruptores endocrinos se encuentran en nuestros productos cotidianos: desde los productos de cuidado personal y los cosméticos que usamos, hasta los productos químicos que usamos para limpiar nuestros hogares y los materiales con los que se construyen nuestros hogares, escuelas y oficinas. La mayoría de los disruptores endocrinos sintéticos se derivan de sustancias químicas asociadas con la extracción, el procesamiento y/o la quema de combustibles fósiles. Estos incluyen sustancias químicas utilizadas como aditivos alimentarios, pesticidas, plásticos, tintes y más. Otros son de origen natural, como los fitoestrógenos producidos por las plantas.

Cuando los disruptores endocrinos se encuentran en productos comunes como alimentos enlatados, perfumes, envases de plástico para alimentos, cosméticos y muebles, ingresan a nuestro cuerpo a través de los alimentos, el agua y el polvo, directamente a través de la piel, del contacto de las manos con la boca y del aire que respiramos.

Los científicos y médicos pueden detectar sustancias químicas disruptoras endocrinas en la sangre, la orina, las heces, la saliva, las lágrimas, el sudor, el tejido placentario, la sangre del cordón umbilical y el meconio de los recién nacidos. Se han encontrado disruptores endocrinos en todas las personas analizadas, en todas las poblaciones mundiales. Algunos disruptores endocrinos permanecen en el organismo durante años y otros se excretan con relativa rapidez.

La edad a la que una persona se expone a disruptores endocrinos es un factor fundamental en el nivel de riesgo. La exposición puede ser especialmente perjudicial en etapas en las que el cuerpo experimenta grandes cambios, como el desarrollo prenatal y posnatal temprano, la pubertad, el embarazo y la menopausia/andropausia.

Además, los bebés y los niños son más susceptibles a la exposición porque pasan más tiempo cerca del suelo, donde se depositan las sustancias químicas, se llevan las manos a la boca con más frecuencia que los adultos, consumen más alimentos y agua por unidad de peso corporal, y sus sistemas inmunitarios y metabólicos son inmaduros, por lo que no procesan las sustancias químicas tan bien como los adultos. El riesgo de exposición también es mayor en zonas de bajos ingresos, entre las poblaciones minoritarias y en zonas con menos recursos para reducir la exposición.

Los seres humanos distan mucho de ser inmunes a los efectos de estos «impostores hormonales». La cantidad de espermatozoides en los hombres ha descendido hasta un 50 por 100 en las últimas décadas, y las mujeres se enfrentan a un espectacular aumento de los cánceres relacionados con hormonas, endometriosis y otros trastornos. Al poner en peligro el proceso fundamental que garantiza la supervivencia de la especie -la capacidad reproductiva-, estas sustancias pueden estar socavando sin ser vistas el futuro de la humanidad.

Actualmente pueden encontrarse en el mercado unas 100.000 sustancias químicas sintéticas. Cada año se introducen 1.000 nuevas sustancias, la mayoría sin una verificación y revisión adecuadas. Sólo es posible estudiar 500 sustancias al año debido a los requerimientos temporales de las investigaciones y al presupuesto para éstas. A lo largo de estos estudios se han identificado 51 productos químicos que alteran el sistema hormonal, pero se desconocen los posibles efectos hormonales de la gran mayoría. Las normas actuales sólo prohíben los productos que científicamente pueden probar que dañan a la humanidad, pero los disruptores endocrinos no están en esa posición ya que su modo de acción hace difícil una causalidad certera.

Los fabricantes utilizan las leyes sobre secretos comerciales para negar al público el acceso a la información sobre la composición de sus productos. Los críticos y los aliados químicos de la industria desprestigian los resultados obtenidos sobre los contaminantes argumentando que los científicos no tienen pruebas definitivas que demuestren que las sustancias químicas sintéticas estén causando daño en seres humanos. Los escépticos han desacreditado la vasta evidencia animal que demuestra los peligros de estos productos y la importancia que tiene la investigación animal ya que proporciona una guía valiosa para predecir efectos humanos. La industria calcula los riesgos sobre el estándar de un varón adulto de unos 70 kilogramos de peso. No toman en consideración ni a las mujeres ni la vulnerabilidad especial de los niños antes del nacimiento y en las primeras etapas de vida, así como los efectos en el sistema hormonal. Además, las normas oficiales y los métodos de prueba de la toxicidad evalúan actualmente cada sustancia química por sí misma cuando en varias ocasiones los daños son consecuencia de la concentración de varias sustancias entremezcladas.

RECOMENDACIONES

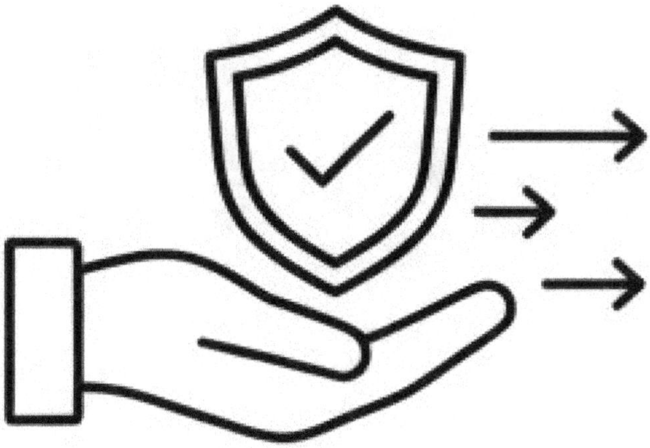

¿Y QUÉ PODEMOS HACER?

Debido a las características de estas sustancias, los métodos tradicionales de evaluación del riesgo, incluidos en la normativa vigente, no son adecuados para proteger a la población y al medio ambiente frente a los EDC.

Ante el nuevo reto que suponen estas sustancias para la protección de la salud y del medio ambiente, es necesario utilizar un nuevo paradigma. Aplicar el principio de precaución, y adoptar medidas urgentes para eliminar o reducir en la medida de lo posible la exposición a EDC, en particular la exposición de niños y mujeres en edad reproductiva, sobre todo en embarazadas y lactantes.

Podemos reducir la exposición a EDC y otros contaminantes ambientales evitando la compra de productos y artículos que los contienen y adoptando hábitos de compra, alimentación, limpieza y vida que reduzcan la exposición.

También es importante que las autoridades ambientales y/o sanitarias editen materiales para informar, sobre todo a las parejas jóvenes y a familias con niños sobre cómo reducir la exposición a sustancias tóxicas.

En cualquier caso, para reducir la exposición de toda la población y del medio ambiente es necesario adoptar medidas políticas y normativas que eviten la producción y utilización de estas sustancias, sustituyéndolas por alternativas más seguras y que reduzcan las emisiones industriales, entre otras medidas.

Para ello es necesario un constante monitoreo gubernamental de los potenciales efectos de disrupción endocrina de sustancias industriales ya en uso y de aquellas que son sintetizadas para su introducción en el mercado industrial.

He aquí algunas recomendaciones basadas en los consejos de UCSF (University of California, San Francisco).

1. Verificar que los aparatos eléctricos y electrónicos no contengan EDC; apagar los equipos cuando no se usan.

2. No usar pesticidas (usar cebos y trampas en lugar de aerosoles o polvos de veneno).

3. Limpiar la casa con productos de limpieza naturales: jabón de rosa, vinagre, limón, bicarbonato.

4. Limpiar los pisos con trapos húmedos para evitar levantar el polvo.

5. Lavar la ropa nueva antes de usarla, evitar la ropa con plastificados y no utilizar lavado en seco.

6. Usar pinturas de base mineral o vegetal en la remodelación de la casa.

7. No permitir mercurio en la dieta ni en el hogar: elegir pescados con menor contaminación con mercurio, reemplazar el termómetro de mercurio por uno digital.

8. Comer saludablemente, eligiendo alimentos orgánicos para reducir la exposición a pesticidas.

9. Evitar alimentos y bebidas enlatadas.

10. Usar alternativas al plástico cuando sea posible.

11. No colocar alimentos o bebidas calientes en recipientes de plástico.

12. Utilizar recipientes de vidrio en vez de plástico para calentar en el microondas.

13. Evitar la exposición de botellas de plástico al sol.

14. Evitar la exposición solar de niños de temprana edad, en horarios de alta incidencia de rayos UV, y evitar así el sobre uso de protectores solares a altas concentraciones.

15. Utilizar detergentes para uso domiciliario libre de Nonilfenol o en su defecto utilizar guantes que eviten el contacto.

16. Evitar productos de PVC blandos (juguetes, ropa, cortinas de baño, papel pintado): elegir materiales naturales.

17. Elegir productos de higiene y cuidado personal naturales, buscar y usar productos libres de ftalatos, benzofenonas, cinamatos y parabenos (indicado en las etiquetas).

18. Evitar el uso de cosméticos sintéticos durante el embarazo y la lactancia.

19. Artículos y productos para bebés y niños: lavar a los bebés con agua y jabón natural, usar sólo

aceites vegetales para hidratar, evitar juguetes y artículos de plástico blandos.

20. Elegir los plásticos con responsabilidad: seleccionar plásticos seguros (indicados en el código de reciclaje)

BIBLIOGRAFIA:

1. Alternativas y recomendaciones: Adaptado de "Cuestiones de salud" de la UCSF (University of California, San Francisco). www.raem.org.ar/numeros/2018-vol55/numero-02/raem-55-02.pdf

ACERCA DEL AUTOR

Este libro ha sido escrito por

José Antonio Iparraguirre Rioja

Julieta Gutierrez Cordoneda

Julen Barrenetxea Arrinda

María Marcos Escartín

Rocío Ortiz Dominguez

Aida Encinas Romero

Miren Melendez Zalduegui

Virginia Canales Arrasate

Leire Pascual Díez

del Servicio de Ginecología del Hospital de Urduliz

www.ingramcontent.com/pod-product-compliance
Lightning Source LLC
LaVergne TN
LVHW050834051026
849532LV00006BA/1948